药用蚯蚓现代研究

主 编 张 磊

科学出版社

北 京

内 容 简 介

本书是药用蚯蚓的学术专著，全面展示了该领域的最新成果，全书共分为11章，内容包括药用蚯蚓的历史沿革、药用蚯蚓的资源分布与物种分类、药用蚯蚓的鉴定、药用蚯蚓的化学成分、药用蚯蚓的质量评价、药用蚯蚓的产地加工、药用蚯蚓的药理作用、药用蚯蚓的相关产品及开发、药用蚯蚓的应用与开发、蚯蚓科研项目立项资助情况分析和药用蚯蚓产业现状与可持续发展建议等内容。

本书的出版发行对药用蚯蚓的现代化发展及临床安全用药都具有重大的现实意义，能够使读者对药用蚯蚓的历史沿革、现代研究进展、现代应用进展和未来发展方向有全面了解。本书适合从事药用蚯蚓资源管理、药材检验和产品开发的教学、科研、产业等方面工作的人员参考阅读。

图书在版编目（CIP）数据

药用蚯蚓现代研究 / 张磊主编. —北京：科学出版社，2024.6
ISBN 978-7-03-076837-7

Ⅰ. ①药⋯ Ⅱ. ①张⋯ Ⅲ. ①药用动物–蚯蚓–研究 Ⅳ. ①R282.74

中国国家版本馆CIP数据核字（2023）第210441号

责任编辑：李　杰　王立红 / 责任校对：刘　芳
责任印制：徐晓晨 / 封面设计：北京十样花文化有限公司

科 学 出 版 社 出版
北京东黄城根北街16号
邮政编码：100717
http://www.sciencep.com
河北鑫玉鸿程印刷有限公司印刷
科学出版社发行　各地新华书店经销
*
2024年6月第　一　版　开本：787×1092　1/16
2024年6月第一次印刷　印张：11
字数：250 000
定价：118.00元
（如有印装质量问题，我社负责调换）

《药用蚯蚓现代研究》编委会

前　言

在人类文明的长河中，有一种古老的生物默默承载着历史的沉淀，贯穿着传统医学与现代科学。蚯蚓，一种看似平凡的生物，在草木蔓延的土地上，扮演着不可或缺的"生态系统工程师"。蚯蚓宛如大地的精灵，以其细小的身躯承担着重大的使命，在土壤深处悄然编织着锦缎，其活动对于改良土壤、维持生态平衡、促进农业可持续发展和保护生物多样性具有重大意义，被达尔文誉为"最有价值的生物"。

蚯蚓是医学领域重要的生物资源，对提高人类健康水平有积极作用。蚯蚓作为药物使用历史悠久，在传统医学中被广泛用于治疗中风、跌打损伤和皮肤疾病。在中药中，蚯蚓药材有特定的称谓——地龙，是《神农本草经》中记载的67味动物药之一，具有清热定惊、止咳平喘、通络的功效。随着现代科学的发展，蚯蚓更多的生物学特性和药用潜力得到了系统的研究和开发，其所含的药用活性成分涵盖蛋白质、氨基酸、脂肪酸、类固醇和矿物质等多种类别，具有促进伤口愈合、调节免疫系统、抗菌、抗病毒、调节血脂、抗血栓和抗氧化等多方面药理作用，其潜在应用前景涉及癌症治疗、心血管疾病治疗、免疫调节等领域。蚯蚓所含的活性成分不仅为药物研发提供了重要的资源和启示，也为临床治疗提供了新的思路和方向。

药用蚯蚓作为传统医学与现代生物医药交融的产物，一直备受关注。从药用蚯蚓形态特征、资源蕴藏量和临床疗效等方面综合考量，从1963年版《中国药典》的2个基原到1995年版《中国药典》中4个基原的变迁，再到蚓激酶制剂的应用，是对药用蚯蚓功效和资源认识的进一步深入，更是对其临床疗效的充分认可。国内外学者采用新技术新方法，从不同层次、不同角度对药用蚯蚓的基原、资源、质量、药理、药效、成药、生态和养殖等进行了全方位解析，为推动药用蚯蚓的发展和临床应用做出了重要贡献。然而，这一领域的基础研究和转化应用仍存在诸多有待探索的关键科学问题和技术难题。本书的出版旨在从药用历史、资源分布、品种鉴定、化学成分、质量评价、炮制加工、药理作用、产品开发和科研立项等方面全面系统介绍药用蚯蚓的历史沿革、现代研究进展、应用现状以及发展前景，详细分析现代医药学研究中对药用蚯蚓"成分-功效-机制"的科学阐释，从分子水平到临床实践全面展现药用蚯蚓的安全性和有效性。不仅如此，本书还将重点关注药用蚯蚓产业的现代化发展，介绍最新的科技成果和生产技术，探讨药用蚯蚓产品的质量标准和安全监管体系，为药用蚯蚓产业的健康发展提供理论支持和实践指导。最后，本书还将展望药用蚯蚓领域的未来发展方向。通过对趋势和前景的深入分析，为从事药用蚯蚓资源管理、药材检验和产品开发的读者提供参考和借鉴。

蚯蚓，作为食物链上不可或缺的重要一环，承载着丰富的历史文化和生态价值，同时也为人类健康做出了宝贵贡献。通过深入了解和研究蚯蚓，可以更好地认识和利用这条纽带，促进人类与自然和谐共生。然而，这些可爱的小生灵也需要我们的呵护与关爱。我们呼吁通过全社会共同努力，综合考虑蚯蚓资源的保护与管理、可持续人工养殖与规范化加工、政策支持与产业链优化以及与生态环境的协调发展，实现药用蚯蚓相关上下游产业的可持续发展和生态环境的保护。在此，我们衷心希望本书能够成为了解药用蚯蚓的重要窗口，相信在各界同仁的共同努力下，将不断催生对药用蚯蚓新的认识，填补和提升当前理论和技术空白，为推动药用蚯蚓产业现代化发展和临床安全应用贡献力量。

感谢科学出版社在本书出版过程所付出的辛劳与努力。感谢各位专家学者在本书编撰过程中给予的建议与指导。限于我们的能力水平，难免存在疏漏和不当之处，敬请广大同行、读者予以指正，以利再版时改正。

祝阅读愉快！

2024 年 4 月

目　　录

第一章

药用蚯蚓的历史沿革

蚯蚓是环节动物门寡毛纲（Oligochaeta）的一类低等动物，其种类多达三千种以上，根据它们所栖息的生活环境，又可分为陆生蚯蚓和水栖蚯蚓两大类，我们通常所说的蚯蚓主要是指陆生蚯蚓。蚯蚓与人类的关系密切，我国人民在古代就认识并开始利用和养殖蚯蚓。在《诗经》《小戴礼记》等多本古书中均有蚯蚓的记载，说明当时人们对蚯蚓的形态、生活习性便有了一定的研究。在古代，蚯蚓主要是作为中药材地龙用于疾病治疗，在《神农本草经》[1]《太平圣惠方》[2]《本草纲目》[3]等多部本草著作中均有记载。地龙作为一个常用的动物类中药已有两千多年的应用历史，但由于其来源十分复杂，古代药用蚯蚓的品种与现代是否一致，有必要从本草考证的角度，从名称、基原、产地、品质等多个方面对药用蚯蚓的药用历史进行系统的梳理，为今后药用蚯蚓的使用和开发提供依据。

第一节　蚯蚓药用历史与本草考证

一、名 称 考 证

历代古籍皆有对蚯蚓的描述。"蚯蚓"一名最早出现在西汉《礼记》[4]一书中云："蝼蝈鸣，蚯蚓出。"《尔雅》[5]谓之"螼蚓"。古人认为"螾无爪牙之利，筋骨之强"。《说文解字》[6]云："螾侧行者，或作蚓。"《淮南子》[7]："丘螾、蜷蟺。"《广雅》[8]："蚯蚓蜿蟺，引无也。"《全唐文新编》收载唐代东方虬的"蚯蚓赋"云之"乍逶迤而蟺曲，或宛转而蛇行"。陶弘景《本草经集注》[9]曰："白颈蚯蚓，一名土龙。"时珍曰："蚓之行也，引而后申，其娄如丘，故名蚯蚓。"随后在各本草专著中均称之"蚯蚓"。

本草著作中常出现蚯蚓的各种别名。《吴普本草》[10]称为"寒蝚""寒蚓""附蚓"。《日华子本草》提到，蚯蚓又名"千人踏"。《名医别录》[11]："土龙。"《本草纲目》："曲蟺、土蟺。"《药性论》[12]曰："蚯蚓，亦可单用，有小毒。干者熬末用之，主蛇伤毒。一名地龙子。"这可能是最早出现地龙的本草著作。从宋代《太平圣惠方》[13]始称"地龙"，以"地龙"一词作为其药材名，其后本草多沿用此名。《绍兴本草校注》[14]："白颈蚯蚓，世呼为地龙是矣。"《宝庆本草折衷》[15]："一名地龙，一名地龙子，一名土龙，一名千人踏，一名曲蟺。"《本草品汇精要》[16]曰："土龙、地龙子、千人踏、曲蟺、蚓蝼。"清管暄校补《滇南本草》[17]记载："地龙一名蚯蚓，又名蛐蟮。"

现代地龙作为中药材商品流通于市，因产地和基原不同，有"广地龙"和"沪地龙"之分。历版《中国药典》和地方药材标准中均将"地龙"作为其药材名。

二、基原考证

地龙在我国有着悠久的药用历史，是一味多来源的动物药材，作为药材最早记载于东汉著作《神农本草经》中，原称"蚯蚓"。在古代本草著作中有"白颈蚯蚓"和"蚯蚓"的记载，本草中记载的"白颈蚯蚓"最早出现在唐代孙思邈的《千金翼方》[18]中，说明古人所用地龙基原应为多品种。许多古籍文献都对"白颈蚯蚓"做出过描述。《名医别录》："白颈蚯蚓，大寒……一名土龙。三月取，阴干。"陶弘景曰："入药用白颈，是其老者。"唐代《千金翼方》载："白颈蚯蚓……一名土龙。生平土，三月取，阴干。"宋代苏颂《图经本草》[19]（又名《本草图经》）曰："白颈蚯蚓，生平土，今处处平泽皋壤地中皆有之。白颈是其老者耳。"明代陈嘉谟在《本草蒙筌》[20]中记载："颈白系老者，应候常鸣；穴居在泉壤，各处俱有。"唐慎微《证类本草》[21]均收载了"白颈蚯蚓"，并附有"蜀州白颈蚯蚓"的插图，认为它"功同蚯蚓"。明代李时珍《本草纲目》中对蚯蚓形态及习性进行了描述：引而后申，其蝼如丘……（今处处平泽膏壤地中有之。孟夏始出，仲冬蛰结。雨则先出，晴则夜鸣）……（乍逶迤而鳝曲，或宛转而蛇行。任性行止，击物便曲）都与现代蚯蚓的形态及习性相符合，推测历代所用"蚯蚓"与现代所说的"蚯蚓"是同一物种，但具体品种无法考证，《绍兴本草》曰："白颈蚯蚓，世呼为地龙是矣。非止白颈者可用，其实一也。"表明药用蚯蚓不单只是"白颈蚯蚓"，其他形态的蚯蚓也做药用。我国多部本草著作中均收载"白颈蚯蚓"，表明"白颈蚯蚓"是古代地龙药材的主要来源品种，古籍记载的"白颈是其老者"中的"白颈"与现代环毛蚓属（Pheretima）蚯蚓在性成熟时出现的指环状生殖环带特性一致，此特征为环毛蚓属蚯蚓所特有，因此，可以认为"白颈蚯蚓"在古代是人们对于钜蚓科环毛蚓属蚯蚓的一种统称，与现代"广地龙"和"沪地龙"药材基原一致。

三、本草药图考证

本草古籍《本草原始》[22]、《图经本草》（图1-1）、《本草蒙筌》《南方草木状》[23]、《御制本草品汇精要》[24]（图1-2）中均收录白颈蚯蚓，图片可见虫体细长，有环节，各体节相似，"白颈"特征明显，与现代钜蚓科环毛蚓属蚯蚓特征非常相似。蜀州白颈蚯蚓以产地命名，在《图经本草》《南方草木状》《御制本草品汇精要》中均有附图，说明古代蜀州是白颈蚯蚓的道地产地之一。在《本草纲目》（图1-3）、《三才图会》《本草汇言》《药性歌括》《本草蒙筌》《太乙仙制本草药性大全》《本草求真》《本草备要》《禽虫典》等本草著作中均以"蚯蚓"名附图，白颈多不明显。

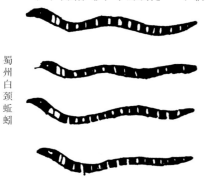

蜀州白颈蚯蚓

图1-1 《图经本草》中蚯蚓图像

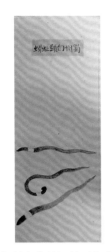

图1-2 《御制本草品汇精要》中蚯蚓图像

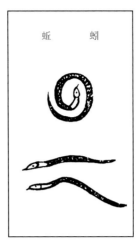

图1-3 《本草纲目》中蚯蚓图像

四、产 地 考 证

历代本草对于蚯蚓分布记载较为一致，认为蚯蚓"生平土""平泽皋壤""湿地""泉壤"。《本草经集注》[25]曰："白颈蚯蚓，生蜚谷平土。"《图经本草》曰："白颈蚯蚓，生平土，今处处平泽皋壤地中皆有之。"《绍兴本草》记载："白颈蚯蚓……处处湿地中产之。"《宝庆本草折衷》曰："生蜀州平土。今处处平泽泉壤地中有之。"《本草蒙筌》记载："颈白系老者，应候常鸣；穴居在泉壤，各处俱有。"《本草纲目》曰："今处处平泽膏壤地中有之。孟夏始出，仲冬蛰结。雨则先出，晴则夜鸣。"说明蚯蚓生活在水分较充足的平坦之地，全国大部分地区均有药用蚯蚓分布。"蜀州白颈蚯蚓"为地龙药材的主要品种，蜀州辖境相当今四川省成都市新都区、郫都区、温江区、双流区等地，表明四川为古代白颈蚯蚓的主产地之一。《本草纲目》记载"江东谓之歌女"说明古代的长江东部地区也是药用蚯蚓的产地之一。后来，地龙以广东者为道地。《药物出产辨》云："地龙以产广东顺德陈村、厦滘产者为佳，二三月新。"现全国大部分地区均产。参环毛蚓主要分布于我国广东、广西、福建、海南、台湾、香港、澳门等地。通俗环毛蚓、威廉环毛蚓主要分布于上海、江苏、浙江、湖北、安徽、北京、天津等地；栉盲环毛蚓主要分布于上海、江苏、浙江、福建、天津、上海、河北等地。1998年《中华本草》[26]记载，广地龙主要分布在广西、广东、福建等地；沪地龙主要分布于江苏、浙江、湖北、上海、天津、南昌等地。

五、品 质 考 证

历代本草古籍中均有"白颈蚯蚓"作为入药药材的记载，且古人认为"白颈蚯蚓"为质量较好的药用蚯蚓。"入药用白颈，是其老者"，表明"白颈蚯蚓"是古代地龙药材的主流品种。陶弘景《本草经集注》曰："白颈是其老者尔。"《图经本草》曰："白颈是老者耳。"《本草蒙筌》曰："颈白系老者。"《本草衍义》[27]曰："白颈蚯蚓，自死者良，然亦应候而鸣。"清代黄宫绣《本草求真》[28]记载："取老蚯蚓白头者良。"清代《本草崇原》[29]中有"入药宜大而白颈，是其老者有力"的描述。

1995年《中药材商品规格质量鉴别》[30]中描述："广地龙品质远优于土地龙，在虫体大小、体壁薄厚、腹内泥土除净等方面明显区别出来。"1999年《500味常用中药材的经验鉴别》[31]中描述："以条大，肉厚，干燥，剖开，摊平成卷，无泥杂，色棕褐，无臭味者为佳。广地龙要优于沪地龙。"历代对于地龙的规格等级划分逐步改变，古代强调颈白、体大、老者为佳，近代则强调产地质量，并在此基础上结合性状，如虫体的大小、干燥程度、泥杂的多少等进行评价。

六、采收与加工考证

地龙采收加工的记载最早见于《神农本草经》："三月取阴干。"唐慎微《证类本草》曰："白颈蚯蚓，生平土，三月取，阴干。"梁代《本草经集注》："若服干蚓，应熬作屑。"《药性论》云："干者熬末用之，主蛇伤毒。"《图经本草》曰："三月采，阴干。一云须破去土盐之，日干。"《宝庆本草折衷》记载："三月采，破去土，日干。"《本草集要》记载："三月取，阴干入药。当去土子，盐水洗，微炙。"《本草蒙筌》记载："取须盐水洗净，用或生炙随宜。"可见唐代前主要对地龙进行去土净制处理。《太平圣惠方》曰："炙干。"《重修政和经史证类备用本草》："炙干为末。"由此可知，古籍记载地龙采收时间均为三月，而《新编中药志》[32]认为广地龙"7～9月采"，《中国药用动物志》[33]则认为"春、秋捉"，《中药资源学》[34]记载"春、夏、秋之间均可捉"；《中国药典》[35]2020年版记载"广地龙春季至秋季捕捉，沪地龙夏季捕捉。"说明近现代文献记载的采收时间与古代有较大差异，现代研究发现，蚯蚓的活动期在春夏秋3个季节，但春季是其繁殖期，春季采收不利于蚯蚓资源的保护利用，夏秋季蚯蚓形态上比较大且肉厚，故认为7～9月是蚯蚓的最佳采收时间。药用蚯蚓的产地加工方法最早见于《神农本草经》，记载为"阴干"。其后本草著作中多为"阴干""去土"。《中国药典》2020年版"地龙"项下记载："广地龙春季至秋季捕捉，沪地龙夏季捕捉，及时剖开腹部，除去内脏及泥沙，洗净，晒干或低温干燥。"

七、功 效 考 证

大部分古籍记载，地龙味咸，性寒，无毒。《图经本草》曰："治脚风药，必须此物为使，然亦有毒。"《本草衍义》曰："此物有毒。"《药性论》云："蚯蚓，亦可单用，有小毒。"《本草集要》[36]记载："白颈蚯蚓，味咸，气寒，有小毒。"《本草蒙筌》记载："白颈蚯蚓，味咸，气寒。无毒。一云大寒，小毒。"而唐慎微《证类本草》曰："白颈蚯蚓，味咸，寒、大寒，无毒。"《绍兴本草》记载："今当作味咸，寒，无毒为定。"《图经本草药性总论》曰："白颈蚯蚓，味咸，寒、大寒，无毒。"《本草原始》记载："咸，寒，无毒。"表明古代对地龙的毒性方面存在不同的看法。近现代则认为地龙毒性很小，几乎无毒。

《图经本草》曰："治脚风药，必须此物为使。"《药性论》云："蚯蚓，干者熬末用之，主蛇伤毒。"《本草蒙筌》曰："白颈蚯蚓，治温病大热狂言，疗伤寒伏热谵语。"唐慎微《证类本草》曰："白颈蚯蚓，主蛇瘕，去三虫、伏尸、鬼疰、蛊毒，杀长虫，仍自化作水。疗伤寒伏热、狂谬、大腹、黄疸。"《日华子本草》云："蚯蚓，治中风并痫疾，去三虫，治伏尸，天行热疾，喉痹，蛇虫伤。"《图经本草药性总论》记载："白颈蚯蚓，主蛇瘕，去三虫，伏尸鬼疰虫毒，杀长虫，仍自化作水。疗伤寒伏热狂谬、大腹黄疸。"《本草衍义补遗》记载："蚯蚓，性寒。大解诸热毒，行湿病。"清管暄校补《滇南本草》[17]："地龙性寒，味苦、辛。祛风，治小儿瘈疭惊风，口眼歪斜。强筋，治痿。"《本草发明》[37]曰："蚯蚓咸寒。能清热毒，行湿之用。故主治温病大热狂言，疗伤寒伏热谵语及大腹黄疸，伏尸鬼疰，杀长虫。"《本草原始》将地龙的功效全面归纳为："主治蛇瘕，去三虫伏尸，鬼疰蛊毒，杀长虫。化为水，疗伤寒狂谬，大腹黄疸。温病大热狂言，饮汁皆瘥。炒作屑，去蚘虫。去泥盐化为水，主天行诸热，小儿热病，癫痫。涂丹毒，傅漆疮。葱化为汁，疗耳聋。治中风痫疾喉痹，解射罔毒。炒为末，主蛇伤毒。治脚风。主伤寒疟疾，大热狂烦，及大人小儿小便不通，急慢惊风，历节风，肾脏风注，头风齿痛，风热赤眼，木舌喉痹，鼻瘜聤耳，秃疮瘰疬，卵肿脱肛，解蜘蛛毒，疗蚰蜒入耳。"《本草备要》[38]曰："白颈蚯蚓泻热，利水……味性咸寒，故能清热。下行故能利水。治温病大热狂言，大腹黄疸，肾风脚气。"

中医临床常将地龙用于治疗高热癫狂、惊痫抽搐，中风不遂、痹证、痰鸣、喘息，热结膀胱之小便不利等。现代医学将蚯蚓用于治疗缺血性脑卒中、支气管炎及支气管哮喘、不稳定型心绞痛、高血黏度综合征、糖尿病周围神经病变、慢性化脓性中耳炎等。

第二节　法定标准中地龙品种的沿革

地龙是常用的动物类药材。2020年版《中国药典》收载地龙为钜蚓科动物参环毛蚓 *Pheretima aspergillum*（E. Perrier）、通俗环毛蚓 *Pheretima vulgaris* Chen、威廉环毛蚓 *Pheretima guillelmi*（Michaelsen）或栉盲环毛蚓 *Pheretima pectinifera* Michaelsen 的干燥体。前一种习称"广地龙"，主产于广东、广西、海南等地；后三种习称"沪地龙"，主产于上海、浙江、江苏、安徽等地。其他品种已不作地龙药材使用。地龙性寒，味咸；归肝、脾、膀胱经；具有清热定惊、通络、平喘、利尿、降压的功效；用于治疗高热神昏、惊痫抽搐、关节痹痛、肢体麻木、半身不遂、肺热喘咳、尿少水肿、高血压等病证。以下为查阅历版《中国药典》、各省中药材标准及近现代文献记载中地龙药材的品种沿革情况。

一、国家标准收载地龙的品种来源

1963年版《中国药典》记载地龙药材来源为钜蚓科动物参环毛蚓 *Pheretima aspergillum*（E. Perrier）或缟蚯蚓 *Allolobophora caliginosa*（Savigny）*trapezoides*（Ant. Degés）的干燥全体。全国大部分地区多有生产，主产于广东、江苏、山东等地。地龙以体大、肉厚者为佳。1977年版《中国药典》记载地龙药材来源品种没有变化，但是将参环毛蚓 *Pheretima aspergillum*（E. Perrier）称为"广地龙"，缟蚯蚓 *Allolobophora caliginosa*（Savigny）*trapezoides*（Ant. Degés）称为"土地龙"。1988年版《全国中药炮制规范》收载地龙来源同1985年版《中国药典》。直至1990年版《中国药典》，地龙来源品种均未再变化。从1995年版《中国药典》开始，地龙来源改为钜蚓科动物参环毛蚓 *Pheretima aspergillum*（E. Perrier）、通俗环毛蚓 *Pheretima vul-*

garis Chen、威廉环毛蚓 *Pheretima guillelmi*（Michaelsen）、栉盲环毛蚓 *Pheretima pectinifera* Michaelsen。前一种习称"广地龙"，后三种习称"沪地龙"。取消了地龙药材来源钜蚓科动物缟蚯蚓 *Allolobophora caliginosa*（Savigny）*trapezoides*（Ant. Degés），首次将"沪地龙"列入正品地龙，随后在历代版本药典修订中地龙药材的来源都未有变化。2000 年版至 2020 年版《中国药典》记载地龙来源同 1995 年版，未做更改（表1-1）。

表1-1 国家标准收载地龙的品种来源

标准出处	动物来源
《中国药典》1963 年版[39]	钜蚓科动物参环毛蚓 *Pheretima asiatica* Michaelsen 或缟蚯蚓 *Allolobophora caliginosa*（Savigny）*trapezoides*（Ant. Degés）
《中国药典》1977 年版[40]	钜蚓科动物参环毛蚓 *Pheretima aspergillum*（E. Perrier）（广地龙）或缟蚯蚓 *Allolobophora caliginosa*（Savigny）*trapezoides*（Ant. Degés）（土地龙）
《中国药典》1985 年版[41]	钜蚓科动物参环毛蚓 *Pheretima asiatica* Michaelsen 或缟蚯蚓 *Allolobophora caliginosa*（Savigny）*trapezoides*（Ant. Degés）
全国中药炮制规范1988 年版	钜蚓科动物参环毛蚓 *Pheretima aspergillum*（E. Perrier）（广地龙）或缟蚯蚓 *Allolobophora caliginosa*（Savigny）*trapezoides*（Ant. Degés）（土地龙）
《中国药典》1990 年版[42]	钜蚓科动物参环毛蚓 *Pheretima aspergillum*（E. Perrier）（广地龙）或缟蚯蚓 *Allolobophora caliginosa*（Savigny）*trapezoides*（Ant. Degés）（土地龙）
《中国药典》1995 年版[43]	钜蚓科动物参环毛蚓 *Pheretima aspergillum*（E. Perrier）（广地龙）通俗环毛蚓 *Pheretima vulgaris* Chen、威廉环毛蚓 *Pheretima guillelmi*（Michaelsen）或栉盲环毛蚓 *Pheretima pectinifera* Michaelsen
《中国药典》2000 年版[44]	钜蚓科动物参环毛蚓 *Pheretima aspergillum*（E. Perrier）（广地龙）通俗环毛蚓 *Pheretima vulgaris* Chen、威廉环毛蚓 *Pheretima guillelmi*（Michaelsen）或栉盲环毛蚓 *Pheretima pectinifera* Michaelsen
《中国药典》2005 年版[45]	钜蚓科动物参环毛蚓 *Pheretima aspergillum*（E. Perrier）（广地龙）通俗环毛蚓 *Pheretima vulgaris* Chen、威廉环毛蚓 *Pheretima guillelmi*（Michaelsen）或栉盲环毛蚓 *Pheretima pectinifera* Michaelsen
《中国药典》2010 年版[46]	钜蚓科动物参环毛蚓 *Pheretima aspergillum*（E. Perrier）（广地龙）通俗环毛蚓 *Pheretima vulgaris* Chen、威廉环毛蚓 *Pheretima guillelmi*（Michaelsen）或栉盲环毛蚓 *Pheretima pectinifera* Michaelsen
《中国药典》2015 年版[47]	钜蚓科动物参环毛蚓 *Pheretima aspergillum*（E. Perrier）（广地龙）通俗环毛蚓 *Pheretima vulgaris* Chen、威廉环毛蚓 *Pheretima guillelmi*（Michaelsen）或栉盲环毛蚓 *Pheretima pectinifera* Michaelsen
《中国药典》2020 年版	钜蚓科动物参环毛蚓 *Pheretima aspergillum*（E. Perrier）（广地龙）通俗环毛蚓 *Pheretima vulgaris* Chen、威廉环毛蚓 *Pheretima guillelmi*（Michaelsen）或栉盲环毛蚓 *Pheretima pectinifera* Michaelsen

二、地方标准收载地龙药材的原动物来源

通过查阅各省中药材标准和中药炮制规范发现，地方标准中地龙药材来源随着《中国药典》的来源变化而变化。在 1990 年前地方标准记载中，地龙药材来源均为钜蚓科动物参环毛蚓 *Pheretima aspergillum*（E. Perrier）或缟蚯蚓 *Allolobophora caliginosa*（Savigny）*trapezoides*（Ant. Degés）的干燥全体，前者习称"广地龙"，后者习称"土地龙"。1994 年版《上海市中药材标准》[48]中，地龙（沪地龙）项下首次将通俗环毛蚓 *Pheretima vulgaris* Chen、威廉环毛蚓 *Pheretima guillelmi*（Michaelsen）、栉盲环毛蚓 *Pheretima pectinifera* Michaelsen 定为"沪地龙"来源品种。从 2000 年至今的地方标准中，地龙来源均为钜蚓科动物参环毛蚓 *Pheretima aspergillum*（E. Perrier）、通俗环毛蚓 *Pheretima vulgaris* Chen、威廉环毛蚓 *Pheretima guillelmi*

（Michaelsen）、栉盲环毛蚓*Pheretima pectinifera* Michaelsen，均未再收载缟蚯蚓*Allolobophora caliginosa*（Savigny）*trapezoides*（Ant. Degés）这一来源。地龙药材及饮片见图1-4。地方标准收载地龙药材的原动物来源见表1-2。

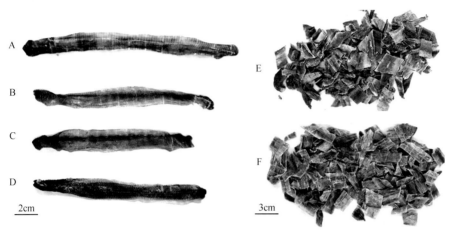

图1-4 地龙药材及饮片

A——广地龙药材（参环毛蚓），B——沪地龙药材（通俗环毛蚓），C——沪地龙药材（威廉环毛蚓），D——沪地龙药材（栉盲环毛蚓），E——广地龙饮片，F——沪地龙饮片（通俗环毛蚓）

表1-2 地方标准收载地龙药材的原动物来源

标准名称[49-51]	地龙药材原动物来源
《辽宁省中药饮片炮制规范》1975年版	钜蚓科动物参环毛蚓*Pheretima aspergillum*（E. Perrier）或缟蚯蚓*Allolobophora caliginosa*（Savigny）*trapezoides*（Ant. Degés）
《四川省中药饮片炮制规范》1977年版	参环毛蚓和其他同属多种
《江苏省中药饮片炮制规范》1980年版	钜蚓科动物参环毛蚓*Pheretima aspergillum*（E. Perrier）（广地龙）或缟蚯蚓*Allolobophora caliginosa*（Savigny）*trapezoides*（Ant. Degés）（土地龙）
《吉林省中药饮片炮制规范》1986年版	钜蚓科动物参环毛蚓*Pheretima aspergillum*（E. Perrier）或缟蚯蚓*Allolobophora caliginosa*（Savigny）*trapezoides*（Ant. Degés）
《上海市中药材标准》1994年版	通俗环毛蚓*Pheretima vulgaris* Chen、威廉环毛蚓*Pheretima guillelmi*（Michaelsen）或栉盲环毛蚓*Pheretima pectinifera* Michaelsen（沪地龙）
《河北省中药饮片炮制规范》2003年版 《安徽省中药饮片炮制规范》2005年版 《浙江省中药饮片炮制规范》2005年版 《重庆市中药饮片炮制规范》2006年版 《贵州省中药饮片炮制规范》2005年版 《天津市中药饮片炮制规范》2005年版 《广西壮族自治区中药饮片炮制规范》2007年版 《北京市中药饮片炮制规范》2008年版 《上海市中药饮片炮制规范》2008年版 《江西省中药饮片炮制规范》2008年版 《湖南省中药饮片炮制规范》2010年版 《黑龙江省中药饮片炮制规范及标准》2012年版	钜蚓科动物参环毛蚓*Pheretima aspergillum*（E. Perrier）（广地龙）、通俗环毛蚓*Pheretima vulgaris* Chen、威廉环毛蚓*Pheretima guillelmi*（Michaelsen）或栉盲环毛蚓*Pheretima pectinifera* Michaelsen

续表

标准名称[49-51]	地龙药材原动物来源
《天津市中药饮片炮制规范》2012年版 《山东省中药饮片炮制规范》2012年版 《浙江省中药饮片炮制规范》2015年版 《四川省中药饮片炮制规范》2015年版 《广东省中药饮片炮制规范第一册》 《广西壮族自治区壮药质量标准（第二卷）》	钜蚓科动物参环毛蚓 *Pheretima aspergillum*（E. Perrier）（广地龙）、通俗环毛蚓 *Pheretima vulgaris* Chen、威廉环毛蚓 *Pheretima guillelmi*（Michaelsen）或栉盲环毛蚓 *Pheretima pectinifera* Michaelsen

三、蚓激酶制剂的法定标准收载情况

20世纪70年代以来，法国科学家发现蚯蚓消化器官的分泌物能降解纤维蛋白；中国、日本和韩国的科学家对蚯蚓提取物进行了酶学组分理化性质及临床应用的研究，发现蚯蚓提取物中含有能降解酪蛋白、明胶和清蛋白的水解酶。直至1983年，Mihara H等[52]应用现代分离手段从粉正蚓（*Lumbricus rubullus*）蛋白粗提物中分离到多组具有纤溶酶活性的蛋白质，并首次命名为"蚓激酶"。蚓激酶是一种蚯蚓纤溶蛋白酶，具有很强的纤维蛋白溶解活性，有溶解血栓和防止血栓形成的作用。

蚓激酶因溶栓能力强、副作用小、安全性高、生产成本低等优势而得到广泛关注。1992年，蚓激酶的口服制剂开始在我国应用于临床，主要用于防治缺血性脑血管疾病。近年来，随着蚓激酶药理学研究的深入，并由于纤维蛋白和纤维蛋白原异常存在的广泛性及由此引发的多种疾病，蚓激酶的临床应用也在不断地拓展[53, 54]，以药用蚯蚓为原料提取制备的蚓激酶相关制剂研发成功并应用于临床。表1-3为蚓激酶制剂法定标准。

表1-3　蚓激酶制剂法定标准

药品名称	标准来源	药品标准编号
蚓激酶	国家食品药品监督管理局标准颁布件（2010）	WS1-（X-052）-2001Z-2010
蚓激酶肠溶片	国家食品药品监督管理局标准颁布件（2012）	WS1-（X-109）-2012Z
蚓激酶胶囊	新药转正标准第67册	WS1-（X-053）-2001Z

（马志国　吴梦玫）

参 考 文 献

[1] 吴普.神农本草经.卷三.北京：人民卫生出版社，1963.

[2] 王怀隐，等.太平圣惠方.卷三十五.北京；人民卫生出版社，1982.

[3] 李时珍.本草纲目（校点本）.下册.北京：人民卫生出版社，1982：2352.

[4] 孙希旦.礼记集解.北京：中华书局，1989.

[5] 周祖谟.尔雅校笺.昆明：云南人民出版社，2004.

[6] 许慎.说文解字.北京：中华书局，1963.

[7] 何宁.淮南子集注.北京：中华书局，1998.

[8] 张志茹，王书兰.广雅书院概略.图书馆学研究，1993（6）.

[9] 尚志均.神农本草经校注.北京：学苑出版社，2008.

[10] 吴普.吴普本草.北京：人民卫生出版社，1987：52.

[11] 尚志钧辑校.名医别录.北京：人民卫生出版社，1986：324.

[12] 甄权.药性论.芜湖：皖南医学院科研科，1983.

[13] 王怀隐.太平圣惠方.北京：人民卫生出版社，1982：309.

[14] 王继先.绍兴本草校注.北京：中医古籍出版社，2007.

[15] 陈衍.宝庆本草折衷.北京：北京人民卫生出版社，2007.

[16] 刘文泰.本草品汇精要.北京：中国中医药出版社，2013.

[17] 兰茂.滇南本草.昆明：云南人民出版社，1977.

[18] 张印生，韩学杰，孙思邈医学全书.北京：中国中医药出版社，2009.

[19] 苏颂，等.图经本草.福州：福建科学出版社，1988：463

[20] 陈嘉谟.本草蒙筌.北京：人民卫生出版社，1988.

[21] 唐慎微.证类本草.北京：华夏出版社，1993.

[22] 李中立.本草原始.北京：学苑出版社，2011.

[23] 稽含.南方草木状.广州：广州科技出版社，2009.

[24] 刘文泰.御制本草品汇精要.陈仁寿，杭爱武，点校.上海：上海科学技术出版社，2005.

[25] 陶弘景.本草经集注：辑校本.尚志钧，尚元胜，辑校.北京：人民卫生出版社，1994.

[26] 国家中医药管理局，中华本草编委会.中华本草.上海：上海科技出版社，1998.

[27] 寇宗奭.本草衍义.上海：商务印书馆，1937：63.

[28] 黄宫绣.本草求真.上海：上海科学技术出版社，1959.

[29] 张志聪.本草崇原.刘小平，点校.北京：中国中医药出版社，1992：223.

[30] 冯耀南，刘明，刘俭，等.中药材商品规格质量鉴别.广州：暨南大学出版社，1995：416.

[31] 卢赣鹏.500味常用中药材的经验鉴别.北京：中国医药科技出版社，1999.

[32] 肖培根.新编中药志：第二卷.北京：化学工业出版社，2002.

[33] 李军德，黄璐琦，曲晓波.中国药用动物志（第2版）.福州：海峡出版发行集团，2013.

[34] 周荣汉.中药资源学.北京：中国医药科技出版社，1993.

[35] 国家药典委员会.中华人民共和国药典（一部）.北京：中国医药科技出版社，2020.

[36] 王纶.本草集要.张瑞贤，李健，张卫，等，校注.北京：学苑出版社，2011.

[37] 皇甫相，皇甫嵩.本草发明.北京：中国中医药出版社，2015.

[38] 汪昂.本草备要.北京：中国中医药出版社，1998.

[39] 中华人民共和国卫生部药典委员会.中华人民共和国药典.一部.1963年版.北京：人民卫生出版社，
1964：96.

[40] 中华人民共和国卫生部药典委员会.中华人民共和国药典.一部.1977年版.北京：人民卫生出版社，
1978：197.

[41] 中华人民共和国卫生部药典委员会.中华人民共和国药典.一部.1985年版.北京：人民卫生出版社，
1985：95.

[42] 中华人民共和国卫生部药典委员会.中华人民共和国药典.一部.1990年版.北京：人民卫生出版社，
1990：97.

[43] 中华人民共和国卫生部药典委员会.中华人民共和国药典.一部.1995年版.广州：广东科技出版社，
1995：98.

[44] 国家药典委员会.中华人民共和国药典.一部.2000年版.北京：化学工业出版社，2000：92.

［45］国家药典委员会. 中华人民共和国药典. 一部. 2005年版. 北京：人民卫生出版社，2005：80.

［46］国家药典委员会. 中华人民共和国药典. 一部. 2010年版. 北京：人民卫生出版社，2010：113.

［47］国家药典委员会. 中华人民共和国药典. 一部. 2015年版. 北京：人民卫生出版社，2015：122.

［48］上海市卫生局. 上海市中药材标准. 上海市卫生局，1994.

［49］中华人民共和国卫生部药政管理局. 全国中药炮制规范. 1998年版. 北京：人民卫生出版社，1988：331.

［50］陆兔林，胡昌江. 中药炮制学. 北京：中国医药科技出版社，2014：283.

［51］中国中医研究院中药研究所. 历代中药炮制资料辑要. 北京：人民卫生出版社，1973.

［52］Mihara H，Sumi H，Yoneta T，et al. A novel fibrinolytic enzyme extracted from the earthworm, Lumbricus rubellus. The Japanese Journal of Physiology，1991，41（3）：461-472.

［53］滕文娇，孙晋民. 蚓激酶的药学与临床研究进展. 西北药学杂志，2011，26（1）：69-72.

［54］李兴发，贾飞飞，刘建蓉，等. 蚓激酶研究和应用进展. 中国新药杂志，2005（8）：964-968.

第二章

药用蚯蚓的资源分布与物种分类

蚯蚓物种种类繁多,但药用蚯蚓来源却较为稀少,《中国药典》(2020年版)中地龙4个原动物来源仍以野生为主,而人工养殖的赤子爱胜蚓主要用于生产蚓激酶原料药。药用蚯蚓野生资源有其地域性特征,全国产地较为固定。人工养殖蚯蚓产地相对灵活,产业规模相对较大,来源较为稳定,可持续性强。本章对现阶段药用蚯蚓的资源分布特点、分类沿革、养殖方式和物种鉴别特征等概况进行了分类梳理和系统总结。

第一节 药用蚯蚓种质资源

蚯蚓为广布物种,几乎见于世界各地,在全世界有3000多种,我国共记录有9科28属640种[1],是亚洲乃至全球报道蚯蚓物种数最为丰富的国家之一。我国现有蚯蚓物种主要来源于钜蚓科Megascolecidae、正蚓科Lumbricidae、链胃蚓科Moniligastridae等,其中钜蚓科作为最大的优势蚯蚓类群,占我国蚯蚓物种总数的90%以上,现共记录有571种[2](亚种)。从已统计的资料可知,我国钜蚓科物种大多分布于温度和湿度较大的南方诸地,在广东、广西、海南和四川等地记录的钜蚓科蚯蚓有79种以上,而整个北方地区仅记录有13种,且多数是适应能力较强的广布物种。

一、我国蚯蚓的地理分布

按照地理与气候屏障,世界动物区系可划分为6个区,即古北界、新北界、东洋界、热带界、新热带界和澳洲界。而我国主要分为东洋界和古北界。这两界的分界线为西起横断山脉北部,经岷山与秦岭,向东至淮河南岸,直到长江口以北,界线以北为古北界,以南为东洋界。根据陆栖脊椎动物,特别是哺乳类和鸟类的分布情况,我国动物区系可分为7个区,即东北区、华北区、蒙新区、青藏区、西南区、华中区、华南区。其中前4个区属于古北界;后3个区属于东洋界。

我国蚯蚓物种在两界七区中的分布非常不平衡。84.5%的蚯蚓分布在东洋界,且集中分布在华南区(49.1%)和华中区(32.8%)(含台湾岛和海南岛)。尤其是钜蚓科蚯蚓,占整个东洋界蚯蚓的87%。15.5%的蚯蚓物种分布在古北界,其中只有一小部分分布在中国西部地区[3]。正蚓科虽然分布广泛，但集中于古北界的东北部地区。链胃蚓科除了青海–西藏地区和西南地区外，在其他地区也有分布。钜蚓科中89%的蚯蚓分布在我国中部和南部地区，其中，远盲属*Amynthas*和腔蚓属*Metaphire*蚯蚓的分布广泛，也是研究钜蚓科蚯蚓多样性的热点地区。

Michaelsen、Chen等[4, 5]指出，中国蚯蚓区系较为特殊，可能是马来西亚寡毛纲类群的分支。它们的祖先来自于缅甸–菲律宾地区的原环毛亚属*Archipheretima*，而环毛蚓属*Pheretima*几乎在东南亚地区随处可见，该属从包含马来西亚半岛在内的西印度群岛向东扩散，从安达曼岛到缅甸南部和东部，以及我国云南省，再向东扩散到我国东北部及东亚各岛，与周围邻近地区相比，海南岛环毛蚓属蚯蚓区系十分特殊，并推测它们可能起源于东南亚地区[6]。

在我国乃至全世界，钜蚓科中远盲蚓属以57.8%的比例成为优势属，其次是腔蚓属，约占21.3%。在我国远盲蚓属有443种（亚种），腔蚓属有126种（亚种），合计占物种总数的88.9%；其他属的物种较为稀少：巨蚓属*Megascolex* 1种，环棘蚓属*Perionyx* 1种，近盲蚓属*Pithemera* 3种，扁环蚓属*Planapheretima* 4种，多环蚓属*Polypheretima* 1种，且近盲蚓属与多环蚓属仅在我国台湾地区有记录。链胃蚓科的杜拉蚓属和正蚓科中的爱胜蚓属的品种也较为丰富，分别占我国蚯蚓物种的5.5%和3.2%。其余属的多样性较少，从目前统计情况看，每个属的物种数不超过5种[3]（表2-1）。在远盲蚓属中，现有348个物种，就特有种来说，有256个物种仅在我国发现（含台湾岛和海南岛），仅次于澳大利亚和印度，且远远高于其他邻近地区和国家[7, 8]（表2-2）。

表2-1 我国蚯蚓物种统计

科	属	数量（%）	科	属	数量（%）
Megascolecidae（82.8%）	*Amynthas*	201（57.8%）	Mniligastridae（5.7%）	*Drawida*	19（5.5%）
	Metaphire	74（21.3%）		*Desmogaster*	1
	Planapheretima	4		*Filodrilus*	1
	Pithemera	3	Ocnerodrilidae（1.1%）	*llyogenia*	1
	Pontodrilus	3		*Eukerria*	1
	Lampito	1		*Ocnerdrilus*	1
	Perionyx	1	Octochaetidae（1.1%）	*Dichogaster*	3
	Polypheretima	1		*Ramiella*	1
Lumbricidae（7.5%）	*Eisenia*	11（3.2%）	Almidae（0.6%）	*Glyphidrilus*	2
	Aporrectodea	5	Glossoscolecida（0.6%）	*Pontoscolex*	2
	Bimastos	2	Acanthodrilidae（0.6%）	*Microscolex*	1
	Dendrobaena	2		*Plutellus*	1
	Dendrodrilus	2			
	Octolasion	2			
	Esieniella	1			
	Lumbricus	1			

注：由于数字修约，各百分数之和不等于100%。

表2-2　我国钜蚓科远盲蚓属蚯蚓的特有种与邻近国家比较

地区	所有物种		钜蚓科		远盲蚓属	
	物种数	特有数	物种数	特有数	物种数	特有数
中国	348	256	288	231	201	165
日本	83	32	55	28	33	20
韩国	93	69	69	60	59	53
越南	196	106	173	103	105	66
老挝	98	34	79	33	48	24
泰国	31	4	25	2	12	1
缅甸	262	127	124	60	51	24
马来西亚	94	48	74	42	22	14
印尼	218	158	186	142	75	66
新加坡	19	6	11	2	4	1
印度	505	359	249	172	14	6
澳大利亚	652	587	529	508	7	0

二、药用蚯蚓品种

蚯蚓在动物分类上属于环节动物门Annelida寡毛纲Oligochaeta，后孔寡毛目Opisthopora，钜蚓科Megascolecidae。《中国药典》2020年版一部"地龙"项下收载的为钜蚓科动物参环毛蚓*Pheretima aspergillum*（E. Perrier）、通俗环毛蚓*Pheretima vulgaris* Chen、威廉环毛蚓*Pheretima guillelmi*（Michaelsen）或栉盲环毛蚓*Pheretima pectinifera* Michaelsen等四种蚯蚓的干燥体。前一种习称"广地龙"，后三种习称"沪地龙"。除药典规定的品种外，在《中国药用动物志》中也记载了其他药用品种。

在对我国地龙药源调查中发现，各地习用品种的原动物分别隶属于钜蚓科和正蚓科的3个属，包含14个种和变种[8]。除了药典收载的品种外，各地区也有习用品种或作为药源使用的还包括[9, 10]：背暗异唇蚓*Allolobophora caliginosa subsp.trapezoides*（Ant.Duges）、湖北环毛蚓*Pheretima hupeiensis*（Michaelsen）、直隶环毛蚓*Pheretima tschiliensis*（Michaelsen）、白颈环毛蚓*Pheretima californica*（Kinberg）、赤子爱胜蚓*Eisenia foetida*（Savigny）、中材环毛蚓*Pheretima medioca*（Chen et Hsu）、秉前环毛蚓*Pheretima praepinguis*（Gates）和秉氏环毛蚓*Pheretima carnosa*（Goto et Hatai）、日本杜拉蚓*Drawida japonica*（Michaelsen）、异毛环毛蚓*Pheretima diffringens*（Baird），主要产地见表2-3。还有国外引进的品种，如大平二号蚯蚓[11]（赤子爱胜蚓的人工育种养殖型），主要用于蚓激酶原料药的生产。

表2-3　地龙各地习用品种和产地

中文名	拉丁名	主要产地
湖北环毛蚓	*P.hupeiensis*	湖北、四川、福建、吉林及长江中下游
中材环毛蚓	*P.medioca*	广东珠江三角洲

续表

中文名	拉丁名	主要产地
直隶环毛蚓	*P.tschiliensis*	河北、河南、北京
异毛环毛蚓	*P.diffringens*	全国大部分省区均有
白颈环毛蚓	*P.californica*	湖北、湖南、四川
秉前环毛蚓	*P.praepinguis*	四川峨眉山
秉氏环毛蚓	*P.carnosa*	河北、山东、安徽
保宁环毛蚓	*P. magna*	海南
背暗异唇蚓	*Allolobophora caliginosa trapezoides*	山东、河南、湖北、广西

三、主要产地和养殖情况

（一）主要产地

广地龙的原动物为参环毛蚓（参状远盲蚓），广东、广西是为其药材传统产区，春夏为其收购旺季。广地龙主产于珠江三角洲地区，广东的兴宁、河源、博罗、南海、鹤山、番禺、开平、惠阳、惠东、高州，广西容县、梧州、北流等地，以及海南、东南亚等地。在福建、海南和台湾等地也有分布。

沪地龙的主要原动物为通俗环毛蚓（通俗腔蚓）、威廉环毛蚓（威廉腔蚓）、栉盲环毛蚓（栉盲远盲蚓）。沪地龙属于广布物种，在全国大部分地区都有分布，但主产于上海、江苏、安徽、河北、河南、山东等地，也是当地的优势物种，资源蕴藏量丰富。据本草记载，浙江、江苏等地在明代以前就为地龙产区之一。在20世纪30年代沪地龙在当地已形成商品，至90年代年产量达500吨，并行销全国各地。

在其他地方，秉氏环毛蚓、白颈环毛蚓、湖北环毛蚓和秉前环毛蚓在四川地区曾为地龙药材的原动物来源。直隶环毛蚓、白颈环毛蚓、背暗异唇蚓等曾作为土地龙在山东、河南、安徽、甘肃等地区应用较多。现在除直隶环毛蚓、白颈环毛蚓、湖北环毛蚓等在市场中多见，余下品种已少见。赤子爱胜蚓在北京、天津、黑龙江、吉林等地作地龙入药，在当地称为土地龙。

（二）养殖情况

蚯蚓养殖技术在国外研究较早，以美国、加拿大、日本等国在蚯蚓养殖业中研究较为深入，目前已发展到工厂化养殖和商品化生产。并开发出了如大平二号、北星二号等繁殖能力强，生存能力好的品种。我国也将人工养殖的蚯蚓广泛地应用于工业、农业、环保、畜牧、轻化工和新潮食品上，并取得了蚯蚓深加工、综合利用方面的新成果。

我国于1979年从日本引进大平二号蚯蚓和北星二号蚯蚓，这两个品种也属于赤子爱胜蚓，主要在商业和环保等方面应用较多，另外也是生产蚓激酶的原料蚯蚓。美国约有300个大型蚯蚓养殖企业，并在2010年成立国际蚯蚓养殖者协会，日本的大型蚯蚓养殖场和从事蚯蚓养殖行业的人数较多，而且自行育种研制了大平一号、大平二号和北星二号。近年来，随着蚯蚓产品的不断开发和利用，我国蚯蚓养殖业也逐渐兴起，蚯蚓品种的改良也一直在如火如荼地进行着。广西全州县生物技术开发实验场采用大平二号和北星二号进行杂交并经多年提纯复壮选育而成大平三号。其优点是繁殖速度快，一般年增殖率在12 000倍，最高达40 500倍（大平二号年增殖为1 200～3 000倍，北星二号为8 000～40 000倍）；产量高，每立方米养殖料可产20kg以上鲜蚯蚓，最高可达60kg；生长速度快，从刚孵出的幼蚓长成成蚓仅需40天（大平二号需要4～6个月，北星二号需要3～5个月）；成熟早，幼蚓生长45～60天就性成熟（大平二号需要6个月，北星二号需要4.5个月）；抗寒力强，一般蚯蚓品种在空气温度13℃以下时就进入冬眠，大平三号在空气温度为3℃时仍能交配繁殖；川蚓一号蚯蚓品种是用台湾环蚓、赤子爱胜蚓、大平一号蚓多元杂交提纯复壮而成的一代良种；进农六号蚯蚓，又称秸秆蚯蚓，该品种是河北邯郸薛进军博士经多年研究培育而成，适宜各种农作物处理的一个蚯蚓品种，能在玉米、小麦等农作物秸秆中集中饲养的一个品种；进农六号蚯蚓的特点是食量大、生长快、繁殖率高、养殖简便。

（三）生活习性和养殖方法

蚯蚓有其特有的生活习性：蚯蚓的活动温度在5～30℃，0～5℃会进入休眠状态，0℃以下将死亡，最适温度为20～27℃，也是蚓卵茧的最适温度，在32℃以上时，将会停止生长，40℃以上死亡。蚯蚓在pH 6～8的环境下生长较好，且产蚯蚓茧最多。蚯蚓利用皮肤来呼吸，身体必须保持湿润，体内水分含量约占体重的75%以上。蚯蚓是靠大气扩散到土壤里的氧气进行呼吸的，土壤通气越好，其新陈代谢越旺盛，不仅蚓茧产量多，而且成熟期缩短。在养殖期间，投喂食物的量不足或质量不高会使蚯蚓间争食，导致生殖力下降，死亡率增加，病虫害蔓延，引起部分蚯蚓逃逸或生长缓慢。

1. 常规养殖　蚯蚓的养殖最早最简单的方法是利用菜地、田地、农田养殖法。可以将室内养殖和室外养殖结合起来，可以在大田、园林、林下等辽阔的土地来养殖蚯蚓，不仅大大降低了养殖成本，而且有助于环境改善，亦能取得较高的经济效益，还可以利用蚯蚓来改良土坡，促进农林牧各方面综合增产。分布于长江中下游一带的白颈环毛蚓，具有分布广、定居性较好的特点，用作产粪肥田，在菜地、红薯等作物地里养殖较好；在林业用的威廉环毛蚓，分布于我国大部分地区，对环境适应能力强；赤子爱胜蚓适应性强，繁殖率高，适于人工养殖，主要用于生产蚯蚓肉、蚯蚓粪等。

2. 室内养殖　常用养殖方法有盆养法、箱筐饲养法、池养法、土沟饲养法、垃圾饲养法、地槽养殖法、架式养殖法等[12]。可在室内进行养殖，其优点是养殖简便、易照管、搬动方便，温度和湿度容易控制，便于观察和统计，适宜于养殖类的科学实验。

3. 立体养殖　随着蚯蚓市场需求的增加，以往的养殖方式也发生了较大改变，逐渐向工厂化、规模化、集约化转型。由此开发出了以网箱进行立体养殖的方式。资料显示，采用网箱进行立体繁殖蚯蚓其产量可比过去提高30%～50%，立体养殖还能充分利用有限的空间和场地，增加饲育量和产量，而且便于管理，可长期养殖。

4. 仿野生养殖　利用农业生产废弃物（废弃秸秆、树木修剪枝叶、菜叶等有机废弃物）

和各种家畜禽粪便（鸡粪、牛粪、猪粪等）进行林下蚯蚓设施化养殖技术的研究，突破蚯蚓设施化养殖关键技术，在各种气候条件下利用不同基质进行连续化、科学化、高效化蚯蚓养殖，有效实施畜禽养殖废弃物处理，实现农业资源污染综合防控。还可利用蚯蚓制品进行特种畜禽饲料添加剂配制技术的研究，并且利用蚯蚓和蚓粪改良过的林地土壤进行中草药种植，建立林地蚯蚓生态养殖模式，提高林地种养经济效益。

（四）药典品种蚯蚓的养殖探索

《中国药典》中规定的地龙来源为4个基原，由于年需求量加大，野生资源供应不足，研究者们借鉴了大平二号等成功养殖经验对其进行了多年探索，也积累了很多好的做法。

1. 广地龙原动物的养殖　早期探索了参环毛蚓的多种人工养殖方法，如箱式养殖法、沟式养殖法、池式养殖法等，还对饲养的管理参数进行了探索，如密度、湿度、温度等。还根据其特性，即大参环毛蚓与小参环毛蚓不同居一处，不宜混合一起养殖，区分开大中小，进行三级分池饲养，分为种蚓池、繁殖池和成蚓池。对不同种池的密度进行了测算。蚓种池即是种蚓产卵茧的场所，每平方米养殖1000～2000条。繁殖池是繁殖幼蚓的地方，即将卵鞘放入池内孵化出幼蚓。卵茧孵化出的幼蚓经过10天饲养后，即可按大小放入成蚓池内饲养。也对参环毛蚓的饲料进行了探索。参环毛蚓的食性广，要求也不高，凡无毒的植物性有机物都可作为参环毛蚓的饲料，如农作物的秸秆、杂草、瓜果皮、树叶、家畜家禽粪便、肥土池泥及垃圾等，但需经过发酵腐熟。饲料要进行不同的处理。农作物秸秆或粗大的有机物应切碎，垃圾应筛去金属、玻璃、塑料、砖瓦块或炉渣，并经粉碎后与树叶、杂草、家畜家禽粪便混合加水拌匀，含水量以45%～50%为宜，然后堆积发酵，外用塑膜覆盖，以保温保湿，大约堆积20天。堆内有机物发酵从高温转到常温时，高温发酵便结束，最后把塑膜揭开，在堆上喷水，使水分达65%左右，再进行1周左右低温发酵，当堆料发酵腐熟呈黑棕色时，松软不黏，无酸臭味。这时可以把堆料摊开，使其有毒气体散发开，然后让少许参环毛蚓在料堆栖息觅食，如未出现异常，说明废料处理已经达到了要求。另外，腐熟的堆料，用pH试纸测其酸碱度，以pH 6～8为宜，过酸加适量石灰中和，过碱则水淋去盐，使其适合蚯蚓生长发育要求。

2. 沪地龙原动物的养殖　沪、苏、浙、皖作为沪地龙主产区，拥有自然优势来发展沪地龙原动物的养殖。近年来，也形成了以优品沪地龙原动物人工养殖为核心的新型全产业链，在加强农业生态建设和保护的同时，能有效提升地上作物的品质，并促进增收，也可以从源头保障舌尖上的安全；海军军医大学科研团队在上海崇明、江苏南通、浙江杭州、安徽六安建立了沪地龙原动物养殖示范基地，使用"地上种植特色高值农作物–地下养殖药材蚯蚓"立体种养结合有机农业模式（图2-1），形成良好的生态效应。另外，为了实现更高密度的沪地龙原动物人工养殖，使用了网箱养殖作为辅助养殖模式（图2-2），可以有效防止蚯蚓逃逸，也便于管理和采收；在不同季节采用不同的管理方式，利于蚯蚓的生长（图2-3）；也考虑到蚯蚓的天敌较多，也采取了相应措施，减少天敌侵害和极端天气等不良影响（图2-4），提高其产率。在采收后按地龙药材加工方法要求，及时加工成药材，以保证地龙药材的品质。

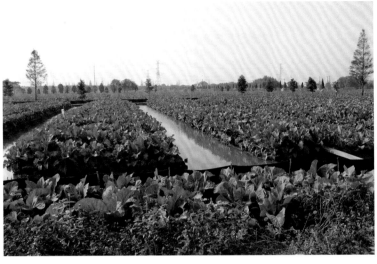

图2-1　上海崇明三星镇沪地龙立体种养结合实景图

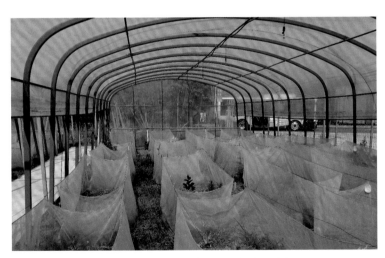

图2-2　安徽六安霍邱高密度网箱养殖实景图

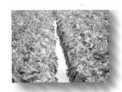 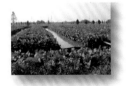 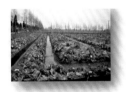 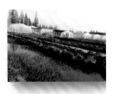

| 春季管理 | 夏季管理 | 秋季管理 | 冬季管理 |

蚯蚓解除冬眠、开始产卵、迅速繁殖

蚯蚓代谢活动旺盛，其活动达到高峰。

最适宜蚯蚓生长的季节，蚯蚓生产增多。

土壤温度过低，蚯蚓处于冬眠状态。

减少上层土地的翻动，因为蚯蚓春季喜欢聚集在上层土壤中。

注意土壤温度和湿度的控制，加盖遮阳棚；勤用凉水喷洒地面。

保证饲料供应充足。实时监控蚯蚓发育和产卵状况。

铺上秸秆和一定厚度的饲料，保证一定的温度和湿度。

图2-3　季节管理

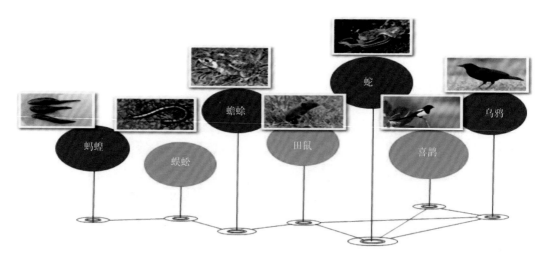

图2-4 天敌防控

第二节　药用蚯蚓的分类

在对动物药材基原的鉴定中，需要依据其原动物的准确分类才能与其他物种准确界定，并利于国内国际学者交流，使中药走出中国，走向世界。药用蚯蚓的原动物分类也是依据动物学分类系统命名，因其只对其所使用的动物进行分类命名，属于动物分类学应用的一个分支。在对蚯蚓原动物的分类中，几经变迁，不同国家、不同时期的分类学家采用不同的分类标准，加之原来的命名不规范，蚯蚓的分类比较混乱。近100年来，随着命名标准和分类方法的逐步统一，在国内外学者的共同努力下，蚯蚓的分类工作也取得了长足的进步，但仍不完善。现《中国药典》中记载的环毛蚓属，已很少使用，在国际交流和NCBI数据库中应用的是基于数值分类法所建立的蚯蚓分类系统。

一、蚯蚓科以上阶元的分类沿革

18世纪，Linnaean使用双命名法对广布于欧洲的陆正蚓 *Lumbricus terrestris L.*，1758进行命名，并将其归于蠕虫类。

19世纪，Lamarck将蚯蚓从蠕虫类中分出来，建立了环节动物门Annelida，Grube随后在环节动物门建立寡毛目Oligochaeta，而后将寡毛目升为寡毛纲。

20世纪初期，Michaelsen建立了一个较广泛使用的寡毛类分类系统。Yamaguchi在50年代修订了Michaelsen的分类系统。Brinkhurst和Jamieson等根据形态学上的研究结果又提出来新的分类系统。

20世纪以来，蚯蚓分类学者对寡毛纲内的最大类群，钜蚓超科Megascolecidae的分类系统进行了大量探索。在80年代以前，现在的钜蚓超科还是被称为钜蚓科Megascolecidae。由于每个学者建立系统时依据的分类特征不同，各个分类系统都存在着较大的差异。

1958年，Omodeo依据西非的物种，确立以钙腺的位置和数目为标准的分类系统，同时也注重观察排泄系统的差异，划分了数个亚科[13]。

1959年，Lee依据新西兰物种，以雄孔与前列腺的数量、位置为标准，仅划分出了Megascolecidae与Acanthodrilidae 2个亚科[14]。Gates使用前列腺结构与排泄系统为标准划分出了四个亚科[15]。

1966年，Sims应用数值分类法重新分析该科的系统发育[16]。

1974年，Jamieson使用钙腺、雄性生殖器与排泄系统划分钜蚓科，分成了Megascolecinae、Acanthodrilinae与Octochaetinae 3个亚科，其中前2个亚科的定义与之前的研究不同[17]。

Jamieson在1988年又将上述的5个亚科提升为科，随后Qiu and Bouche在其分类系统中设置钜蚓超科，包含了Megascolecidae、Acanthodrilidae、Octochaetidae、Eudrilidae与Ocnerodrilinae 5个科[18]。

二、我国蚯蚓分类研究沿革

1872年，法国学者Perrier发表了采自我国福建厦门的参状环毛蚓*Pheretima aspergillam*（Prrier，1872），是报道的第一个中国钜蚓科蚯蚓[19]，随后，来自我国多地的壮伟远盲蚓*Amynthas robastas*（Perrier，1872）、霍氏腔蚓*Metaphire houlleti*（Perrier，1872）、罗德远盲蚓*Amynthas rodericensis*（Grube，1879）、希奇远盲蚓*Amynthas mirabili*（Bourne，1887）、戴尔远盲蚓*Amynthas dveri*（Beddard，1892）、细小远直蚓*Amynthas minims*（Horst，1893）、湖北远盲蚓*Amynthas hupeiensis*（Michaelsen，1895）、威廉腔蚓*Metaphire guillelmi*（Michaelsen，1895）、光亮远盲蚓*Amynthas candidhus*（Goto & Hatai，1898）、亚洲远盲蚓*Amynthas asiaticus*（Michaelsen，1900）、华美远盲蚓*Amynthas lantns*（Ude，1905）等钜蚓科蚯蚓被陆续报道。截至1928年，我国共记录了4科6属30种（亚种）蚯蚓[20]。

我国蚯蚓分类学研究工作始于1929年，方炳文先生描述了产于广西凌云县九丈的异腺环毛蚓*Pheretima Parglandlaris*，揭开了国内蚯蚓分类研究的历史[21]。

1930～1936年，陈义对Gates采集的我国钜蚓科蚯蚓部分标本进行观察与描述，补充了描述与绘图，并增加了十数个新物种[22]。

1959～1995年，许智芳、钟远辉、冯孝义和邱江平等蚯蚓分类学者共描述了50个新种（含亚种）和国内3个新纪录种[23]。

截至2016年，我国共记录有蚯蚓9科28属640种[1]。

三、钜蚓科蚯蚓的分类

对钜蚓科内的分类研究，各国的分类学者都进行了大量工作，其分类系统建立于19世纪中期，最初，Templeton划分出了巨蚓属*Megascoler*，随后Schmard建立了周毛蚓属*Perichatea*，Kinberg于1867年设立了环毛蚓属*Pheretima*与远盲蚓属*Amynthas*，在20世纪20年代，Michaelsen又将环毛属分成了*Archipheretima*、*Pheretima*、*Metapheretima*与*Parapheretima* 4个亚属[24]。

1972年，Sims和Easton应用数值分类法，对环毛属已发表的大量物种进行数值分析，依靠受精囊对数、雄孔与盲肠等形态特征将该属修订为9个，在1979～1982年，Easton继续修订该分类系统，又将*Amynthas*属划分为了*Amynthas*和*Begemizs*属[25]。

1972年后，Sims和Easton所建立的新分类系统被广泛应用在钜蚓科蚯蚓的分类中[26]。

2002年以前，基于形态学进行系统发育讨论的研究开展得也很少。Tsai等通过形态学方法讨论了远盲蚓属中一组无受精囊的illotus-group的种间关系，最终将该组的5个种分成了2个亚群，并推测它们来自不同的祖先[27]。

2005年以后，我国从各层面对蚯蚓的分类进行了有意义的探索，但是仍然比较落后且缺乏系统性，基本上仍然处于物种的调查和形态学描述及一些疑难类群的订正阶段。王海军[28]采用因子对应分析方法（FAC）对我国已记录的188种远盲蚓属和腔蚓属蚯蚓形态学数据进行多元统计分析，分别以物种群和属为单位，重点探讨了环毛类蚯蚓的形态学系统发育和结构与功能关系。其研究结果认为受精囊孔的特征是远盲蚓属和腔蚓属这两个属的重要特征，盲肠也有较重要的意义；指出我国环毛蚓类可以分成远盲属和腔蚓属，再根据受精囊孔的对数和位置将远盲蚓属分成7个类群，只有1对受精囊的类群可能比较古老，但有些物种还有待商榷。该工作在形态学上有效地检验和补充了Sims和Easton（1972）的环毛类蚯蚓分类系统。我国蚯蚓物种多样性调查还需要进一步完善，加之仍存在一些形态学上较为存疑种的干扰，还需更多的形态学探索。

2006～2013年，上海交通大学邱江平课题组对我国南方多个省份的蚯蚓分布情况进行了系统的调查采集，对完善我国钜蚓科蚯蚓物种分类做了大量的研究工作。研究中共采集和鉴定远盲蚓属蚯蚓143个物种（亚种），其中117种和亚种初步鉴定为新种（亚种）[3]：它们分别位于Sims和Easton（1972）的11个物种群中，主要在morrisi-group（21种）、corticis-group（32种）与aeraginnoss-group（27种）物种群中。2014年后也发现了不少新物种[29]，海南岛共有蚯蚓物种97种，分属于13个属，7个科；其中钜蚓科蚯蚓是海南岛优势种群，尤其是远盲蚓属和腔蚓属。

四、药用蚯蚓物种特征描述

（一）解剖特征

从形态上来看，钜蚓科蚯蚓的特征不多。分类学研究常用到的外部解剖特征有体长、体宽、体节数、体色、口前叶、第一背孔位置、环带、刚毛数、受精囊孔对数、受精囊孔位置、受精囊孔间距、雌孔形状、雄孔间距、乳突等特征；内部特征有隔膜、砂囊、盲肠、精巢囊、储精囊、前列腺、前列腺管、受精囊大小、坛管大小、盲管大小、盲管比例、纳精囊形状与副性腺等特征[30]（图2-5、图2-6）。

主要描述的外部形态特征如下。

雄孔：一般位于18节腹侧两边，为输精管和前列腺管在体表的开口。远盲蚓属蚯蚓雄孔是位于体表的，腔蚓属物种的雄孔位于交配腔内，雄孔间距多大于1/4节周长，小于等于1/2节周长，少数物种出现了雄孔间距小于1/4节周长的现象。

参环毛蚓*Pheretima Aspergillum*（E. Perrier）

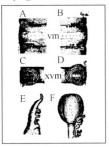

A~D. 生殖孔附近不同观；
E.盲肠；F.受精囊副生腺

通俗环毛蚓*Pheretima vulgaris*（chen）

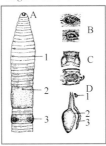

A. 外形；1. 受精囊孔；
2. 雌孔；3. 雄性生殖孔。
B. 受精囊孔的两种形状。
C. 雄性生殖孔。D. 副性腺、
受精囊及纳精囊

威廉环毛蚓*Pheretima guillelmi*（Michaelsen）

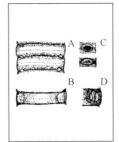

A. 受精囊孔；B. 雄性生
殖孔；C. 受精囊孔的两
种形状；D. 雄性生殖孔

栉盲环毛蚓*Pheretima pectinifera*（Michaelsen）

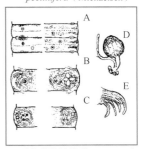

A. 受精囊孔的外形；B、C. 不
同产地栉盲环毛蚓的雄性生殖
孔；D. 受精囊及盲管；E. 复式
盲肠的指状小囊

图2-5　蚯蚓解剖特征示意图

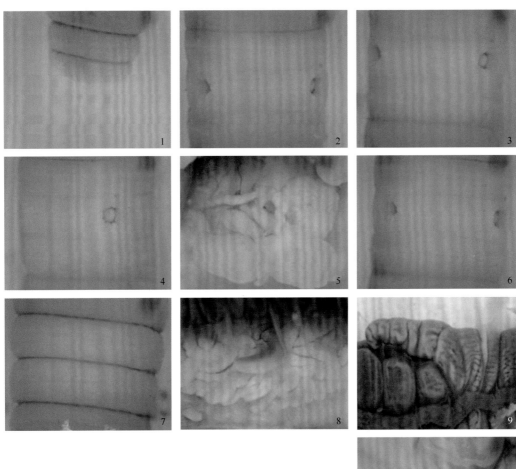

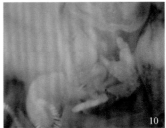

图2-6　通俗腔蚓解剖特征图

1. 口前叶；2. 雌孔；3. 雄孔；4. 雄交配腔；5. 坛囊；6. 雄交配腔；7. 受精囊孔；
8. 前列腺；9. 盲肠；10. 受精囊

受精囊孔：通常位于4/5～9/10节间，不同物种群（species-group）的受精囊孔的对数及位置往往不同，现在常用的Sims和Easton（1972）分类系统依赖该特征进行分类。

生殖乳突：部分物种的受精囊孔区或雄孔区会出现生殖乳突，可作为记录的形态特征。但同一物种不同个体的乳突差异往往较大，依靠生殖乳突作为物种划分标准之一值得商榷。

可用于分类学研究的主要内部特征如下：

盲肠：远盲蚓属与腔蚓属等环毛类通常有成对的盲肠起于27节或附近。盲肠形状一般有单式、过渡态与复式3种类型，该器官可能与蚯蚓个体的发育有关。

精巢囊与储精囊：这两个部位与精子的产生、储存及成熟等相关，一般情况下，非孤雌生殖物种的受精囊与储精囊不会退化。

前列腺：常呈葡萄状。在钜蚓科蚯蚓中多为发达或不发达，在部分孤雌生殖物种中前列腺也会退化消失，或只剩前列腺管。

受精囊：是钜蚓科蚯蚓进行两性生殖必需的器官。常成对出现在6～9节两侧，对数及位置与受精囊孔相对应。完整的受精囊包含坛囊、坛管及盲管，部分物种无盲管，孤雌生殖物种的受精囊往往退化消失，或仅残留部分。

（二）鉴别特征

药用蚯蚓种类大部分归属于陆栖蚯蚓最大的1个属——环毛属，随着计算机技术的运用，动物分类学家已经运用数值分类法，对该属进行了大规模的修订，重新分为9个属，并采用了新的命名方法。依据这个分类系统，分布于我国的药用蚯蚓来源主要包括钜蚓科远盲蚓属、腔蚓属，正蚓科爱胜属、异唇属，以及链胃蚓科、杜拉属的14个品种（见表2-4）。其主要特征如下。

1. 参状远盲蚓 *Amynthas aspergillum*（E. Perrier） 大型，体长115～375mm，宽6～12mm，体节数118～150个。身体前端背面呈紫灰色，后部色稍浅。背孔自11/12节间始。环带（生殖带）在14～16节，无刚毛。环带前端刚毛粗且硬，末端发黑，背、腹面刚毛的距离均较宽。雄孔1对，位于18节腹面两侧的小突起上，外缘有数圈环绕的浅皮褶。雄孔突的内侧、刚毛圈的前后各有10～20个小的乳头突，排成1～2个横列。受精囊孔2对，位于腹侧7/8和8/9节间沟内的1个椭圆形突起上，在孔之内侧节间沟前后约有10个小乳头突，也排成1～2个横列。与孔距离远处无此类乳突。盲肠简单，或腹侧有齿状小囊。此蚓主要分布在广东、广西、海南和福建等地。

2. 栉盲远盲蚓 *Amynthas pectinifera*（Michaelsen） 中型，体长100～150mm，宽5～9mm。背面及侧面深紫色或紫红色，环带占3节，无刚毛。雄生殖孔1对，在18节腹面两侧"十"字形突的中央，常由一浅囊状皮褶盖住，内侧有一个或多个乳突，排列变化多样。受精囊孔3对，位于6/7、7/8和8/9节间，孔常陷入，其位置几近节周的一半距离，孔的内侧腹面有乳头突，排列较规则。盲肠复式，其腹侧有栉状小囊。此蚓主要分布在江苏、浙江及南昌等地。

3. 湖北远盲蚓 *Amynthas hupeiensis*（Michaelsen） 中型，体长70～220mm，宽3～6mm，体节数110～138个。体背面呈草绿至青灰色，背中线紫绿色或深柑蓝色。腹面青灰色，环带乳黄色。口前叶为上叶式，背孔自11/12节开始。环带在14～16节，环带腹面刚毛存在。其他各体节上的刚毛细而密，环带后较疏，背腹中线几乎紧接。雄孔1对，在18节腹面两侧的

1个平顶乳头突上，稍偏内侧在17/18和18/19节间沟两侧，各有1对大而呈椭圆形的乳头突。受精囊孔3对，在6/7～8/9节间沟后孔周围及腹面均无乳头突。隔膜8/9、9/10于前面，各隔膜厚度相等，但10/11、11/12甚薄。盲肠简单，锥状。此蚓主要分布在湖北、四川、福建、北京、吉林等地及长江下游一带。

4. 异毛远盲蚓 *Amynthas differingens*（Baird） 中型，体长100～158mm，宽3～5mm，体节数92～120个。体背面深褐色，略有淡紫色的金属光泽，刚毛圈白色。环带在14～16节。体前端腹面各节上刚毛大小、粗细不一致，从腹面至两侧逐渐变细小，刚毛间的距离也由腹中线的最宽逐渐向两侧变窄。雄孔1对，位于18节腹面两侧的1个平顶乳头突上，雄孔突周围有1～3个小乳头突。受精囊孔4对，各位于5/6、6/7、7/8和8/9节间沟内的1个椭圆形突起上，在受精囊孔突的后面，常有1个半月形的乳头突。此蚓在国内大部分省区有分布。

5. 中材远盲蚓 *Amynthas medioca*（Chen et Hsu） 中型，体长101～143mm，宽4～5mm。体色背面较深，前端褐青色，后部灰褐色。环带位于14～16节。前腹刚毛2～7节稍宽。雄孔位于18节腹面两侧锥形突上，突的内侧有1～2个平顶乳突与一个皮褶，外有7～8个环脊包围。受精囊孔4对，在5/6～8/9节间，位于6～9节的前缘梭形突上，腹侧距离略小于1/2节周。受精囊的坛呈卵圆形或心脏形，略长于管，盲管比主体长，内端1/3或1/4呈指状膨大，为纳精囊。隔膜8/9薄，9/10缺。盲肠单式。多分布于广东珠江三角洲地区。

6. 秉氏远盲蚓 *Amynthas carnosa*（Goto et Hatai） 大型，体长150～340mm，宽6～12mm，体节数105～179个。背部深褐色或紫褐色，有时刚毛圈白色。口前叶为上叶式。背孔自12/13节间始。环带位于14～16节。雄孔在18节腹两侧一平乳头上，孔内侧有相似的乳头3对，在刚毛圈前后各一个，19节前环一对。排列方式多变化。受精囊孔4对或3对，在5/6～8/9节间，紧贴孔突前面有一对乳突，有时缺。隔膜8/9～9/10缺。盲肠简单。受精囊的盲管较受精囊本体稍短，内端有一枣形的纳精囊。此蚓主要分布在江苏、浙江、安徽、山东、广东、四川、北京等地。

7. 威廉腔蚓 *Metaphire guillelmi*（Michaelsen） 俗称青蚯蚓。中型，体长96～150mm，宽6～9mm，体节数80～122个。身体颜色因生活环境的不同而有差异，背面多为青黑色或灰青色，背中线深青色。体上刚毛较细，前端腹面并不粗而疏。环带在14～16节。雄孔1对，各在18节腹面两侧的1个浅的交配腔里。该腔常下陷，在体外只能见到1条纵裂缝，内壁有褶皱，褶皱间有刚毛2～3条，在交配腔底乳头突起上为雄孔。雌孔1个，在14节腹面的正中央。受精囊孔3对，在腹面两侧6/7、7/8和8/9节间沟里小横缝中的1个小突起上，无受精囊孔腔。盲肠简单。此蚓主要分布在湖北、江苏、浙江、安徽、北京、天津等地。

8. 通俗腔蚓 *Metaphire vulgaris* Chen 中型，与威廉腔蚓十分相似，但受精囊孔腔较深广，前后缘均隆肿，外面可见腔内乳突3个，雄孔位于腔底的一个乳突上，能全部翻出，形似阴茎。此蚓主要分布在江苏、湖北、湖南等地。

9. 秉前腔蚓 *Metaphire Praepinguis*（Gates） 大型，体长300～470mm，宽10～17mm。体褐色。环带在14～16节。刚毛数较少，18～20在受精囊孔之间，15～21在雄孔之间。雄孔位于半月形交配腔内，腔底乳头突较少。雄孔之侧，无或有一个乳突。交配腔口前内侧、刚毛圈前有一大乳突。受精囊孔3对或4对，在6/7～8/9节间。受精囊孔腔深，孔前有一个大乳突。隔膜8/9薄，9/10缺。盲肠单式。受精囊的盲管内端1/3屈曲。多分布在四川峨眉山一带。

10. 直隶腔蚓 *Metaphire tshiliensis*（Michaelsen） 大型，体长230～345mm，宽5～12mm，体节数100～186个。身体背面深紫色或紫灰色。口前叶为前叶式。背孔自12/13节间始。环带位于14～16节。各体节上的刚毛中等大小。雄孔1对，位于18节腹面两侧皮褶所形成的1个马蹄形浅腔底部的突起上。在雄孔突的前后，各有1个小的乳头突，在雄孔突内侧的刚毛圈前面，也常有1个大的乳头突。受精囊孔3对，在6/7～8/9节间，有一浅腔，此孔即在节间沟一小突上。又在7、8、9节腔外腹面的刚毛圈之前还有一对乳头突。隔膜8/9、9/10缺。盲肠简单。此蚓主要分布在天津、北京、浙江、江苏、安徽、江西、四川和台湾等地。

11. 白颈腔蚓 *Metaphire californica*（Kinberg） 中型，体长80～150mm，宽2.5～5mm，体节数76～112个。身体前端背面呈褐色或褐灰色，体后部呈淡青色。环带位于14～16节。3～7节的刚毛较粗，距离也较宽。雄孔1对，各位于一浅交配腔中的锥状雄孔突上，这个雄孔突在该腔部分或全部翻出时才能见到。受精囊孔2对，各位于腹面两侧的7/8和8/9节间沟内的梭形突上。雄孔与受精囊孔的附近无其他乳头突。分布于福建、浙江、安徽、湖南、湖北、四川、云南等地。

12. 背暗异唇蚓 *Allolbophora caliginoa trapezoides*（Duges） 中型，体长100～270mm，宽3～6mm，体节数118～170个，一般多于130。全体为灰褐或红褐色，身体背腹末端扁平。刚毛每节4对，紧密对生，排在腹面和侧面的1/2节周内。口前叶为前上叶式。4～11节腹面刚毛周围的表皮肿胀，但无任何乳头突。环带呈马鞍形，位于26～34节，约占9个体节。在30或31～33节的腹面两侧各有一个纵行的生殖隆脊。雄孔1对，在第15节腹面两侧的一个横的裂缝中，附近表皮隆起，肿如唇状，肿胀部分超过了15节前后的节间沟，以致这里见不到14/15和15/16节间沟。雌孔1对，各在14节的腹面两侧，呈针眼状，不明显。受精囊孔2对，各在腹面两侧的9/10和10/11节间沟内，也为针眼状，不明显。此蚓由国外引入，在全国许多省区有分布。

13. 赤子爱胜蚓 *Eisenia foetida*（Savigny） 俗称红蚯蚓。中小型，体长35～130mm，一般短于70mm，宽3～5mm，体节数80～110个。身体圆柱形，颜色不定，紫色、红色、暗红色或淡红褐色，有时在背部色素变少的节间区有黄褐色交替的带。口前叶为上叶式。背孔自4/5（有时5/6）节间始。刚毛紧密对生，每节4对，位于腹部两侧，每侧2对；环带马鞍形，在25～33节，占9节，在27～31节腹面两侧各有一条纵行的生殖隆脊；雄孔1对，位于15节，两侧有大腺乳突，孔前后的唇状表皮腺肿不超过14/15和15/16节间沟。雌性生殖孔位于14节。受精囊2对，有管，开口在9/10和10/11节间背中线附近。

表2-4　地龙及混淆品原动物主要形态特征比较

品种	背孔起始位置	环带位置	雄孔	受精囊孔	受精囊	盲肠
通俗腔蚓 *M. vulgaris*	12/13节间	14～16节	18节腹侧。交配腔深而广，内壁具皱褶，雄孔位于腔底一个突起上，有时能全部翻出，似阴茎状或花菜状	3对，位于6/7～8/9节的节间腹面两侧，受精囊腔深广，前后缘均隆肿，腔内有乳突2～3个	受精囊管较长，末端膨大为卵圆形；盲管末端2/3在一平面左右弯曲，为纳精囊	简单，不分枝

品种	背孔起始位置	环带位置	雄孔	受精囊孔	受精囊	盲肠
威廉腔蚓 *M. guillelmi*	12/13节间	14～16节	18节腹侧。交配腔下陷，体外呈一条纵裂缝，交配腔内壁具褶皱，褶皱间有刚毛2～3条；雄孔位于交配腔底部的一个突起上	3对，位于6/7～8/9节的节间腹面两侧，孔位于节间沟横缝一小突起上，无受精囊腔	受精囊管较长，末端膨大为卵圆形或稍扁；盲管末端2/3在一平面左右弯曲，为纳精囊	简单，不分枝
栉盲远盲蚓 *A. pectinifera*	12/13节间	14～16节	18节腹侧。雄孔位于一"十"字形突起中央，常被一浅囊状皮褶盖住，内侧有一个或多个乳突，排列变化多样	3对，位于6/7～8/9节的节间腹面两侧，孔常陷入，孔的内外两侧腹面刚毛圈前后常有乳突，呈矩形或梯形	受精囊末端球状或椭球状；盲管几与主体等长，末端约2/3膨大成棒状	复式，具指状分枝
加州腔蚓 *M. californica*	11/12节间	14～16节	18节腹侧。雄孔在一浅囊中锥突顶上，其突有时外面可见，有时隐藏在内	2对，位于7/8～8/9节间沟内的梭形突上，周围无乳突	受精囊管短，末端卵圆形或类球形；盲管弯曲	简单，不分枝
直隶腔蚓 *M. tschiliensis*	12/13节间	14～16节	18节腹面。两侧皮褶形成马蹄形浅腔，雄孔位于该浅腔底部的突起上	3对，6/7～8/9节的节间沟小突上	受精囊管粗、长，末端类球形或椭球形；盲管末端左右弯曲幅度较大	简单，不分枝
湖北远盲蚓 *A. hupeiensis*	11/12节间	14～16节，环带腹侧有刚毛	18节腹面两侧平顶乳突上，稍偏内侧，在17/18和18/19节间沟两侧，各1对椭圆形大乳突	3对，位于6/7～8/9节的节间腹面两侧	受精囊长柱状或长椭圆形；盲管长于主体，末端膨大	简单，不分枝
阿美远盲蚓 *A. amis*	11/12节间	14～16节，有背孔	18节腹侧，外观呈一条纵裂缝	3对，位于6/7～8/9节的节间沟的乳突上	受精囊管极粗，末端卵圆形；盲管末端1/4至1/2左右弯曲，幅度较大	末端多弯成"L"形或钩状
皮质远盲蚓 *A. corticis*	11/12节间	14～16节	18节腹侧，雄孔外侧皮褶形成一平顶状	4对，位于5/6～8/9节的节间沟，外观小眼状	受精囊管直，末端卵圆形；盲管末端膨大	简单，细长
多肉远盲蚓 *A. carnosus*	13/14节间	14～16节	雄孔内侧，刚毛圈后有一对圆环形乳突	3对，位于5/6～8/9节的节间沟，受精囊孔突外观似半个圆圈，内侧刚毛圈前有圆环形乳突，两侧对称或有缺失	受精囊管较粗，末端椭圆形；盲管末端膨大为枣形	简单，细长

续表

品种	背孔起始位置	环带位置	雄孔	受精囊孔	受精囊	盲肠
参状远盲蚓 *A.aspergillum*	11/12节间	14～16节	18节腹侧刚毛圈一小突上，外缘有数圈浅皮褶环绕，内侧刚毛圈隆起，前后两边有横排小乳突，每边10～20个不等	2对，7/8～8/9节的节间一椭圆形突起上	受精囊卵圆形或袋状，管短粗；盲管亦短，末端2/3微弯曲	简单或腹侧有齿状小囊
日本杜拉蚓 *Drawida japonica*	无	未见	10节后缘一横突上	1对，7/8节间	受精囊椭圆形，管短	未见
赤子爱胜蚓 *E.foetida*	4/5（有时5/6）节间	25～33节	15节，两侧有大腺乳突，孔前后的唇状表皮腺肿不超过14/15和15/16节间沟	位于14节	受精囊2对，有管，开口在9/10和10/11节间背中线附近	未见

14. 日本杜拉蚓 *Drawida japonica*（Michaelsen） 小型。体长70～100mm，宽3～5.5mm，体节数165～195个。背面青灰色或橄榄色，背中线紫青色。刚毛每节4对，紧密对生。环带马鞍形，肉红色，位于10～13节，10与11节腹面无腺表皮。雄孔1对，在11/12节间。受精囊孔1对，位于7/8间。7～12节腹面有不规则排列的圆形乳头突，全缺者也有。砂囊2～3个，在10～14节。输精管甚弯曲，至10节与一拇指状的前列腺相会，通出外界。卵巢在11节前面内侧。10/11和11/12隔膜在背面相遇，合成卵巢腔。卵巢自11/12节隔膜向后长出，约可达20节，受精囊一对，小而圆，在7/8隔膜后方，由弯曲的管入一拇指状的膨部通出。

（张　磊　李　雷　吴　宇）

参考文献

[1] Zhao Q, Zhang M, Dong Y, et al. New species of Megascolecidae（Oligochaeta）from Hainan Island, China. Annales Zoologici, 2017, 67: 221-227.

[2] 蒋际宝. 中国巨蚓科蚯蚓分类与分子系统发育研究. 上海交通大学, 2016.

[3] 孙静. 中国远盲属蚯蚓分类学及分子系统发育研究. 上海交通大学, 2013.

[4] Michaelsen W. Oligochaten aus Yun-nan gesammelt von Prof. F. Silvestri. Bollettino del Laboratorio di Zoologia Generale e Agraria della Reale Scoula Superiore d'Agricoltura Portici, 1927, 21: 84-90.

[5] Chen Y. Oligochaeta from Hainan, Kwangtung. Contributions from the Biological Laboratory of the Science Society of China, Zoological Series, 1938, 12: 375-427.

[6] Michaelsen W. Nachtrag zur *Oligochaeta*. Kükenthal U. Krumbach's handb. d. Zool, Bd. Ⅲ, 1930.

[7] Blakemore RJ. Updated checklist of pheretimoids（Oligochaeta: Megascolecidae: Pheretima *auct.*）taxa. 2007.

[8] Blakemore RJ. Checklist of Japanese earthworms updated from Easton（1981）. 2008.

[9] 陈平, 叶卵祥, 严宜昌, 等. 中药地龙的药源调查与商品鉴定. 中草药, 1997, 28（8）: 492-495.

[10] 冯孝义, 董芷馨. 中药地龙原动物的研究. 中药通报, 1987, 17（10）: 579-582.

［11］陈强，冯孝义，董健华，等．西北药用蚯蚓资源考察．中国中药杂志，1995，20（6）：650-651.

［12］吴龙秀，李仲培，方其仙．蚯蚓的药用价值及养殖方法．现代农业科技，2011（22）：327-328，332.

［13］Omodeo A. Saggi sul Cristianesimo Antico. Edizioni Scientifiche Italiane，1958.

［14］Lee KE. The earthworm fauna of New Zealand. New Zealand Department of Scientific And Industrial Rosear-rch，1959.

［15］Gates GE. On a taxonomic puzzle and the classification of the earthworms. Bulletin of The Museum of Comparative Zoology，1959，121：227-261.

［16］Sims RW. The classification of the Megascolecoid earthworms：an investigation of Oligochaete systematics by computer techniques. Wiley Online Library，1966，177（2）：125-141.

［17］Jamieson BGM. Generic type-species and other Megascolecidae（Annelida，Oligochaeta）in the Museum of Systematic Zoology，University of Turin. Boll Mus. Zool. Uniu. Torino，1974，8：57-88.

［18］Jamieson BGM. On the phylogeny and higher classification of the Oligochaeta. Cladistics，1988，4（4）：367-401.

［19］黄健，徐芹，孙振钧，等．中国蚯蚓资源研究．I.名录及分布．中国农业大学学报，2006，11（1）：9-20.

［20］徐芹．中国陆栖蚯蚓分类研究史探讨．北京教育学院学报，1999，3（2）：52-57.

［21］Fang P. Notes on a new species of Pheretima from Kwangsi，China. China Sinensis，1929，1（2）：15-24.

［22］Chen Y. On the terrestrial Oligochaeta from Szechuan，Ⅱ．：with the notes on Gates* types. Science Society of China，1936，ⅪⅠ（8）：269-306.

［23］Chen Y. On some new earthworm from Nanking，China. Sciense Reports（Central University Nanking Series），1930，Bl（1）：11-40.

［24］Michaelsen W. Zur Stammesgeschichte der Oligo-chäten. Zwiss Zoology，1929，134：693-716.

［25］Easton EG. A revision of the 'acaecate' earthworms of the Pheretima group（Megascolecidae：Oligochaeta）：Archipheretinm. Metapheretima. Planapheretinia. Pleionogaster. and Polypheretinici. Bulletin of the British Museum（Natural History），1979，35：1-126.

［26］Sims RW，Easton EG. A numerical revision of the earthworm genus Pheretima auct.（Megascolecidae：Oligochaeta）with the recognition of new genera and an appen-dix on the earthworms collected by the Royal Society North Borneo Expedition. Biological Journal of the Linnean Society，1972，4：169-268.

［27］Tsai CF，Shen H P，Tsai SC. A new athecate earthworm of the genus Amy nthas Kinberg（Megascolecidae：Oligochaeta）from Taiwan with discussion on phylogeny and biogeography of the A. illotus species-group. Journal of Natural History，2002，36（7）：757-765.

［28］王海军．中国环毛类蚯蚓分类学和系统发育研究．上海交通大学，2005.

［29］赵琦．中国海南岛环毛类蚯蚓分类学、系统发育学和古生物地理学研究．上海交通大学，2015.

［30］陈义．中国蚯蚓．北京：科学出版社，1956.

第三章

药用蚯蚓的鉴定

第一节　药用蚯蚓的传统鉴定

近年来国内外市场对药用蚯蚓的需求与日俱增，而地龙药材多为野生采集，其产量和质量易受采集方法、采集环境及自然气候影响。2020年版《中国药典》收载的中药地龙为钜蚓科动物参环毛蚓 *Pheretima aspergillum*（E. Perrier）、通俗环毛蚓 *Pheretima vulgaris* Chen、威廉环毛蚓 *Pheretima guillelmi*（Michaelsen）或栉盲环毛蚓 *Pheretima pectinifera* Michaelsen 的干燥体。前一种习称"广地龙"，后三种习称"沪地龙"。蚯蚓在动物分类上属于环节动物门Annelida 寡毛纲 Oligochaeta，这类动物种类繁多，且缺乏有效的鉴别方法，因而经常出现误采误收的现象，导致各地市场上的地龙药材品种混杂、药材品质参差不齐等问题，影响地龙资源的利用和可持续发展。因此，有必要对药用蚯蚓进行品种鉴定，以保证临床用药安全。

鉴定药用蚯蚓时，如果是完整的性成熟的动物体，可根据其形态特征进行动物分类学鉴定，确定其品种；如果是动物体的某一部分，主要靠性状鉴定以辨别真伪优劣，必要时，可进行微性状观察、显微制片观察和理化分析，以防伪充或掺假。

（一）基原鉴定

形态特征及解剖鉴定方法：药用蚯蚓原动物基原鉴定常用仪器及器材见图3-1。将蚯蚓洗净后，投入白瓷盘内，放适量水，慢慢滴加95%乙醇，稀释至10%，麻醉蚯蚓。标本松弛且对戳刺无反应时，取出标本，洗去黏液，平铺于白瓷盘中，拉直。为防止DNA降解，可直接用95%乙醇固定保存。24h后测量并记录蚯蚓的长度，记录其体节数。利用体视显微镜观察刚毛着生方式，第一背孔起点，环带位置及形状，雄孔位置及形状，雌孔位置，受精囊孔位置、数量及形态，拍照并与标本及文献对比。解剖后观察受精囊、前列腺及盲肠形态特征，拍照并与标本及文献对比。药品标准收载药用蚯蚓原动物形态特征见图3-2。

1. 参环毛蚓（参状远盲蚓）*Amynthas aspergillum*（E. Perrier）　大型。体长115～375mm，宽6～12mm，118～150节。身体前端背面呈紫灰色，后部色稍浅。背孔自11/12节间始。环带（生殖带）在14～16节，无刚毛。环带前端刚毛粗而硬，末端发黑，背、腹面刚毛的距离均较宽。雄孔1对，位于18节腹面两侧的小突起上，外缘有数环绕的浅皮褶。雄孔突的内侧、刚毛圈的前后各有10～20个小的乳头突，排成1～2个横列（图3-3D）。受精囊孔2对，位于腹侧7/8和8/9节间沟内的1个椭圆形突起上，在孔之内侧节间沟前后约有10个小乳头突，也排成1～2个横列。与孔距离远处无此类乳突。盲肠简单，或腹侧有齿状小囊。此蚓主要分布在广东、广西、海南和福建等地。

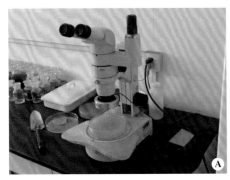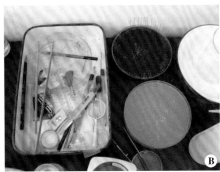

图3-1 药用蚯蚓原动物基原鉴定常用仪器及器材
A. 体式显微镜；B. 蚯蚓形态鉴别用工具（解剖针、石蜡盘、镊子等）

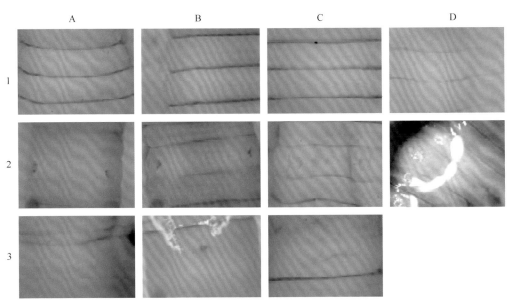

图3-2 药品标准收载药用蚯蚓原动物形态特征
1. 受精囊孔；2. 雄孔；3. 雌孔。A. 通俗腔蚓；B. 威廉腔蚓；C. 栉盲远盲蚓；D. 参状远盲蚓

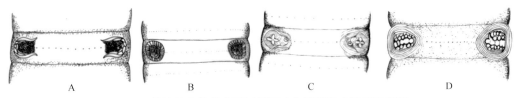

图3-3 药品标准收载药用蚯蚓原动物雄孔形态特征示意图
A. 通俗腔蚓；B. 威廉腔蚓；C. 栉盲远盲蚓；D. 参状远盲蚓

2. 通俗环毛蚓（通俗腔蚓）Metaphire vulgaris（Chen） 中型。与威廉腔蚓十分相似，但受精囊孔腔较深广，前后缘均隆肿，外面可见腔内乳突3个，雄孔位于腔底的一个乳突上，

能全部翻出，形似阴茎（图3-3A）。此蚓主要分布在江苏、湖北、湖南等地。

3. 威廉环毛蚓（威廉腔蚓）Metaphire guillelmi（Michaelsen） 中型。俗称青蚯蚓。体长96～150mm，宽6～9mm，80～122节。身体颜色因生活环境的不同而有差异，背面多为青黑色或灰青色，背中线深青色。体上刚毛较细，前端腹面并不粗而疏。环带在14～16节。雄孔1对，各在18节腹面两侧的1个浅的交配腔里。该腔常下陷，在体外只能见到1条纵裂缝，内壁有褶皱，褶皱间有刚毛2～3条，在交配腔底乳头突起上为雄孔（图3-3B）。雌孔1个，在14节腹面的正中央。受精囊孔3对，在腹面两侧6/7、7/8和8/9节间沟里小横缝中的1个小突起上，无受精囊孔腔。盲肠简单。此蚓主要分布在湖北、江苏、浙江、安徽、北京、天津等地。

4. 栉盲环毛蚓（栉盲远盲蚓）Amynthas pectinifera（Michaelsen） 中型。体长100～150mm，宽5～9mm。背面及侧面深紫色或紫红色，环带占3节，无刚毛。雄生殖孔1对，在18节腹面两侧"十"字形突的中央，常由一浅囊状皮褶盖住，内侧有一个或多个乳突，排列变化多样（图3-3C）。受精囊孔3对，位于6/7、7/8和8/9节间，孔常陷入，其位置几近节周的一半距离，孔的内侧腹面有乳头突，排列较规则。盲肠复式，其腹侧有栉状小囊。此蚓主要分布在江苏、浙江及南昌等地。

药用蚯蚓原动物解剖特征形态见图3-4。

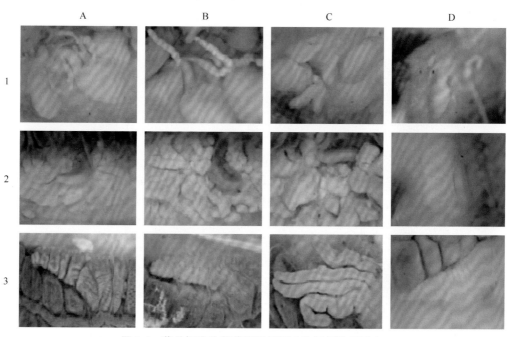

图3-4 药品标准收载药用蚯蚓原动物解剖特征形态
1. 受精囊；2. 前列腺；3. 盲肠。A. 通俗腔蚓；B. 威廉腔蚓；C. 栉盲远盲蚓；D. 参状远盲蚓

（二）性状鉴定

1. 广地龙　呈长条状薄片，弯曲，边缘略卷，长15～20cm，宽1～2cm。全体具环节，背部棕褐色至紫灰色，腹部浅黄棕色；第14～16环节为生殖带，习称"白颈"，较光亮。体前端稍尖，尾端钝圆，刚毛圈粗糙而硬，色稍浅。雄生殖孔在第18环节腹侧刚毛圈一小孔突上，外缘有数环绕的浅皮褶，内侧刚毛圈隆起，前面两边有横排（一排或二排）小乳突，每边10～20个不等。受精囊孔2对，位于7/8～8/9环节间一椭圆形突起上，约占节周5/11。体

轻，略呈革质，不易折断。气腥，味微咸，见图3-5。

2. 沪地龙　长8～15cm，宽0.5～1.5cm。全体具环节，背部棕褐色至黄褐色，腹部浅黄棕色；第14～16环节为生殖带，较光亮。第18环节有一对雄生殖孔。通俗环毛蚓的雄交配腔能全部翻出，呈花菜状或阴茎状；威廉环毛蚓的雄交配腔孔呈纵向裂缝状；栉盲环毛蚓的雄生殖孔内侧有一或多个小乳突。受精囊孔3对，在6/7～8/9环节间。

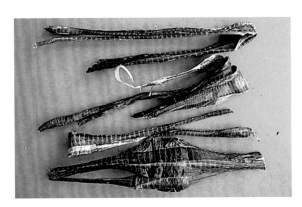
图3-5　广地龙药材

（三）显微鉴定

地龙粉末淡灰色或灰黄色。斜纹肌纤维无色或淡棕色，肌纤维散在或相互绞结成片状，多稍弯曲，直径4～26μm，边缘常不平整（图3-6A）。表皮细胞呈棕黄色，细胞界限不明显，布有暗棕色的色素颗粒（图3-6B）。刚毛少见，常碎断散在，淡棕色或黄棕色，直径24～32μm，先端多钝圆，有的表面可见纵裂纹[1]（图3-6C、D）。

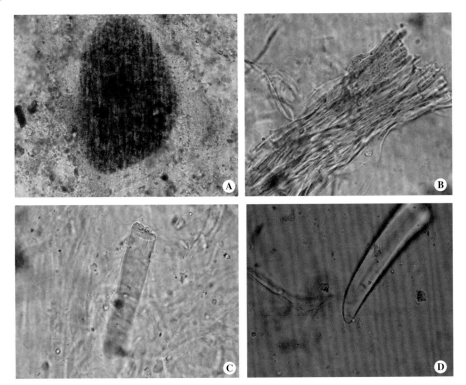
图3-6　地龙粉末显微特征
A.肌纤维；B.表皮细胞；C、D.刚毛

（四）薄层色谱（TLC）鉴别

取本品粉末1g，加水10ml，加热至沸，放冷，离心，取上清液作为供试品溶液。另取赖氨酸对照品、亮氨酸对照品、缬氨酸对照品，分别加水制成每毫升各含1mg、1mg和0.5mg的溶液，作为对照品溶液。吸取上述四种溶液各3μl，分别点于同一硅胶G薄层板上，以正丁醇–冰醋酸–水（4∶1∶1）为展开剂，展开，取出，晾干，喷以茚三酮试液，在105℃加热至斑点显色清晰。供试品色谱中，在与对照品色谱相应的位置上，显相同颜色的斑点（图3-7A）。

取本品粉末1g，加三氯甲烷20ml，超声处理20min，滤过，滤液蒸干，残渣加三氯甲烷1ml使溶解，作为供试品溶液。另取地龙对照药材1g，同法制成对照药材溶液。吸取上述两种溶液各5μl，分别点于同一硅胶G薄层板上，以甲苯–丙酮（9∶1）为展开剂，展开，取出，晾干，置紫外光灯（365nm）下检视。供试品色谱中，在与对照药材色谱相应的位置上，显相同颜色的荧光斑点（图3-7B）。

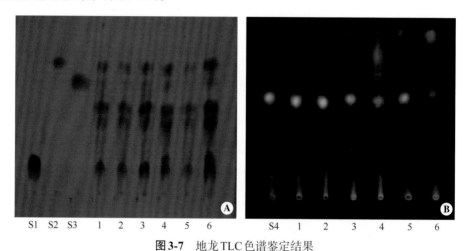

图3-7　地龙TLC色谱鉴定结果

S1、S2和S3分别为赖氨酸、亮氨酸和缬氨酸；S4为对照药材；1～6为地龙样品

（五）其他药用蚯蚓的鉴定

从1978年以来，我国迫切需要开辟畜、禽、渔业生产上动物性蛋白质饲料的新途径，在这个前提下，大家在广泛开展饲养和利用本地蚯蚓的同时，还从日本引进了大平二号和北星二号蚯蚓。这两种蚯蚓均由日本研究人员利用美国红蚯（正蚓属*Lumbricus*）和日本条纹蚓（爱胜蚓属*Eisenia*）杂交而成[2]，具有体厚肉多，寿命长，繁殖快，适应性强，易于饲养等优点，但容易退化。该品种个体较小，一般体长90～150mm，宽3～5mm，性成熟时平均每条重0.52g，体节数80～110个。体呈紫红色，外观有条纹，体色的深浅常随着饲料和环境条件的变化而有所不同。各体节的刚毛数为8根，成对状排列，生殖环带为马鞍形，无论从形态学还是从染色体的组型分析和统计分析都证明从日本引进的大平二号和北星二号蚯蚓与赤子爱胜蚓之间无明显的差异[3]，均同属爱胜蚓属。

赤子爱胜蚓*Eisenia foetida*（Savigny），中小型，体长35～130mm，一般短于70mm，宽3～5mm。体节数80～110个。身体圆柱形，颜色不定，紫色、红色、暗红色或淡红褐色，有时在背部色素变少的节间区有黄褐色交替的带。口前叶为上叶式。背孔自4/5（有时5/6）节间始。刚毛紧密对生，每节4对，位于腹部两侧，每侧2对；环带马鞍形，在25～33节，占9节，在27～31节腹面两侧各有一条纵行的生殖隆脊；雄孔1对，位于15节，两侧有大腺乳突，孔前后的唇状表皮腺肿不超过14/15和15/16节间沟（图3-8）。雌性生殖孔位于14节。受精囊2对，有管，开口在9/10和10/11节间背中线附近。此蚓由国外引入，在全国许多省区有分布。

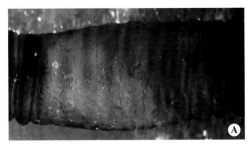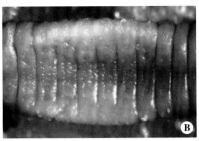

图3-8 赤子爱胜蚓环带背腹面形态
A. 环带背面观（第25～33体节）；B. 环带腹面观（示生殖隆脊）

第二节 药用蚯蚓的现代鉴定

一、药用蚯蚓的分子鉴定

（一）DNA条形码分子鉴定法

由于药用蚯蚓在加工过程中，雄孔、受精囊孔等外观特征部位多被破坏，通过性状较难鉴别，且该方法对鉴别者经验要求高，结果容易受主观因素影响。相比于性状鉴定、显微鉴定及理化鉴定等传统中药鉴定方法，DNA分析技术可直接分析生物的基因型，鉴别结果不受环境因素、样品形态和材料来源的影响，可为药用蚯蚓的鉴别提供更加准确、可靠的手段。

DNA条形码分子鉴定法是利用基因组中一段公认的、相对较短的DNA序列来进行物种鉴定的一种分子生物学技术，该方法认为物种存在种内变异与种间变异，分类正确的物种种间变异大于种内变异，因此物种间存在遗传间隔，即Barcoding Gap，通过两两比较种内变异与种间变异可以区分物种。自2003年加拿大动物学家Paul Hebert提出DNA条形码技术以来[4]，不仅在生物分类学领域得到广泛关注，在中药材鉴定的应用中也带来革命性突破。基于线粒体细胞色素酶亚单位*COI*基因的DNA条形码技术也在药用蚯蚓等动物物种的分子鉴定中得到应用。

格小光等[5]将市场收集的地龙药材COI序列与NCBI数据库和地龙原动物数据库进行BLAST比对，鉴定出34个物种，发现22%的基原物种为参环毛蚓*P. aspergillum*，22%为通俗环毛蚓*P. vulgaris*，稀见栉盲环毛蚓和威廉环毛蚓（＜1%）；市售非药典品种蚯蚓滥用率达55%，而以保宁腔蚓*Metaphire magna*为主；各市场主流商品地龙品种具有很大区别，具有显著的地域性特征。

16S rRNA基因是保守性强的线粒体基因，可有效弥补基于*COI*基因单一条形码鉴定的不足，双重条形码鉴定可减少鉴定错误。韦健红等[6]测定了5个不同居群广地龙的*COI*和16S rRNA基因序列，与下载GenBank地龙原动物的*COI*和16S rRNA序列进行了比对分析，采用MEGA 4.1计算广地龙及其伪品地龙原动物的种内、种间的K2P遗传距离，并基于K2P模型构建NJ和MP树。结果*COI*变异位点、信息位点均高于16S rRNA，*COI*基因无插入和缺失，

16S rRNA存在4个插入和缺失。*COI*和16S rRNA序列种间遗传距离均明显大于种内，*COI*和16S rRNA基因均能将广地龙原动物从其他蚯蚓鉴别开来。

马梅等[7]收集地龙药材的药典收载品种及其易混品种10种，提取DNA，得到其*COI*和16S rRNA序列并构建地龙药材及其混淆品的邻接（N-J）树。结果发现，地龙药材的正品来源参环毛蚓、通俗环毛蚓、威廉环毛蚓及栉盲环毛蚓与其混淆品种*COI*和16S rRNA基因序列均存在较多变异位点。由所构建的N-J系统聚类树图显示所测物种的单系性，再次验证了*COI*和16S rRNA可以很好地区别地龙药材与其他混伪品。

形态鉴定是分子鉴定的基础，分子鉴定是形态鉴定的有力补充。高晓悦等[8]对收集到的66份药用蚯蚓样品依据形态特征进行初步鉴定后，使用优化后的引物同时扩增*COI*和16S rRNA序列，开发了一种一步法DNA双重条形码鉴定方法。用*COI*和16S rRNA双重DNA条形码将测序结果与NCBI GenBank数据库进行比对，结合形态特征观察结果，可最大程度地实现地龙及其混淆品原动物的准确鉴定，见表3-1。

表3-1　聚合酶链反应（PCR）扩增*COI*、16S rRNA基因片段所用引物

基因片段	引物名称	引物序列（5′→3′）
COI	LCO1490	GGTCAACAAATCATAAAGATATTGG
	HCO2198	TAAACTTCAGGGTGACCAAAAAATCA
16S rRNA	16Sr	GGTATCCTAACCGTGCAAAGG
	16Sf	CAACCCCCACTATTGATAAGGACT

（二）特异性 PCR 鉴定

DNA条形码分子鉴定法是传统形态鉴别方法的有效补充，但*COI*等序列必须对所有的样品进行测序再进行聚类分析构建进化树，成本较高，时间较长。通过设计特异性引物，可省去对扩增产物进行测序、构建进化树等复杂的步骤，操作简便快捷，已用于多种动物药品种的基原鉴定。

陈维明等[9]采用通用引物对药典收载的4种地龙及市场常见6种地龙混淆品样本PCR扩增后进行测序，并与GenBank数据库中下载有关蚯蚓的12S rRNA基因序列进行对比，依其序列间差异设计并筛选出的广地龙高特异性鉴别引物12St/12Sf，可以快速而又准确地鉴定、鉴别广地龙及其混伪品。

张前程等[10]考察了*COI*、12S rRNA和16S rRNA 3对引物，结果发现*COI*序列扩增出的条带更为清晰。通过比对广地龙及其混伪品的*COI*序列，设计出广地龙的特异性引物PA-f（正向）5′-CAGCGGGGTCAAAGAAGGATGTATT-3′和PA-r（反向）5′-AAGACAACCTGGATCCTTCCTTGG-3′。在建立的PCR反应体系中，只有广地龙可以获得574bp的基因片段，其他混伪品未扩增出相应条带。

地龙为多基原中药材，目前广泛应用的位点特异性PCR技术只能通过单个PCR反应鉴别药材真伪，鉴别多个基原需进行多次PCR反应。为达到一次PCR反应即可鉴别所有药用地龙的基原，田娜等[11]根据地龙及其混伪品的*COI*序列差异找到变异位点，从而设计出参环毛蚓、通俗环毛蚓、威廉环毛蚓及栉盲环毛蚓的特异性鉴别引物，在60℃退火温度下，经33个

PCR循环后，4种地龙的凝胶电泳均出现特异性单一条带，广地龙基原参环毛蚓可得到366 bp
条带，沪地龙基原通俗环毛蚓和威廉环毛蚓可得到487 bp条带，栉盲环毛蚓可得到475 bp条
带，而其余混伪品多重PCR反应后均无条带，从而建立了一种可在一次鉴定操作中根据条带
位置同时鉴别沪地龙和广地龙及其常见混伪品的多重位点PCR鉴别方法（表3-2、图3-9）。

表3-2　地龙多重位点特异性PCR鉴别引物

引物名称	靶向物种	引物序列（5'-3'）
SHMY-366	参环毛蚓	上游 CTAATACGGGAAGCGACAA
		下游 GACTGCTCCCACTTATACTATGA
TSWL-487	通俗环毛蚓	上游 GGCAGGGATAGTAGCAGCAA
	威廉环毛蚓	下游 GAATTGAGCTAAGACAGCCC
ZM-475	栉盲环毛蚓	上游 TACTGGTAGGGATAGAAGTAGTAGG
		下游 ACCGGGCTCATTCCTGAGC

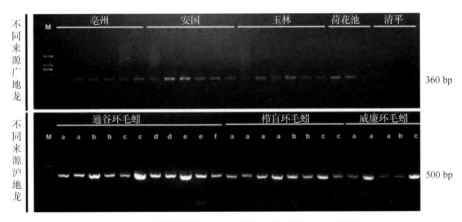

图3-9　不同来源的地龙多重位点特异性 PCR 鉴别

a. 上海；b. 亳州；c. 安国；d. 玉林；e. 成都荷花池；f. 普宁

（三）DNA 分子标记鉴定法

简单序列重复区间（ISSR）是根据基因组内广泛存在的微卫星序列设计的单一引物对基因组
进行扩增的标记系统，可用来揭示样本间的遗传多样性。吴文如[12]等从100条ISSR引物中筛选
出能扩增明显多态性条带的8条引物，对采集自广东、福建、湖北、上海等地的7个不同品种的
地龙样品进行扩增，得到137个DNA片段，其中127个片段呈现多态性，平均多态位点百分率为
92.35%，用非加权组平均法（UPGMA）构建系统树，按遗传距离构建分子聚类图。结果供试的
7个品种通过聚类分析分为4类，从遗传距离和聚类图表明同属蚯蚓内个体间的亲缘关系较近，
不同属个体间的遗传关系较远。聚类结果与地龙原动物的经典性状分类具有一定的吻合度。

随机扩增多态性DNA（RAPD）分子标记技术，是利用长度为10 bp的随机引物，以基因
组DNA为模板，在DNA聚合酶作用下完成PCR扩增，最后通过电泳分析，得到多态DNA片
段图谱。黄庆等[13]利用20个随机引物对广地龙及其混淆品种共5个品种进行了PCR-RAPD
反应，筛选得到3条引物，通过PCR扩增，可将广地龙与赤子爱胜蚓、暗孔远盲蚓、威廉环

毛蚓及大腔蚓鉴别开。

（四）蛋白质电泳鉴定法

鉴于药用蚯蚓体内主要含蛋白质、脂肪等大分子成分，吴文如等[14]采用十二烷基磺酸钠–聚丙烯酰胺凝胶电泳（SDS-PAGE）技术，对不同来源、不同品种、不同加工方法的地龙药材进行了可溶性蛋白质电泳研究。不同品种的地龙在蛋白质电泳图谱谱型和谱带的强弱、蛋白质相对含量上均有一定的差异；鲜品的蛋白质量均较高，图谱条带均颜色较深。电泳图谱中广地龙在分子质量66.2～14.4ku存在5条清晰、稳定的条带，可初步认定其为广地龙的特征鉴别条带。

二、其他方法在药用蚯蚓鉴定中的应用

（一）X射线衍射傅里叶（Fourier）谱法

X射线衍射分析是研究物质微观成分结构的一种有效手段。应用光学衍射中的Fourier变换原理，可将传统的宏观性状显微鉴别所得的真实空间中的样品结构信息，转换为在衍射空间再现的对应于样品所含全体组分的衍射图像。依据衍射图像几何拓扑（形状）异同和衍射峰值（$d/I/I0$）的一致性，来确定其相同或不同，达到鉴定目的。不仅可用于植物、动物、矿物类中药的鉴定，还可用于菌类中药和中药复方的鉴定。

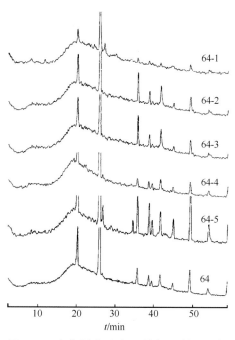

李兰燕等[15]应用粉末X射线衍射Fourier图谱鉴定法对1个广地龙药材对照品、4个广地龙中药材进行了实验、分析，结果5个广地龙样品的X射线衍射Fourier图谱几何拓扑图形规律一致。获得广地龙的标准X射线衍射Fourier图谱及特征标记峰值共35个，5个广地龙样品中均含有α-石英，其衍射峰共9个（图3-10）。

图3-10 中药材广地龙及其标准粉末X射线衍射Fourier图谱
64. 标准图谱；64-1. 广地龙药材对照品；64-2、64-3、64-4、64-5. 广地龙药材

（二）高效液相色谱法特征图谱

药用蚯蚓主要含有蛋白质和多肽、酶类、氨基酸、核苷酸、微量元素等成分。詹云丽等[16]利用高效液相色谱法（HPLC）建立了广地龙中游离氨基酸的指纹图谱，地龙药材均含有18种氨基酸，其HPLC指纹图谱有较大的相似性，但含量各有差异。孙洁等[17]建立了广地龙饮片及其2种常见伪品大腔蚓和暗孔远盲蚓 Amynthas obscuritoporus 所含核苷类成分的HPLC特征图谱，正品（参环毛蚓）中标记了7个共有峰，伪品大腔蚓和暗孔远盲蚓中均标记了8个共有峰。在收集到的41批广地龙饮片中，经鉴定有18批饮片来源为正品参环毛蚓，另有12批饮片来源为大腔蚓，11

批饮片来源为暗孔远盲蚓。从3种饮片的特征图谱中可以看出，参环毛蚓与2种伪品差异明显，参环毛蚓特征图谱中未检测到腺苷，而2种伪品的特征图谱中均含有腺苷，表明腺苷是区分参环毛蚓及其常见伪品（大腔蚓和暗孔远盲蚓）的特征成分（图3-11、图3-12）。

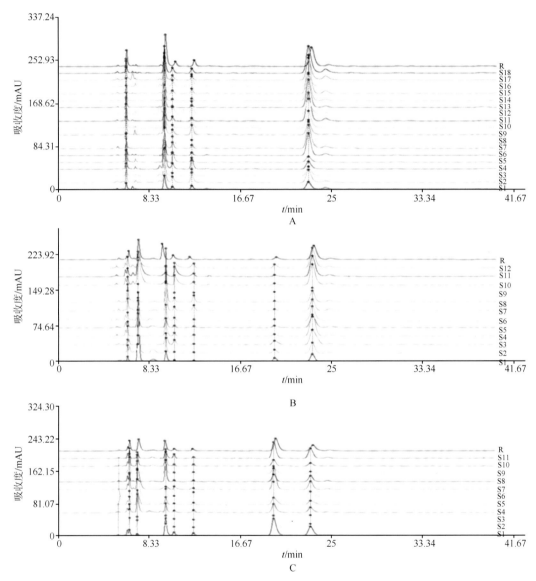

图 3-11 18批参环毛蚓（A）、12批大腔蚓（B）、11批暗孔远盲蚓（C）HPLC色谱图

注：R. 对照品

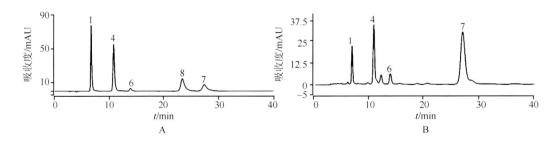

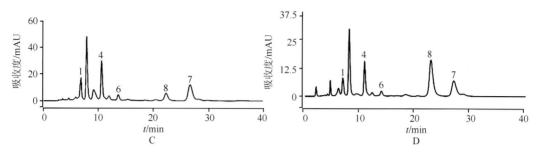

图3-12 混合对照品（A）、参环毛蚓（B）、大腔蚓（C）、暗孔远盲蚓（D）HPLC色谱图

1. 尿嘧啶（uracil）；4. 次黄嘌呤（hypoxanthine）；6. 黄嘌呤（xanthine）；7. 肌苷（inosine）；8. 腺苷（adenosine）

（三）高效毛细管电泳指纹图谱法

高效毛细管电泳（HPCE）是以高压电场为驱动力，以毛细管为分离通道，依据样品中各组分之间淌度和分配行为上的差异而实现分离分析的液相分离方法。动物药中的主成分多为蛋白质、核苷等带电物质，而高效毛细管电泳正是分析该类成分的有效方法。王成芳[18]采用HPCE法，对21批地龙药材商品进行了指纹图谱研究，标定了8个共有峰，结果21份地龙药材商品相对于对照图谱R的相似度大于0.9的有9份，小于0.9的有12份。可见，各样品间的相似性存在一定差异，说明目前市场上地龙药材商品品种来源较复杂。10份广地龙药材商品的相似度除1#、3#样品外，其余样品均在0.9以上，表明广地龙的品种差异较小，来源单一。11份沪地龙药材商品中，仅4份样品的相似度在0.9以上，11#、12#、14#、19#样品的相似度接近0.9，表明沪地龙品种具有差异性，这与其药材商品来源较多相吻合（图3-13、图3-14）。

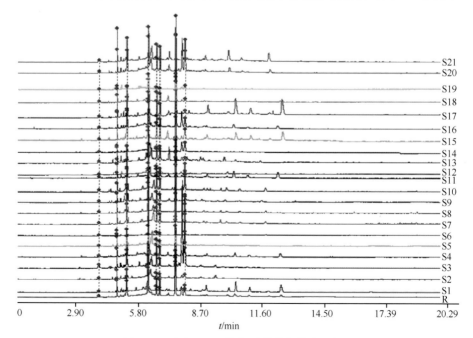

图3-13 地龙HPCE指纹图谱共有模式叠加图

注：S1～S21. 21批地龙药材商品，R. 对照品

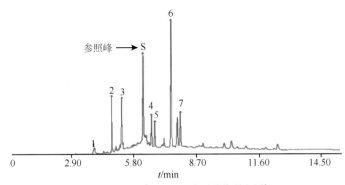

图3-14 地龙HPCE对照品指纹图谱

注：S. 次黄嘌呤；1～7. 各批样品共有峰

（四）近红外判别结合COI序列基因分析

近红外光谱技术是通过近红外光源照射实验样本，然后根据其透射或反射出的光对物质所携带的有效信息进行分析，检测待测物质中某种或多种成分含量。可以准确、快速地从样本中无损提取出分析信息，应用于多种中药材的真伪鉴别、次品的掺入量预测、中药材品种的聚类分析，并能够快速有效地对中药整体质量进行评价与鉴定，但用于含量较小的组分分析时偏差较大。吴怡青等[19]采用COI序列进行地龙药材原动物种属鉴别，结合近红外二级光谱判别建模分析进行光谱学层面的分析，两者共同鉴定地龙药材的真伪。近红外建模方法能够对地龙药材的真伪鉴别进行药材的初级鉴别，简便快捷，COI序列分析可以从基因层面准确地鉴定药材种属，二者相互配合，互相验证，能够很好地明确地龙药材的基原（图3-15）。

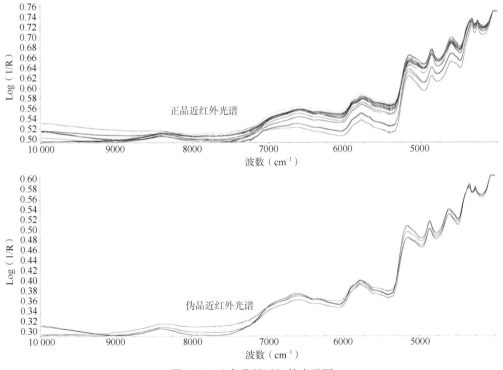

图3-15 地龙药材近红外光谱图

（吴文如）

参考文献

[1] 吴文如. 地龙种质资源与品质评价研究. 广州：广州中医药大学，2008.

[2] 任怀瑛. "北星二号"蚯蚓的繁殖试验. 动物学杂志，1991（1）：11-13.

[3] 许智芳，张德宁，陈钢，等. 三种蚯蚓染色体组型的初步研究. 南京大学学报（自然科学版），1983（2）：308-316.

[4] Hebert P D，Cywinska A，Ball S L，et al. Biological identifications through DNA barcodes. Proc Biol Sci，2003，270（1512）：313-321.

[5] 格小光，GE Xiaoguang，蒋超，等. 基于DNA测序技术的市售地龙类药材基原调查与考证研究. 中国现代中药，2019，21（9）：1206-1214.

[6] 韦健红，李薇，吴文如，等. 基于COI与16S rRNA基因对广地龙的DNA分子鉴定研究. 中国药房，2012，23（35）：3274-3278.

[7] 马梅，李薇，龚玲，等. 基于COI和16S rRNA基因的地龙药材及其混淆品的DNA条形码鉴定. 中药新药与临床药理，2014，25（5）：595-598.

[8] 高晓悦，赵邕，郭颖，等. 地龙及其混淆品原动物的形态及DNA双重条形码鉴定. 中草药，2020，51（9）：2530，2537.

[9] 陈维明，马梅，龚玲，等. 广地龙特异性PCR分子鉴定. 广州中医药大学学报，2015，32（3）：499-503，507.

[10] 张前程，文红梅，刘娜，等. 广地龙特异性引物序列的设计及其混伪品的鉴别. 南京中医药大学学报，2020，36（3）：408-413.

[11] 田娜，魏艺聪，袁媛，等. 地龙的多重位点特异性PCR鉴别. 中国实验方剂学杂志，2019，25（17）：124-129.

[12] 吴文如，李薇，赖小平. 地龙类药用动物的简单序列重复区间分子鉴定研究. 广州中医药大学学报，2011，28（4）：423-426.

[13] 黄庆，黄海涛，马志国，等. 基于RAPD技术鉴定广地龙. 基因组学与应用生物学，2021，40（Z3）：3255-3260.

[14] 吴文如，李薇，赖小平，等. 地龙药材蛋白质电泳鉴定的初步研究. 广东药学院学报，2011，27（3）：267-270.

[15] 李兰燕，王树春，吴云山，等. 广地龙的X射线衍射Fourier谱鉴定. 中成药，2002（5）：58-60.

[16] 詹云丽，黄璐敏，黄丹莹，等. 广地龙药材氨基酸类成分指纹图谱研究. 中药材，2009，32（9）：1350-1353.

[17] 孙洁，田芳，毛润乾，等. 广地龙饮片的HPLC特征图谱及5个核苷类成分的测定. 药物分析杂志，2019，39（11）：2010-2019.

[18] 王成芳. 动物药材商品高效毛细管电泳指纹图谱的研究（Ⅰ）. 辽宁中医药大学，2010.

[19] 吴怡青，赵崇军，张文婷，等. 近红外判别结合COI序列基因分析鉴定地龙物种基源. 世界中医药，2020，15（13）：1879-1885.

第四章

药用蚯蚓的化学成分

蚯蚓又名曲蟮，是一种生长在土壤中的软体动物，常见、易得。作为一种具有潜在开发价值的药用动物资源，为进一步促进其合理开发与应用，本章对药用蚯蚓的化学成分研究情况进行综述，可为进一步阐明其药效物质和作用机制，以及为今后的深层次研究和临床合理应用提供依据。

第一节　中药地龙的化学成分现代研究

中药地龙为钜蚓科动物参环毛蚓 *Pheretima aspergillum*（E. Perrier）、通俗环毛蚓 *Pheretima vulgaris* Chen、威廉环毛蚓 *Pheretima guillelmi*（Michaelsen）或栉盲环毛蚓 *Pheretima pectinifera* Michaelsen 的干燥体。作为我国传统动物类药材，其应用历史悠久，临床疗效确切。现代研究表明，地龙主要含有蛋白质及多肽、氨基酸、核苷类，此外还含有呋喃磺酸酶类、酯类、磷脂、羧酰胺类、微量元素、有机酸类及其他成分。

一、蛋白质（含酶类）

蛋白质是地龙的主要成分，如脂类蛋白、溶血蛋白、钙调素结合蛋白、收缩血管蛋白、抗微生物蛋白、钙结合素蛋白等，蛋白质质量分数占干重的56%～66%[1-3]。

由于地龙来源十分复杂，故其品种质量直接影响到临床用药安全。但国内外对地龙的研究主要集中在生药学性状的比较鉴别、有效成分的提取分离、药理与临床等方面，而有关品种鉴别方面研究较少。鉴于地龙主要含蛋白质、脂肪等大分子成分，探索利用擅长分离鉴定蛋白质混合物的聚丙烯酰胺凝胶电泳（PAGE）技术对不同来源、不同品种、不同加工方法的地龙药材中的可溶性蛋白质进行研究具有优势，研究发现电泳图谱中广地龙在分子质量66.2～14.4 ku存在5条清晰、稳定的条带，可初步认定其为广地龙的特征鉴别条带（图4-1）。不同品种的地龙在蛋白质电泳图谱谱型和谱带的强弱、蛋白质相对含量上均有一定的差异，药用蚯蚓鲜品和地龙药材在蛋白质谱带的强弱上有一定差异。表明基于聚丙烯酰胺凝胶电泳技术的地龙中可溶性蛋白质的研究可以用于地龙原动物品种的鉴定及品质评价。该研究直接针对地龙药材活性成分进行分析，弥补了地龙药材现行质量标准中缺少蛋白质类成分专项鉴定的不足。由于十二烷基磺酸钠–聚丙烯酰胺凝胶电泳（SDS-PAGE）操作简便易行，且电泳谱带稳定、重现性良好，对于地龙药材品种鉴定具有推广应用的价值[4]。

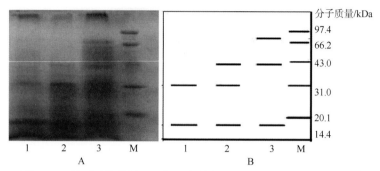

图4-1 3种不同物种鲜品地龙蛋白谱带原图（A）及示意图（B）[4]

注：1——威廉环毛蚓；2——栉盲环毛蚓；3——三星环毛蚓；M——低分子质量蛋白标准

地龙所含的纤溶酶和蚓激酶已被证实具有较好的纤溶活性，然而，药用蚯蚓鲜品在炮制过程中，由于受温度等因素的影响，蛋白质组分会有不同程度的破坏。因此，采用考马斯亮蓝染料结合法（Bradford法）测定药用蚯蚓鲜品和中药材地龙中的蛋白含量，利用SDS-PAGE进行蛋白谱带的分析，并采用琼脂糖–纤维蛋白平板法进行地龙纤溶酶活性的测定表明，药用蚯蚓鲜品的蛋白提取率为13.89%，蛋白含量为63.14%，体外纤溶酶活性为8743 IU/g；干品蛋白提取率为9.82%，蛋白含量为45.16%，体外纤溶酶活性为206 IU/g；SDS-PAGE凝胶电泳结果显示，鲜品共显示12条蛋白谱带，而干品的谱带较少，且不清晰。表明药用蚯蚓鲜品的可溶性蛋白提取率、含量及体外纤溶酶活性均明显高于中药材地龙，且药用蚯蚓鲜品的蛋白组分明显多于中药材地龙（图4-2）。蚓激酶是药用蚯蚓鲜品中含有的一种具有溶栓药效的纤维蛋白水解酶，对温度极其敏感，高温会受到破坏，且地龙自身蛋白也在加工过程中受其他蛋白酶的作用而发生降解，导致地龙炮制品的纤溶酶活性降低，蛋白组分也明显减少。因此，在临床上应用地龙治疗血栓性疾病时可以选用鲜品或采用不需高温处理的方法对地龙进行炮制后再使用[5]。

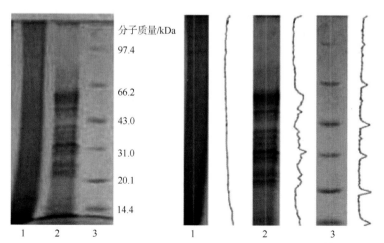

图4-2 地龙可溶性蛋白SDS-PAGE及蛋白密度分布图[5]

注：1——中药材地龙蛋白；2——药用蚯蚓鲜品蛋白；3——标准蛋白

地龙提取物具有溶栓和抗凝作用，为进一步研究地龙的抗凝活性，探讨了其蛋白含量与凝血时间的关系及提取工艺。以紫外分光光度法测定地龙提取液中的蛋白含量，并以凝血酶时间为指标，考察地龙提取液中抗凝物质的活性大小，用L9（3⁴）正交试验优选地龙的提取工艺，发现地龙水提液的凝血酶时间与蛋白质含量呈正相关；以蛋白质含量作为指标，优选的地龙水提取最优工艺为用10倍量水浸泡15min，提取15min，第2次加10倍量水不浸泡直接提取15min。该研究为地龙抗凝活性成分的水煎提取和后续样品的分离提供了实验依据[6]。

此外，地龙中富含溶栓酶、酯酶、纤维蛋白溶解酶、过氧化氢酶、胆碱酯酶、β-D葡萄糖苷酶、歧化酶、卟啉合成酶及过氧化物酶等。酶类如过氧化氢酶、过氧化物酶等，对临床研究有着重要意义。

大孔吸附树脂在中药有效成分的提取上应用非常普遍，采用大孔吸附树脂分离中药地龙中蚓纤维蛋白溶酶的工艺，以尿激酶作为标准品，采用纤维蛋白平板法测定蚓纤维蛋白溶酶活性，通过对6种树脂的吸附容量、吸附平衡时间、洗脱液等条件的考察，筛选出了D4020和D3520两种分离效果较好的树脂，这两种树脂吸附量大，平衡时间短，洗脱容易，可考虑应用于地龙中蚓纤维蛋白溶酶的生产[7]。

大多数地龙活性研究选择蛋白质含量和凝血酶时间为指标，但蛋白质含量不能直接反映地龙的药效，凝血酶时间的测定操作亦相对复杂，要求高，重复性不强。因此，通过纤维蛋白原平板法优选地龙的渗漉工艺，测定酶活性能有效反映地龙的药效。该法基本原理为将酶的作用底物——纤维蛋白原均匀地分布于琼脂平板上，通过向板样孔内加入酶溶液进行扩散反应，酶在扩散过程中与底物发生水解反应，使纤维蛋白原水解成纤维蛋白并发生交联呈乳白色沉淀，白色沉淀圈大小与酶活力呈正相关。采用体外溶血法，以含固量和蛋白酶活性为综合评价指标，通过单因素试验优选地龙的渗漉提取工艺。优选的最佳渗漉工艺为：地龙粉碎为粗粉，浸泡0.5h，渗漉速度为2mL/min，加8倍量60%乙醇渗漉；收集渗漉液220mL，该渗滤液含固量为3.252g，蛋白酶活性为5624.7U/g。在研究过程中，地龙药材的前处理需考虑影响蛋白酶活性的因素，避免使用高温等降低酶活性的条件，兼顾各种试液的配置条件、溶液混合顺序、点样浓度等，经过预试验确定所采用的纤维蛋白原平板法可快速、简便、准确地测定地龙渗滤液中酶的活性，优选的工艺参数稳定可行，为地龙有效成分的充分利用提供新选择[8]。

二、肽 类

多肽也是地龙的一类主要活性成分，如抗菌肽、地龙降压蛋白肽等均具有明确的药理活性。

地龙作为传统中药具有活血化瘀的功效，多为口服给药，其中的蛋白质无法直接消化进入人体，需要进行体内酶解成小分子多肽才能被人体吸收并发挥作用。模拟人体消化原理对地龙进行酶解得到地龙酶解液，同时采用多种方法对地龙酶解液进行分离，得到活性强、纯度高的组分。以尿激酶作为对照药物，建立体外活性测定方法；同时采用酚试剂法进行地龙多肽的含量测定，以活性、含量跟踪的方式，采用电渗析法、超滤法、DA201-C树脂法、葡聚糖凝胶G-15凝胶分离法、HPLC分离法对地龙酶解液中的多肽成分进行分离、纯化。最终从地龙酶解液中分离得到5个多肽类组分（图4-3），其活性大小为$F_3 > F_2 > F_1 > F_5 > F_4$（表4-1）。由于酶的位切点存在多样化，因此造成酶解多肽存在多个序列形成混合物。因此试验采用多种方法在多肽混合物中寻找活性较强的组分，后期试验可对F_3进行结构的分析[9]。

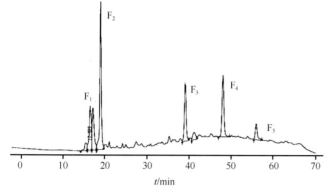

图4-3 色谱对P_2组分的分离结果[9]

表4-1 5个组分活性结果

样品	活性（U/g）
F_1	7902.3397±35.2004
F_2	24089.5728±89.7742
F_3	59854.0023±245.2067
F_4	830.1365±13.5322
F_5	2097.0286±37.005

血管紧张素转化酶（angiotensin converting enzyme，ACE）是高血压发病机制中起关键作用的酶，抑制ACE的活性是治疗高血压的重要途径。近年来，来源于动植物蛋白中的降血压肽由于降压效果明显且不良反应轻而越来越引起重视。探讨地龙蛋白（肽）的提取方法和氨基酸组成，及对ACE的抑制作用，为从中药开发研制ACE抑制药，发掘地龙生物活性的分子基础提出了新的线索。将地龙匀浆、浸泡于60℃水浴中1h，提取活性成分；通过紫外分光光度法测定地龙提取液中蛋白质的含量；采用凝胶过滤层析法提纯地龙中的活性蛋白并进行体外ACE抑制活性试验，收集活性峰行SDS-PAGE及高效液相色谱法测定地龙蛋白肽的分子质量及氨基酸的组成。结果表明，地龙蛋白肽含有18种氨基酸，其中亮氨酸和谷氨酸的含量最高，同时含有人体必需的8种游离氨基酸。提示中药地龙中含有抑制ACE的活性物质。该研究为从中药地龙中开发防治高血压的药物或保健品提供了可靠的实验依据，为开发研制新型降血压药物提供了实验依据[10]。

广地龙质量控制多集中于氨基酸的定量测定，是因为单一的氨基酸难以有效控制药材质量。地龙作为动物药，区别于大多数以糖类、黄酮类、皂苷类等为主要化学成分的植物药，明确了广地龙药材主要化学成分，对进一步研究其药效物质基础具有重要意义。具有高效分离能力的色谱和高分辨、高灵敏质谱串联技术已在多组分中药及复方成分快速定性分析中逐渐突显出独特优势，因此采用超高效液相色谱–四极杆飞行时间质谱联用（UPLC-Q-TOF-MS）技术对广地龙中的化学成分进行研究，根据各色谱峰的一级、二级质谱数据及相关数据库匹配和参考文献、对照品比对、明确各大类成分（图4-4）。广地龙药材中共鉴定出84个化学成分，包括5种二肽及环二肽类，分别为丙氨酰苯丙氨酸、谷氨酰苯丙氨酸、亮氨酰苯丙氨酸、组氨酰天冬酰胺、环缩二亮氨酸。该研究运用UPLC-Q-TOF-MS技术，首次较全面地分析和确证了广地龙中小分子化学成分，为后续深入研究其药理作用及药效物质基础、更全面地开发应用该药提供了依据。新型液质联用技术能快速、准确、较全面地分析中药及复方中的化学成分，大大缩短天然产物成分分析工作的研究周期，节约成本，为合理开发中药资源奠定基础[11]。

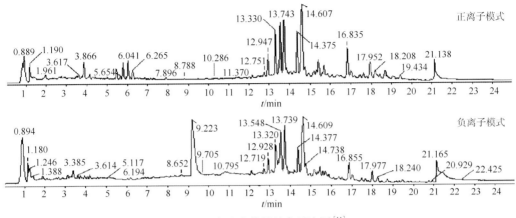

图4-4 广地龙药材总离子流图[11]

三、氨 基 酸

地龙的总游离氨基酸含量为8.629%[3]，含有20种游离氨基酸，如亮氨酸、谷氨酸、天冬氨酸、赖氨酸、缬氨酸、精氨酸、丝氨酸、甲硫氨酸、甘氨酸、丙氨酸、苏氨酸、苯丙氨酸、脯氨酸、组氨酸、酪氨酸等。包含人体所必需的 8 种氨基酸，其中丙氨酸和亮氨酸含量最高，其次有天冬氨酸、缬氨酸、赖氨酸、精氨酸、丙氨酸等[12]。

采用UPLC-Q-TOF-MS技术对广地龙中的化学成分进行研究，结果显示广地龙药材中共鉴定出84个化学成分，包括11种游离氨基酸，分别为赖氨酸、精氨酸、缬氨酸、脯氨酸、谷氨酸、丙氨酸、甲硫氨酸、酪氨酸、亮氨酸、苯丙氨酸、色氨酸。该法准确、快速、灵敏，为进一步阐明其药效物质基础和后期质量控制指标的选择提供科学依据[11]。

广地龙中含有多种氨基酸，成分复杂，而在含地龙的中成药工艺研究中，大多数仅仅采用测定单一或某几个氨基酸作为评价工艺优劣的指标，这种评价模式不能表征中药通过多成分、多途径、多环节、多靶点实现疗效的药效学特点，采用异硫氰酸苯酯柱前衍生化反相高效液相色谱法，建立不同干燥技术处理的地龙氨基酸组分提取物高效液相指纹图谱，测定并比较地龙采用真空冷冻干燥、真空减压干燥和微波干燥三种方式所得干燥样品及未经干燥样品的氨基酸指纹图谱，以中药色谱指纹图谱相似度评价系统计算相似度，进行图谱比较和指认分析，可确定17个共有峰（图4-5），同一干燥方法不同批次干燥产品的镜像度较高，具有良好的相似性，不同干燥方法所得提取物之间有较大的质量差异，冷冻干燥法是地龙氨基酸组分提取物最适宜的干燥方法（图4-6）。相似度分析结果充分显示了不同干燥工艺下地龙氨基酸组分提取物的质量差异，可以看出冷冻干燥方法能够最大限度地保持地龙氨基酸组分提取液的品质，冷冻干燥法是地龙氨基酸组分提取液最适宜的干燥方法，表明HPLC指纹图谱技术在中药提取物干燥工艺质量控制方面具有优势，能够较好地体现中药的整体疗效与物质总量的关系，可为中成药的工艺研究、中药材炮制研究提供参考[13]。

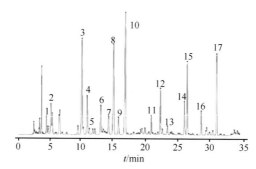

图4-5 地龙氨基酸组分提取物参照图谱[13]

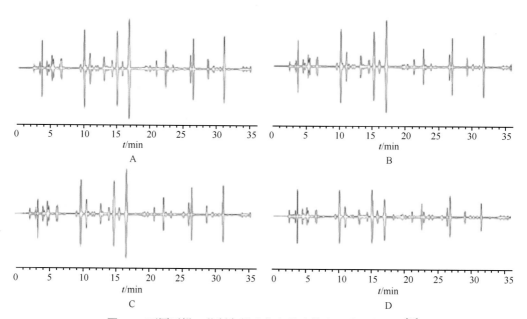

图4-6 不同干燥工艺制备提取物与共有模式图谱镜像对比[13]

　　地龙中含有丰富的氨基酸，对地龙中的地龙蛋白肽进行提取分离和测定，并对其氨基酸组成进行研究。结果表明，地龙蛋白肽含有17种氨基酸，分别为天冬氨酸、谷氨酸、丝氨酸、甘氨酸、组氨酸、精氨酸、苏氨酸、丙氨酸、脯氨酸、酪氨酸、缬氨酸、甲硫氨酸、半胱氨酸、异亮氨酸、亮氨酸、苯丙氨酸、赖氨酸，其中亮氨酸和谷氨酸的含量最高，同时含有人体必需的8种游离氨基酸[10]。采用乙醇、乙醚等溶剂制备通俗环毛蚓提取物，用氨基酸分析仪等在通俗环毛蚓提取物测得20种游离氨基酸，分别为天冬氨酸、苏氨酸、丝氨酸、谷氨酸、脯氨酸、甘氨酸、丙氨酸、胱氨酸、缬氨酸、甲硫氨酸、异亮氨酸、亮氨酸、酪氨酸、苯丙氨酸、γ-氨基丁酸、鸟氨酸、赖氨酸、组氨酸、色氨酸、精氨酸；另外其总游离氨基酸含量较高（含量为8.629%）。琥珀酸有平喘利尿、解痉等药理作用，是参环毛蚓（广地龙）中有效成分之一，在药材中琥珀酸含量较高[14]。

四、核 苷 类

地龙中含有较多人体代谢过程必需核苷酸。采用UPLC-Q-TOF-MS技术对广地龙中的化学成分进行研究，共鉴定出84个化学成分，其中核苷类成分有11种，分别为腺苷、尿苷、鸟苷、肌苷、腺嘌呤、鸟嘌呤、次黄嘌呤、3-苄基黄嘌呤、腺苷酸琥珀酸核苷、3-腺嘌呤-9-基-2-羟基丙酸、3-腺嘌呤-9-基-2-羟基丙酸，代表性成分见图4-7，为进一步阐明其药效物质基础和后期质量控制指标的选择提供科学依据[11]。

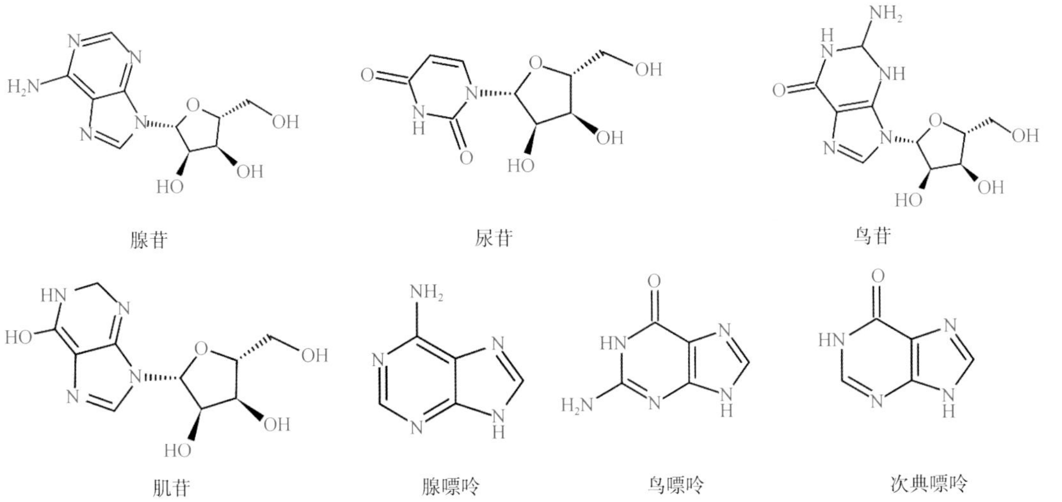

腺苷　　　　　　　　　　　尿苷　　　　　　　　　　　鸟苷

肌苷　　　　　　　　腺嘌呤　　　　　　鸟嘌呤　　　　　　次典嘌呤

图4-7　代表性核苷类成分分子结构图

五、呋 喃 磺 酸

采用UPLC-Q-TOF-MS能够获得地龙提取液中未知成分的质谱数据，利用无监督子结构标注主题模型（MS2LDA）提出的工作流程，结合质谱分子网络和硅碎片预测，对未知成分的质谱数据进行结构解析，共鉴定出124个化合物，其中7个为呋喃磺酸类成分，分别为5-乙基-2-（1-羟基己基）呋喃-3-磺酸异构体Ⅱ（峰52）、5-乙基-2-（1-羟基己基）呋喃-3-磺酸异构体Ⅲ（峰54）、5-乙基-2-（1-羟基己基）呋喃-3-磺酸异构体Ⅳ（峰55）、5-乙基-2-（1-羟基己基）呋喃-3-磺酸异构体Ⅴ（峰57）、呋喃磺酸-277（峰58）、5-（2-羟乙基）-2-（1-羟基己基）呋喃-3磺酸异构体/二羟基2-己基-5-乙基呋喃-3-磺酸异构体（峰60）、5-（2-羟乙基）-2-（1-羟基己基）呋喃-3磺酸异构体/二羟基2-己基-5-乙基呋喃-3-磺酸异构体（峰61）[15]。

六、酯类（含脂肪酸类）

地龙中有多种脂类成分，如脂肪酸、硬脂酸、油酸、亚油酸、次亚油酸、棕榈酸、花生酸、十五－十八烷酸、花生三烯酸、豆蔻酸等（见图4-8）；甾醇类以胆固醇含量最高[3]。

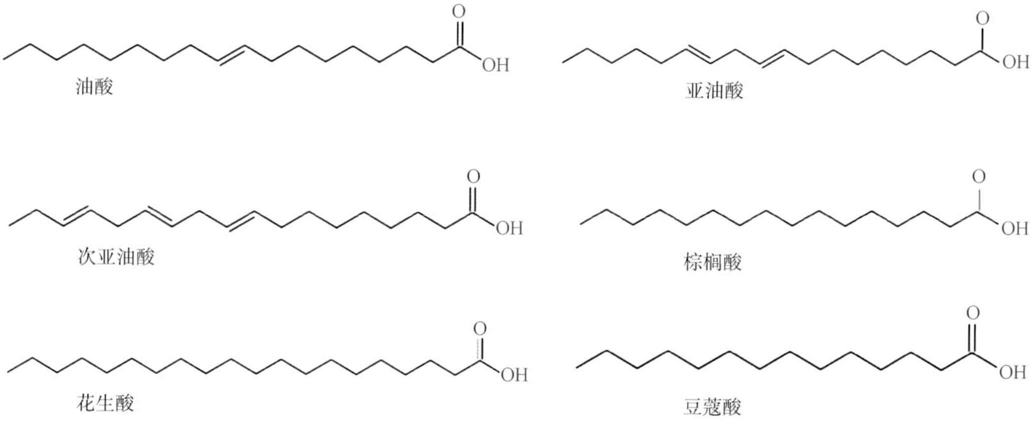

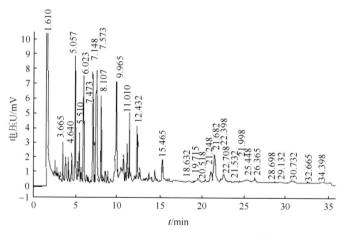

油酸　亚油酸　次亚油酸　棕榈酸　花生酸　豆蔻酸

图4-8　酯类成分分子结构图

人们对脂肪酸特别是不饱和脂肪酸的营养价值及生理功能进行了很多的研究，不饱和脂肪酸特别是多元不饱和脂肪酸具有许多重要的生理功能，能降低胆固醇、预防动脉硬化、预防老年痴呆症、改善大脑机能及预防视力下降等，因此目前脂肪酸是许多学者的研究热点。常用脂肪酸的提取方法有皂化法和有机溶剂提取法，而地龙中脂肪酸化学成分的研究较少，采用两种方法作为比较，结果为皂化法提取的不饱和脂肪酸含量高于有机溶剂提取法。采用皂化法提取地龙中的脂肪酸，并采用气相色谱法对其进行分析（图4-9）。结果表明皂化法提取地龙中肉豆蔻酸、棕榈酸、棕榈烯酸和次亚油酸相对含量较高。二十碳五烯酸（EPA）/花生四烯酸（AA）的相对含量比值为1.78，地龙中多不饱和脂肪酸（PUFA）相对含量为20.07%，该研究为地龙的药用价值发展提供科学依据[16]。

图4-9　地龙中脂肪酸测定的色谱图[16]

采用乙醇、乙醚等溶剂制备通俗环毛蚓提取物，用红外光谱仪和气相色谱-质谱联用方法及氨基酸分析仪等技术在通俗环毛蚓中测定出琥珀酸、18种脂肪酸和20种游离氨基酸。表明脂肪酸可能是其活性成分之一，另外其总游离氨基酸含量较高（含量为8.629%）[14]。

七、磷脂和羧酰胺类

采用UPLC-Q-TOF-MS获得地龙提取液中未知成分的质谱数据，利用无监督子结构标注主题模型（MS2LDA）提出的工作流程，结合质谱分子网络和硅碎片预测，对未知成分的质谱数据进行了结构解析，共鉴定出124个化合物，其中57个磷脂类成分，25个为羧酰胺类成分，可能为潜在的新化合物[15]。该研究结果有助于提高对地龙化学成分的认识，为进一步研究地龙的质量控制、药理作用及机制提供了坚实的科学依据。该工作流程首次用于中药未知成分的快速解析，将提高中药未知成分的定性和解释效率。

八、微量元素

地龙中含有多种微量元素，如铅（Pb）、镉（Cd）、锌（Zn）、钙（Ca）、镁（Mg）、铜（Cu）、硒（Se）、镍（Ni）、钴（Co）、铁（Fe）、钾（K）、铬（Cr）、锰（Mn）等[3]。

九、有机酸类

目前从广地龙中共发现26种有机酸类，分别为烟酸、琥珀酸、18-羟基–二十碳五烯酸、5, 8, 11-二十碳三烯酸、十二烷酸、十三烷酸、9-十四碳烯酸、二十碳五烯酸（EPA）、十五烷酸、4, 7, 10, 13, 16, 19-二十二碳六烯酸、棕榈烯酸、花生四烯酸、二十二碳五烯酸（DPA）、8, 11, 14-二十碳三烯酸、十七酸、10, 13, 16, 19, 22, 25-十二碳六烯酸、17-甲基-6-十八碳烯酸、2-[(9Z)-9-octadecenoyloxy]ethanesulfonic acid、3-甲基-2, 6-二氧代-4-己烯酸等，为进一步阐明其药效物质基础和后期质量控制指标的选择提供科学依据[11]。有研究采用乙醇、乙醚等溶剂制备通俗环毛蚓提取物，并在该提取物中分析得到琥珀酸[14]。

十、其他活性部位的研究

地龙中还含有透明质酸、免疫球蛋白样粘连物、类血小板活性因子、碳水化合物类血小板活性因子及蚯蚓素、蚯蚓毒素、黄色素等重要活性成分[3]。

目前从广地龙药材中共鉴定出21种含氮类物质和10种其他类成分，分别为γ-氨基丁酸、glutarylcarnitine、N-(2-甲氧基苄基)-丝氨酸、N-乙酰基苯甲酸乙酯、N-{8-[(3-aminopropyl)amino]octyl}-N-α-propionyl-L-tyrosinamide、2-[4-(2-ethoxyphenyl)-1-piperazinyl]-N-(3-methoxyphenyl)-acetamide、desomedine、N-methyl-L-alanyl-3-methyl-N-{(3S)-1-[2-(4-methylphenyl)ethyl]-3-piperi-dinyl}-L-valinamide、N-(甲氧羰基)-L-苯丙氨酸、果糖苯丙氨酸、2-哌啶酮、N-bicyclo[2.2.1] hept-2-yl-2-[4-(2-methoxyphenyl)-1-piperazinyl]acetamide、二氢辣椒素、3-(7-butyl-2, 6-dioxo-3-propyl-2, 3, 6, 7-tetrahydro-1H-purin-8-yl)-N-[2-(2-methyl-2-propanyl)phenyl]propanamide、3, 5, 5-trimethyl-2-cyclopenten-1-one、7, 8-二甲基苯并蝶啶-2, 4-二酮、3-乙氧基-4-甲氧基苯酚、3-甲基-4-丙基-2-羟基环戊-2-烯-1-酮、N-二扁桃酸乙酯、花生四烯酰胺、麦角

甾-1, 3, 5, 7-四烯-1-醇、5, 8, 11, 14-二十碳四烯酰胺、7, 10, 13, 16-二十二碳四烯酰胺、二氢麦角甾醇1、脱氢枢醇、5, 8, 11-十七碳三烯-1-醇、胆甾-1, 4-二烯-3-酮、20-羟基、neoergostatriene、methyl-4, 8, 12-trimethyl-3, 7, 11-tridecatrienoate、9-氨基-1, 3, 9-壬烷二羧酸、(S)-2-{[(benzyloxy)carbonyl]amino}-5-ethoxy-5-oxopentanoic acid[11]，为进一步阐明其药效物质基础和后期质量控制指标的选择提供科学依据。

1983年有学者发现口服地龙提取物后有直接溶解纤维蛋白及激活纤溶酶原作用后，地龙在凝血、抗血栓方面的作用备受关注。中药的临床应用绝大多数都是加热煎煮后服用，表明在地龙中应存在着热稳定的抗凝血活性物质，因此该研究以抗凝活性为筛选指标，采用葡聚糖凝胶G-50、二乙氨基乙基纤维素-52、葡聚糖凝胶LH-20方法对沪地龙提取液中的抗凝活性部位进行分离、纯化。在实验的提取、分离中贴近临床实际，尽量忽略温度对地龙的影响，虽然在干燥中采用了冷冻干燥的方法，主要是因为液体量比较大，冷冻干燥除水更彻底。结果从沪地龙提取液中分离得到3个活性部位，表明沪地龙中存在多个不同的体外抗凝血活性部位[17]。

第二节　其他药用蚯蚓的化学成分现代研究

除了作为中药地龙使用的蚯蚓品种，赤子爱胜蚓、大平二号等品种的蚯蚓也具有药用价值，主要用于提取制备蚓激酶原料药。这些具有药用价值的蚯蚓现代研究主要集中于其中的蛋白质、酶类、肽类、氨基酸及微量元素。

一、蛋　白　质

Lowry改良的酚试剂法（改良Lowry法）和考马斯亮蓝染料结合法（Bradford法）是2种常用的蛋白质测定方法。它们在用于测定蚯蚓提取物的蛋白质含量时，发现2种方法的测定结果差异很大。为选择准确测定蚯蚓提取物中蛋白质含量的方法，采用改良Lowry法和Bradford法测定蚯蚓提取物中蛋白质的含量，分别使用2种方法测定标准牛血清白蛋白（BSA）水溶液在碱性蛋白酶水解前后的蛋白质含量，使用改良Lowry法，BSA水溶液酶解前后的蛋白测定值相近；而使用Bradford法测定BSA水溶液蛋白质含量时，酶解后的测定值较酶解前出现大幅下降。由于蚯蚓提取物在提取过程中受到诸多因素作用，其中的蛋白质成分不可避免地要发生水解反应，因而蚯蚓提取物中含有较多的多肽成分，说明在测定多肽含量多的供试品的蛋白质含量时，改良Lowry法测定能够更加精确、真实地反映蚯蚓提取物的蛋白质含量[18]。

二、酶　　类

蚯蚓纤溶酶（earthworm fibrinolytic enzyme，EFE）的制备一般采用盐析、凝胶过滤和离子交换等方法，研究主要集中在临床应用方面。对酶本身的成分和结构的研究不多，采用亲和层析技术，自蚯蚓匀浆液中进一步提取蚯蚓纤溶酶，并对蚯蚓纤溶酶的成分进行分析表明，蚯蚓纤溶酶是一组非均一的糖蛋白，含糖量为5%，以中性己糖为主；等电点在4.0以下；富含天冬氨酸（Asp），而甲硫氨酸（Met）、色氨酸（Trp）和赖氨酸（Lys）含量很少；1mg蚯蚓纤溶酶相当于250～300尿激酶单位。以大豆胰蛋白酶抑制剂为配基的亲和层析载体可以特异性地从蚯蚓匀浆液中一步获得全部 EFE 组分，收率可达90%以上，EFE 在 PAGE 图谱上呈现为11～13条蛋白质区带，其中能明显区分开的有9条。按电泳迁移率的差异，由小到大分别为1～9号（图4-10A）。活性印迹实验显示它们都有溶斑，只是溶斑的大小并不与区带的深浅成正比（图4-10B），说明这些组分均有纤溶酶的活性，但酶活性的大小不一样，显然2号和9号的纤溶酶活性最小[19]。

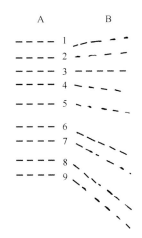

图4-10 （A）10%PAGE，考马斯亮蓝染液 G-250 染色（B）活性印迹[19]

为获得一种高效、低廉的溶栓药物，从赤子爱胜蚓 *Eisenia faetida* 体内分离纯化出一种可体外激活纤溶酶原从而间接降解纤维蛋白的酶（e-PA）。纯化过程包括粗品的盐析、离子交换层析、凝胶过滤层析及疏水相互作用层析。该组份是由两个亚基通过疏水相互作用维系在一起的。通过凝胶过滤层析，可测得全酶的分子量为45 000Da；SDS电泳显示大、小亚基的分子量分别是26 000Da与18 000Da；而质谱法测得的大、小亚基的分子量分别为24 556.7Da与15 546.6Da。对大小亚基进行氨基酸组成分析，结果显示大亚基不含 Lys 而小亚基不含 Cys。测定了大亚基 N 端25个氨基酸序列为 VIGGTNASPGEIPWQLSQQRQSGSW，并与部分已知蛋白质序列进行比较，表明 e-PA 在纤维蛋白平板上表现有三种不同的纤溶活性[20]。

以红蚯蚓为研究对象，分离出其所有的纤溶酶，分别命名为F-Ⅲ-2、F-Ⅲ-1、FⅡ、F-Ⅰ-2、F-Ⅰ-1和F-Ⅰ-0。采用SDS凝胶电泳和凝胶过滤法，分析它们的分子量，发现具有较大差异。进一步采用质谱分析，显示其分子量分别为29.662kDa、29.667kDa、24.664kDa、24.220kDa、24.196kDa、23.013kDa；等电点分别为3.40、3.60、4.20、4.00、4.30、4.85。该组酶具有强的纤溶活性，但无纤溶酶原激活作用[21]。

以双胸蚓为对象，采用硫酸铵分段盐析、超滤膜分级分离、二乙氨基乙基–纤维素柱层析和葡聚糖凝胶过滤等方法，分离出了三种电泳纯的纤维蛋白溶解酶，并对它们的性质进行了研究，结果表明蚯蚓组织中的纤溶酶根据蚯蚓种属的不同而异，但性质基本相同。纤溶酶分子量为20～70kDa，等电点3～5，在pH4.7～10、温度20～55℃时稳定，可在常温下操作。通过人纤维蛋白平板和加热平板法，测得纤溶酶Ⅰ、Ⅲ只具有直接纤溶作用，而纤溶酶Ⅱ既具有直接纤溶作用，又具有激活纤溶酶原为纤溶酶进而降解纤维蛋白的作用。且金属离子 Hg^{2+} 和 Ca^{2+} 对纤溶酶Ⅰ的活性有明显的抑制作用，而利马豆胰蛋白酶抑制剂（LBTI）和二异丙基辅磷酸酯（DFP）也可使纤溶酶Ⅱ活性受到完全抑制，提示纤溶酶可能为丝氨酸蛋白酶[22-24]。采用硫酸铵盐析、透析及二乙氨基乙基–纤维素、葡聚糖凝胶 A-25、葡聚糖凝胶G-50三种柱层析技术，从蚯蚓组织中分离纯化出一种单一的纤溶酶，并对其性质进行了研究，结果与文献报道的一致，其采用的以酪蛋白和N-苯甲酰-L-精氨酸乙酯（BAEE）为底物测定酶活性的方法，简化了之前普遍使用的纤维蛋白平板法[25-27]。

自1983年日本宫崎医科大学美原恒报道从蚯蚓中提取到了具有较高活性的纤溶酶以来，对蚯蚓中活性成分的研究空前活跃，我国学者也对蚯蚓抗栓及溶栓作用进行了一系列较为系统的实验研究，采用大豆胰蛋白酶抑制剂作为亲和配基，通过葡聚糖凝胶G-100凝胶层析和亲合层析联用分离到了一种单一的纤溶酶，并采用动静脉旁路血栓形成抑制实验法，测定了该酶的体内抗栓活性。该法具有选择性高，纯化效果好等优点[28]。

大量研究表明，蚯蚓纤溶酶无论给动物口服还是静脉注射，均有抗栓溶栓作用。该酶作为新的抗栓药源，开发前景十分广阔，有研究者用盐溶液提取蚯蚓纤溶酶，继而用多种层析及HPLC、快速蛋白质液相色谱（FPLC）乃至亲和层析等手段从不同品系的蚯蚓中获得了多种纤溶酶单纯组分。但操作麻烦、流程长，故活力回收不高。比活也不高，一般为200～900U/mg。近年来，有研究仅用提取、沉淀、凝胶层析和离子交换等方法便得到了单组分酶，比活达6 667U/mg，活力收率为粗酶粉的191%。采用聚丙烯酰胺凝胶垂直电泳技术，对赤子爱胜蚓的水提液进行研究，得到6条清晰的纤溶酶谱带，从而认为在赤子爱胜蚓中的纤溶酶有6种同工酶。此外，其实验室还对蚓纤溶酶的同工酶作了研究，得到了同工酶谱图。由于酶的稳定性好，可以在室温及较为宽松的实验条件下进行，比较贴近生产实际[29]。

药用蚯蚓中所含的纤溶酶能特异地激活血栓中的纤溶酶原生成纤溶酶，或直接作用于纤维蛋白，使形成血栓的纤维蛋白溶解。初步的资料表明，长期口服有效且无毒副作用。其价格低，来源丰富，故成为新一代溶栓药物。目前国内外对蚯蚓纤溶酶的研究报道较多，但其分离纯化步骤繁杂，为了提高纯化效率，采用自制的牛血纤溶酶原琼脂糖凝胶4B亲和层析柱对大平二号蚯蚓提取物进行亲和层析分离，得到了一种单一的纤溶酶，认为该酶为糖蛋白，含糖量为1.43%，分子量为30kDa，苯甲基磺酰氟（PMSF）对其活性有显著的抑制作用，显示该纤溶酶为典型的丝氨酸蛋白酶。另外在测定纤溶酶原激活活性时，采用了改进的Skim milk琼脂平板法，简化了常规的加热平板法，首次在国内报道用牛血纤溶酶原作为亲和吸附剂纯化蚯蚓纤溶酶，取得良好效果。由于牛血来源较丰富、低廉，其亲和吸附剂牛血纤溶酶原提取制备较简单、容易，故该研究可为降低生产成本，简化生产工艺条件提供参考[30]。

有学者通过研究得到了赤子爱胜蚓的一种纤溶酶组分的单晶，并测定了晶体结构。该晶体属斜方晶系，空间群为P212121，晶胞参数为a=40.6，b=127.5，c=129.2，每一个不对称单位含有3个蛋白质分子。另外还确定了3个独立蛋白质分子之间的非晶体学对称关系，并利用其对初始的电子密度进行平均，大大提高了电子密度质量，为进一步的结构解析奠定了基础[31, 32]。

近年来，基因重组技术也逐渐应用于蚓纤溶酶的研究中。如有学者进行了蚯蚓中纤溶酶的固定化研究，将纤溶酶Ⅲ-1固定化在1, 1′-羰基二咪唑活化的交联琼脂糖树脂中，虽然活性下降到了天然酶的64%，但要比固定化在溴化氰活化的树脂上活性高[33]。

在天然提取的蚯蚓纤溶酶研究基础上，采用逆转录PCR（RT-PCR）方法从蚯蚓体内获得蚯蚓纤溶酶基因（命名为P239），该基因含有852个核苷酸，成熟肽编码239个氨基酸，通过GenBank序列同源性比较，与已知的蚯蚓纤溶酶有一定的同源性，为首次获得的新基因。随后构建了pBV220/P239重组质粒，在大肠杆菌DH5α中进行原核表达，再经亲和层析柱纯化复性，其产物经活性测定，发现不仅具有激酶作用，而且具有直接溶栓活性[34]。

三、肽 类

蚯蚓体内的抗菌肽对多种细菌有抑制作用，而且还可能抵抗病毒，甚至能够使癌细胞凋亡。此外，蚯蚓抗菌肽来源广泛，是一种大有前途的有抗菌活性的天然食品添加剂。有学者以蚯蚓为原料，采用磷酸缓冲溶液浸提、硫酸铵沉淀，经过葡聚糖凝胶柱分离和抗菌活性筛选得到了一种抗菌活性肽，采用磷酸缓冲溶液浸提、硫酸铵沉淀，经过葡聚糖凝胶柱分离和抗菌活性筛选的方法从蚯蚓中得到了一种蚯蚓抗菌活性肽，并对其性质进行研究，表明该活性肽对几种革兰阴性菌、阳性菌及真菌均有不同程度的抑制作用。同时，初步测定该抗菌肽具有较好的热稳定性，能提高动物免疫活性，对ACE也有较好的抑制效果[35]。

蚯蚓自身含有丰富的蛋白酶，在一定条件下容易发生自溶酶解而产生相应的肽。目前，通过外源蛋白酶或自身酶水解制备蚯蚓酶解物研究已有相关报道，但制备工艺主要以生成氨基酸为主。进一步改进工艺，以肽的得率为评价指标，采用单因素和正交试验法，确定了鲜蚯蚓小分子多肽的最佳制备工艺：反应时间1h，料液比1.0g：1.5mL，温度35℃，pH 6.76。在此工艺条件下，1.7kg鲜蚯蚓制自溶酶解，酶解液经分子膜截留并冷冻干燥，共得到了103.39g蚯蚓小分子多肽提取物。该提取物为微黄色粉末，略带独特香味，主要为分子量3 000Da以下的小分子多肽和氨基酸。在浓度为10mg/mL、30mg/mL时，蚯蚓小分子多肽提取物对1, 1-二苯基-2-苦肼基（DPPH）自由基和超氧阴离子自由基的清除率分别为91.1%、53.0%。该研究首次采用双缩脲试剂法，以肽的得率为评价指标，对蚯蚓自溶酶解工艺进行优化，确定了蚯蚓自溶酶解的最佳制备工艺。同时，采用分子膜截留技术和冷冻干燥技术，对酶解液进行处理，制备获得了蚯蚓小分子多肽提取物，制备工艺简单，不引入其他外源蛋白酶，去除了蚯蚓自身腥味，制备获得了微黄色粉末状、略带香味的蚯蚓小分子多肽提取物，不仅具有均衡的营养物质，而且具有较好的抗氧化活性，可应用于抗衰老和增强免疫等功能的保健食品开发[36]。

蚯蚓拥有有效的抗菌成分，在当前抗生素使用泛滥，抗药性细菌不断增多的背景下，以蚯蚓的生态适应为理论基点，通过生化分离方法筛选到抗药性小而活性强的抗感染药物具有重要意义。采用硫酸铵沉淀、超滤、阳离子交换分离和反相FPLC的方法，从蚯蚓中得到了两种新的蚯蚓抗菌肽F1与F2（图4-11），经电喷雾离子源质谱测定，其分子量分别为53 527Da和51 927Da。串联质谱（MS/MS）数据结果表明F1的肽序列为Ac-Ala-Met-Val-Ser-Ser，F2的肽序列为Ac-Ala-Met-Val-Gly-Thr。F1与F2对鹑鸡肠球菌、酮绿假单胞菌、鲍氏不动杆菌、土生克雷伯菌的最小抑菌浓度分别为114mg/L和1285mg/L，对粪肠球菌的最小抑菌浓度分别为228mg/L和2 568mg/L，对真菌白色念珠菌没有表现为完全的抑制作用。虽然通过纯化得到了两种蚯蚓抗菌肽，但仍然有许多问题需要阐明，如其行使功能时的高级结构、功能发挥所需要的条件及其使用的安全剂量等都需要进一步研究，以将蚯蚓抗菌肽开发为新一代抗感染药物[37]。

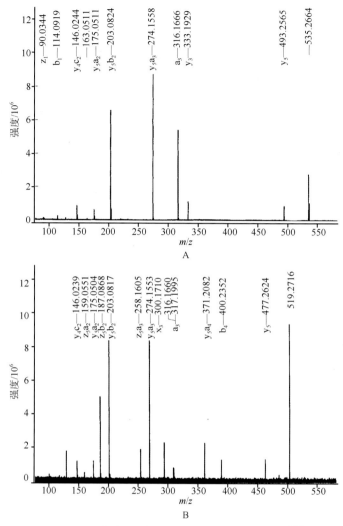

图4-11 蚯蚓中得到的两种新的蚯蚓抗菌肽色谱[37]

注：A——F1肽序列，B——F2肽序列

四、氨 基 酸

有学者先后完成了蚓激酶单体氨基酸组成分析[38]，研究发现这些单体具有相似的氨基酸组成，其中甘氨酸、天冬酰胺、丝氨酸、丙氨酸和苏氨酸含量较高，谷氨酰胺、脯氨酸、亮氨酸及异亮氨酸在某些单体中含量也较高，但赖氨酸的含量均较低，这点同人纤溶酶的氨基酸组成有明显的差异。

从蚯蚓体内提取的混合物作为蚯蚓提取物，化学成分分析选用分光光度仪、紫外分光光度仪、氨基酸分析仪等。测定蚯蚓体内提取物中各化学成分的含量分别为：多肽蛋白质类物质为40.480%，维生素B_2为0.012%，总还原糖为14.280%，并有17种氨基酸，分别为天冬氨酸、苏氨酸、丝氨酸、谷氨酸、脯氨酸、甘氨酸、丙氨酸、半胱氨酸、缬氨酸、甲硫氨酸、异亮氨酸、亮氨酸、酪氨酸、苯丙氨酸、赖氨酸、组氨酸、精氨酸[39]。

五、微 量 元 素

从药用蚯蚓体内提取的混合物作为蚯蚓提取物，选用原子吸收光谱仪在蚯蚓体内提取物中测得11种无机元素，分别为Zn、Cu、Fe、Se、Cr、Mn、As、Pb、Cd、Sr、K[39]，见图4-12。

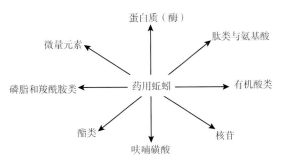

图4-12 药用蚯蚓中化学成分总结图

（马志国 吴梦玫）

参 考 文 献

[1] 周晓，季倩，张汉明，等. 地龙的研究进展. 药学实践杂志，2015，33（5）：396-400+410.

[2] 白凤瑞，吕志阳. 药用地龙的研究进展. 黑龙江医药，2010，23（4）：610-613.

[3] 黄庆，李志武，马志国，等. 地龙的研究进展. 中国实验方剂学杂志，2018，24（13）：220-226.

[4] 吴文如，李薇，赖小平，等. 地龙药材蛋白质电泳鉴定的初步研究. 广东药学院学报，2011，27（3）：267-270.

[5] 陈丽艳，张迎，綦菲，等. 地龙的鲜品和干品可溶性蛋白及纤溶酶活性的对比研究. 中国实验方剂学杂志，2012，18（8）：89-92.

[6] 刘瑞连. 地龙抗凝活性成分提取工艺的研究. 中南药学，2009，7（6）：425-426.

[7] 毕燕芳，马书林，陈学伟，等. 大孔吸附树脂提取中药地龙中蚓纤维蛋白溶酶的研究. 上海中医药杂志，2005，39（2）：58-60.

[8] 徐玉玲，谭清红，伍利华，等. 地龙渗漉工艺参数优选. 中国实验方剂学杂志，2014，20（21）：41-43.

[9] 王佳茜，王少平，刘万卉. 地龙抗血栓肽分离研究. 天津药学，2019，31（3）：1-4.

[10] 张兰娥，李清华，康白，等. 地龙蛋白肽的成分分析及对血管紧张素转化酶活力的影响. 天然产物研究与开发，2013，25（12）：1740-1742+1747.

[11] 张玉，董文婷，霍金海，等. 基于UPLC-Q-TOF-MS技术的广地龙化学成分分析. 中草药，2017，48（2）：252-262.

[12] 陈敬炳，王光忠，陈洪莲，等. 通俗环毛蚓的化学成分研究. 中成药，1997，19（5）：35-36+53.

[13] 黄文芳，石召华，陈立军. 指纹图谱技术评价不同干燥方式对地龙氨基酸组分提取物的影响. 药物评价研究，2015，38（3）：297-301.

[14] 肖继先，陈敬炳，王先忠，等. 通俗环毛蚓的化学成分研究. 时珍国医国药，2002，13（10）：586-587.

[15] Cheng T. F.，Zhang Y. H.，Ye J，et al. Investigation of the chemical compounds in *Pheretima aspergillum*（E. Perrier）using a combination of mass spectral molecular networking and unsupervised substructure annotation topic modeling together with in silico fragmentation prediction. Journal of Pharmaceutical and Biomedical Analysis，2020：184.

[16] 肖寄平，张炜煜，杨雪，等. 地龙中脂肪酸成分研究. 时珍国医国药，2010，21（11）：2760-2762.

[17] 万明，杨新，张涛，等. 沪地龙抗凝血活性部位分离研究. 时珍国医国药，2018，29（1）：49-53.

[18] 闫萍，牛勃，张建林，等. 蚯蚓提取物中蛋白质含量测定方法的研究. 中国生化药物杂志，2007，28（1）：28-29.

[19] 赵晓瑜，静天玉. 蚯蚓纤溶酶的成分分析. 中国生物化学与分子生物学报，1998，14（4）：408-409.

[20] 杨嘉树，李令媛，茹炳根，等. 蚯蚓体内一种纤溶酶原激活剂（e-PA）的分离纯化. 生物化学与生物物理学报，1998，14（2）：156-160.

[21] Nakajima N，Mihara H，Sumi H. Characterization of protent fihrinolylic enzymesin earthworm，lumbricus rubellus. Biosci Biotech Bioch，1993，57（10）：1726-1730.

[22] 程牛亮，张祖，牛勃，等. 双胸蚓纤溶酶的纯化及性质. 生物化学杂志，1990，6（2）：186-190.

[23] 程牛亮，王新亚，郑国平，等. 双胸蚓纤溶酶Ⅱ的纯化及其性质的研究. 中国实验临床免疫学杂志，1996，8（2）：8-10.

[24] 郑国平，程牛亮，张祖，等. 双胸蚓纤溶酶的分离纯化及其性质研究. 山西医学院学报，1996，27（2）：81-83.

[25] 迟玉杰，于国平，张永忠，等. 蚯蚓纤溶酶的分离纯化. 东北农业大学学报，1999，30（3）：295-298.

[26] 迟玉杰，刘淑兰. 对蚯蚓纤溶酶分子量的测定及其溶栓效果的观察. 东北农业大学学报，1999，30（2）：176-180.

[27] 迟玉杰，田波，张英华. 对蚯蚓纤溶酶的性质和纤溶活性的研究. 东北农业大学学报，1999，30（4）：367-370.

[28] 何执中，郭怀芳，唐宁，等. 蚯蚓纤溶酶的分离纯化及抗栓活性研究. 中国生化药物杂志，2001，22（6）：284-286.

[29] 何执中，何执静，宗瑜琼，等. 高活力蚯蚓纤溶酶的纯化及性质研究. 中国药科大学学报，1997，28（6）：362-365.

[30] 林少琴，余萍，兰瑞芳. 蚯蚓纤溶酶的亲和层析纯化及部分性质. 药物生物技术，2000，7（4）：229-233.

[31] Tang Y，Zhang J P. Crystallization and preliminary X-ray analysis of earthworm fibrinolytic enzyme component A from *Eisenia fetida*. Acta Crystallographica. Section D. Biological crystallography，2000，56（12）：1659-1661.

[32] Tang Yong，Jiang Tao，Zhang jiping. Multi-isomorphous replacement phasing of the earthworm fibrinolytic enzyme component A from *Eisenia fetida*. Science in China Series C，2003，46（3）：263-272.

[33] Wu X Q，Wu C，He R Q. Immobilized Earthworm Fibrinolytic Enzyme Ⅲ -1 with Carbonyl diimidazole Activated-agarose. Protein and peptide letters，2002，9（1）：75-80.

[34] 陈飞，孟宪志，李莉，等. 蚯蚓纤溶酶基因P239的原核表达、纯化及活性测定. 微生物学杂志，2004，24（1）：19-21.

[35] 崔东波，苑广志. 一种蚯蚓抗菌肽的性质研究. 食品科技，2011，36（7）：76-79.

[36] 刘廷强，严泽民，周华峰，等. 蚯蚓小分子多肽提取物的制备及抗氧化活性. 江苏农业科学，2016，44（7）：463-466.

[37] 张希春，孙振钧，禚如朋等. 蚯蚓两种抗菌肽的分离纯化及部分性质. 生物化学与生物物理进展，2002，29（6）：955-960.

[38] Nakajima N，Lshihara K，Sugimoto M. Chemical modification of earth-worm fibrinolytic enzyme with human serum albumin fragment and characterization of the protease as a therapeutic enzyme. Biosci Biotech Bioch，1996，60（2）：293-300.

[39] 张绍章，姚素臣，李予蓉. 蚯蚓提取物的物理性状和化学成分的检测. 第四军医大学学报，1994，15（2）：134-135.

第五章

药用蚯蚓的质量评价

　　药用蚯蚓质量控制研究主要有中药地龙及蛋白蚯蚓中各类化学成分的定性定量分析测定，如蛋白质（包括蚓激酶）、多肽、氨基酸、核苷、微量元素及其他成分等，此外还有重金属及有害元素、黄曲霉毒素等安全性指标的分析检测。近年来基于体外生物活性的药用蚯蚓质量评价及蚓激酶的质量研究、地龙药材的整体性质量评价使得药用蚯蚓的质量研究水平大大提高，主要包括指纹图谱的建立、指纹图谱结合多指标定量分析、特征成分的一测多评、体内移行成分分析等。此外，在地龙药材的质量标准和等级标准研究方面也有所突破。

第一节　药用蚯蚓中化学成分的定性定量分析

一、蛋白质多肽的分析

（一）药用蚯蚓中抑制血管紧张素转化酶活性蛋白的分析

　　药用蚯蚓的化学成分种类繁多，结构复杂，含有丰富的蛋白质等大分子成分。血管紧张素转化酶（angiotensin converting enzyme，ACE）是高血压发病机制中起关键作用的酶，抑制ACE的活性是治疗高血压的重要途径。近年来，来源于动植物蛋白中的降血压肽由于降压效果明显且不良反应轻而越来越引起重视。有研究将药用蚯蚓匀浆浸泡于60℃水浴中1h，来提取活性成分；通过紫外分光光度法测定了药用蚯蚓中蛋白质的含量；采用凝胶过滤层析法提纯药用蚯蚓中的活性蛋白并进行体外ACE抑制活性试验，收集活性峰再进行SDS-PAGE电泳及高效液相色谱法测定地龙蛋白肽的相对分子质量及氨基酸的组成。结果表明，地龙蛋白肽含有18种氨基酸，其中亮氨酸和谷氨酸的含量最高，同时含有人体必需的8种游离氨基酸（表5-1）。提示中药地龙中含有抑制ACE的活性物质。本研究可用于地龙药材质量控制，并为从药用蚯蚓中开发防治高血压的药物或保健品提供可靠的实验依据[1]。

表5-1　药用蚯蚓蛋白肽的氨基酸成分组成[1]

氨基酸	凝胶过滤提取物组分（%）	氨基酸	凝胶过滤提取物组分（%）
Asp	4.21	Ser	2.59
Glu	7.70	Gly	2.49

续表

氨基酸	凝胶过滤提取物组分（%）	氨基酸	凝胶过滤提取物组分（%）
His	1.10	Met	0.62
Arg	2.94	Cys	0.35
Thr	1.94	Ile	2.14
Ala	3.37	Leu	3.73
Pro	2.09	Phe	2.17
Tyr	1.42	Lys	4.74
Val	2.46		

（二）蛋白质组学技术在药用蚯蚓蛋白质成分分析中的应用

广地龙原动物含有丰富的蛋白质等大分子成分，但是缺乏相关的物质基础研究，抗凝血或溶栓活性鲜有报道。近年来，蛋白质组学技术得到了迅猛发展，它针对靶组织分析蛋白质的变化，具有"整体、系统"的特点，这与中医证候"整体观"、中药治疗"多靶点"的思维十分相似，在中药复杂体系中的应用主要是发现新生物标志物和寻找并预测靶点蛋白。随着质谱技术的发展，多肽和蛋白质鉴定算法的改进，鸟枪法蛋白质组学（shotgun proteomics）研究策略应用广泛。它是将大量蛋白质酶解后得到多肽混合物，经色谱柱分离后，采用串联质谱进行分析，通过搜索数据库进行大量的蛋白质鉴定，该方法实现了高通量、高灵敏度和高分辨率的蛋白质鉴定。以新鲜参环毛蚓为研究对象，采用SDS-PAGE法对其总蛋白进行分离，并进行胶内酶切，利用纳升高效液相色谱–四极杆–线性离子阱–静电场轨道阱高分辨质谱技术（nano LC-LTQ-orbitrap HRMS）研究其中的蛋白质。采用Proteome Discoverer软件，共鉴定出386个蛋白质，包括珠蛋白、甘油醛-3-磷酸脱氢酶、纤溶活性蛋白等，大多数蛋白质与细胞结构、能量供给有关，纤溶活性蛋白、胍乙基磷酸丝氨酸蛋白酶可能与抗凝血或溶栓活性有关。利用PANTHER网站（http://www.pantherdb.org）对蛋白进行基因本体功能分类，KEGG网站（http://www.genome.jp/keg/）富集分析输入386个蛋白质的Uni-Prot ID编号，对比物种hro（Helobdella robusta），得到参与的信号转导通路总计54种，包括代谢途径、碳代谢通路、氨基酸的生物合成通路、核糖体代谢通路、糖酵解/糖异生通路、柠檬酸循环等（图5-1），该实验首次系统研究了参环毛蚓中蛋白质物质基础，并提供蛋白功能注释和代谢通路富集分析，可行性高，操作性强[2]。

（三）基于蛋白质成分的地龙质量研究

地龙药材商品来源复杂、规格较多，为有效控制商品质量，采用分光光度法，以牛血清蛋白为对照，G-250显色，测定沪地龙和广地龙商品药材中可溶性蛋白质含量，为地龙药材的质量评价提供实验依据。采用低温水提取，考马斯亮蓝显色，分光光度法分别测定地龙药材中可溶性蛋白质的含量。结果表明样品中可溶性蛋白质的含量以牛血清蛋白计在60.48～463.68μg内具有良好线性关系。由表5-2可见地龙药材商品中可溶性蛋白的含量均存在一定差异，因蛋白质为动物药材中的主要有效物质，因此，通过测定药材商品中的可溶性蛋白的含量，控制药材商品的质量具有实际意义[3]。

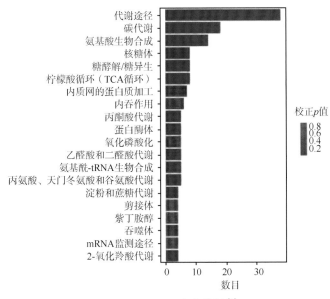

图5-1　KEGG富集分析[3]

表5-2　地龙药材商品中可溶性蛋白质的含量（%）[3]

沪地龙	含量	广地龙	含量
1	1.054	11	1.020
2	0.932	12	0.970
3	0.975	13	0.992
4	0.961	14	0.906
5	0.595	15	1.107
6	0.628	16	0.988
7	0.927	17	0.930
8	0.791	18	0.897
9	0.920	19	0.978
10	1.030	20	0.948
均值	0.881	均值	0.973

　　蛋白质、氨基酸类成分可通过电泳分析等方法进行含量测定，而目前化学成分、药理等方面的研究相对较少。因此采用显微、薄层色谱法对地龙进行定性鉴别，采用紫外分光光度法对其蛋白质含量进行测定，发现蛋白质在$0.02 \sim 0.10$mg/mL内线性关系良好，在50min内稳定性良好，测得地龙蛋白质含量为2.3mg/mL，仪器精密度RSD为0.627%。利用显微及薄层鉴别，可对地龙药材进行定性鉴别及含量测定，蛋白质含量采用紫外测定方法简便可行[4]。

二、氨基酸的分析

地龙的药理作用强，研究发现地龙药理作用与其氨基酸含量及组成有很大关系，同时地龙氨基酸分析也从薄层色谱发展到高效液相色谱，分析方法不断地研究改进。

（一）基于氨基酸分析仪的定量分析

为了选择地龙中游离氨基酸的最佳提取方法，采用水提正交法、渗漉法、水提醇沉法提取地龙中游离氨基酸。用氨基酸自动分析仪测定提取液中游离氨基酸的含量。结果比较分析出水提醇沉是最佳的提取方法，可为地龙药材质量标准的制订提供依据。采用标准水解液的方法测定地龙中所含游离氨基酸的种类及含量。在测定的17种氨基酸中，含有16种，未检测到胱氨酸。另外，据文献报道，采用水解后，测出地龙中含有17种氨基酸，其中胱氨酸微量，这说明胱氨酸可能是蛋白质或其他物质水解而得到的。对地龙的主要有效成分氨基酸可用氨基酸自动分析仪进行测定，此方法既快速又方便，便于生产控制[5]。采用氨基酸分析仪测定地龙药材中氨基酸含量，并与常见动植物蛋白氨基酸含量进行比较。结果表明地龙药材蛋白含量很高，Gly、Ala、Val、Leu、Arg等氨基酸比例较高。地龙药材氨基酸分布规律与其药理作用有一定关系，并能用于地龙药材的质量控制[6]。

（二）基于衍生化结合色谱技术的氨基酸定量分析

为了建立用柱前衍生和高效毛细管电泳测定地龙中水解氨基酸含量的方法，将地龙药材经水煎煮后，先用盐酸水解处理地龙样品，再用沃特世AccQ-Fluor衍生试剂对水解氨基酸进行柱前衍生，采用高效毛细管电泳方法测定地龙中氨基酸的含量。结果表明所建立的方法可使14种常规氨基酸在16min内达到较好分离效果，氨基酸浓度15.625～250μmol/L线性关系良好，结果显示地龙药材中Glu、Ile/Leu、Gly、Ala含量相对较高，His、Tyr含量较低，Asp未检测到。该法试剂消耗少，分析时间短，测定结果可靠，可适用于动物类中药材中氨基酸的快速检测[7]。

近年来，对地龙抗凝溶栓作用研究颇多，现已知其活性成分主要为纤维蛋白溶解酶、蚓激酶和蚓胶原酶等蛋白或肽类。采用邻苯二甲醛、9-芴甲基氯甲酸酯作衍生剂，采用外标法，测定地龙提取物中游离氨基酸和水解总氨基酸的含量。结果表明各氨基酸在26min内可得到较好分离，氨基酸浓度与峰面积呈良好的线性关系，r值均在0.995以上（图5-2）。建立的方法分离效果好、灵敏、准确、简便，适宜地龙药材中氨基酸的测定，能为地龙药材质量标准的制订提供依据[8]。

采用异硫氰酸苯酯衍生化法可使氨基酸与异硫氰酸苯酯反应，生成单一、稳定的苯氨基硫甲酰衍生物，经HPLC分离后，于254nm波长处紫外检测，具有灵敏度高、衍生化产物稳定等优点，因此采用柱前衍生HPLC法测定地龙中水解及游离的6种氨基酸的含量，所测氨基酸能得到有效分离，并且具有良好的线性关系，r值均在0.9995以上（n=6）。从样品含量测定结果可以看出，地龙中含有较多的胶原蛋白，游离氨基酸较少，水解后能得到较多的氨基酸，该方法分离效果好，并且具有较好的灵敏度、准确性、重复性及稳定性，为地龙中氨基酸成分的含量测定提供了一种可靠、有效的方法，可用于地龙药材质量控制[9]。

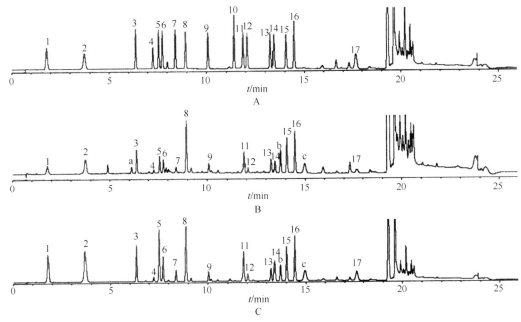

图 5-2 氨基酸分析 HPLC 图谱[8]

注: 1——ASP, 2——GLU, 3——SER, 4——HIS, 5——GLY, 6——THR, 7——ARG, 8——ALA, 9——TYR, 10——CY2,
11——VAL, 12——MET, 13——PHE, 14——ILE, 15——LEU, 16——LYS, 17——PRO; a——ASN, b——未知物, c——HYP;
A——混合氨基酸标准品, B——游离氨基酸样品, C——水解氨基酸样品

三、核苷类成分的分析

据文献报道,地龙主要含有脂类成分、氨基酸和蛋白质、琥珀酸、核苷类等成分,含有的次黄嘌呤及含氮化合物为降压平喘的主要活性成分,并有抗组胺、扩张支气管和平喘作用。早期在研究该类成分时大多采用薄层扫描色谱法进行含量测定。随着新技术的普遍应用,HPLC法也被用于地龙核苷类成分的含量测定中,HPLC法已广泛应用在核苷类成分的定性和定量研究中。从研究报告中可以发现关于地龙中核苷类成分的含量测定多为尿嘧啶、次黄嘌呤、黄嘌呤、尿苷、鸟苷、肌苷等成分。

(一)次黄嘌呤的 HPLC 定量分析

现代研究表明,次黄嘌呤为代表的核苷类成分,具有抗肿瘤、抗病毒、免疫调节、抗缺血性损伤、抗菌、抗血小板聚集等多种生物活性,其与广地龙舒张支气管、抗组胺、平喘、调节免疫功能、调节血糖、抗缺血性损伤等药理活性具有一定的关联性,可作为广地龙药材质量评价的指标。

在评价不同产地广地龙的内在质量时,以次黄嘌呤为指标成分,建立了不同产地广地龙中次黄嘌呤含量测定的HPLC法,色谱柱: Inertsil ODS-EP柱,流动相: 水 – 甲醇 – 四氢呋喃(93 : 7 : 0.05),流速1.0mL/min,检测波长254nm。结果表明次黄嘌呤的平均回收率为98.6%,方法精密度(RSD)为0.50%(n=6)。广西产广地龙中次黄嘌呤的含量比广东产含量高,前者约为后者的2.3倍。该法可用于不同产地广地龙中次黄嘌呤的含量测定,可为地龙药材质量标准的制订提供依据[10]。另有采用HPLC法，用Kromasil-C18色谱柱，流动相为甲醇–水（10∶90），柱温35℃，流速0.6mL/min，检测波长254nm。测得次黄嘌呤线性范围为0.01932～0.2415μg（$r=0.9997$），平均回收率为99.4%，RSD=1.8%（$n=5$）。本法操作简便、快速、准确，可用于地龙中次黄嘌呤的含量测定，为地龙药材质量标准的制订提供依据[11]。建立一种准确有效的测定地龙中次黄嘌呤的含量的方法是很有意义的。对提取方法曾经进行大量实验，乙醇提取方法最佳，既能将次黄嘌呤提取完全，又能避免提取出过多的其他杂质，因此采用稀乙醇浸泡地龙粉末，超声提取，用Alltech AH pollo C_{18}色谱柱，水–甲醇（90∶10）。结果表明该方法次黄嘌呤平均回收率为100.3%，RSD=1.9%。本实验采用HPLC法测定次黄嘌呤含量，方法简单，准确，灵敏度高，重现性好，具有良好的稳定性，可为地龙药材质量标准的制订提供依据[12]。为了建立准确、稳定的含量测定方法，有效控制地龙药材质量，用稀乙醇浸泡广地龙粉，超声处理，采用HPLC法测定次黄嘌呤的含量。结果测得线性范围为2～50μg，$r=0.9999$，平均回收率为99.5%，RSD为1.5（$n=9$）。经大量试验，采用离子交换柱法操作繁琐，酸性乙醇法，不易除去杂质。采用稀乙醇，60℃浸泡2h，超声处理30min，经离心，既可提取次黄嘌呤，又可除去大部分蛋白质和杂质，再经0.45μm滤膜滤过，溶液非常澄清，且操作简单。最终成功建立了准确、稳定的含量测定方法，为地龙药材质量标准的制订提供依据[13]。

（二）多种核苷类成分的HPLC同时定量分析

本书编者吴文如课题组运用HPLC法测定沪地龙、土地龙和不同产地广地龙中尿嘧啶、次黄嘌呤、尿苷和肌苷的含量。用0.9%生理盐水超声提取地龙药材，采用HPLC法，沃特世Symmetry C_{18}色谱柱（150mm×4.6mm，5μm），以0.01mol/L磷酸二氢钾溶液和50%甲醇为流动相，梯度洗脱，检测波长254nm。结果表明该方法重复性、回收率高，可用于不同产地、品种的地龙药材中尿嘧啶、次黄嘌呤、尿苷、肌苷等4种成分的含量测定。研究发现次黄嘌呤的含量在不同批次之间差异较大，为地龙药材质量标准的制订提供依据。由于地龙药材为动物药，富含蛋白质，故在提取时未采用加热法提取，且样品经过滤后应冷藏保存，并尽快检测，以减少蛋白质的溶出对色谱柱的损害[14]。

药材市场常见伪品混杂现象，为评价地龙药材的质量，对于如何测定次黄嘌呤、黄嘌呤、尿嘧啶及尿苷这4种成分的含量，前人做了不同程度的探索，如本书编者张磊课题组利用HPLC法测定栉盲远盲蚓、威廉腔蚓、通俗腔蚓和参环毛蚓中次黄嘌呤、黄嘌呤、尿嘧啶和尿苷的含量，建立的方法重复性、回收率好，可用于测定地龙与广地龙中次黄嘌呤等4种核苷类成分的含量，结果发现广地龙中次黄嘌呤含量高于沪地龙，但沪地龙中的尿嘧啶、黄嘌呤和尿苷的含量均高于广地龙（图5-3），为地龙药材质量标准的制订提供依据[15]。

目前关于中药中核苷类成分的含量测定方法已有较多文献报道，而以沪地龙为考察对象的研究尚不多见。有学者采用HPLC法测定沪地龙中7个核苷类成分，即尿嘧啶、次黄嘌呤、黄嘌呤、尿苷、肌苷、鸟苷、2'-脱氧鸟苷的含量（图5-4）。12批样品中上述7个核苷类成分的含量测定结果分别为0.046～0.864mg/g、0.263～0.770mg/g、0.034～0.631mg/g、0.379～0.994mg/g、1.655～3.595mg/g、0.544～1.465mg/g和0.074～0.208mg/g，该方法可用于沪地龙药材中核苷类成分的含量测定，研究发现不同样品中尿嘧啶和黄嘌呤的含量差异较大（表5-3），为地龙药材质量标准的制订提供依据[16]。

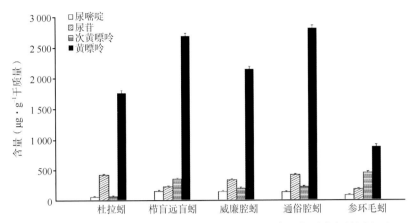

图5-3 各种沪产地龙与广地龙原动物的尿嘧啶、尿苷、次黄嘌呤、黄嘌呤含量测定（$n=8$，$\bar{x}\pm s$）[15]

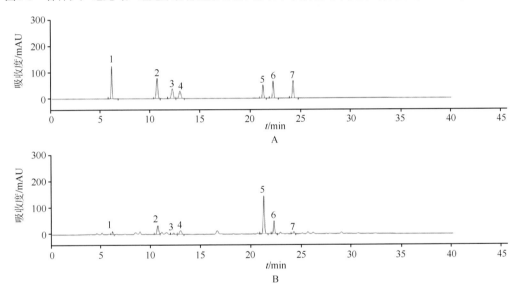

图5-4 混合对照品（A）与5号样品（B）HPLC色谱图[16]

注：1——尿嘧啶（uracil），2——次黄嘌呤（hypoxanthine），3——黄嘌呤（xanthine），4——尿苷（uridine），5——肌苷（inosine），6——鸟苷（guanosine），7——2'-脱氧鸟苷（2'-deoxyguanosine）

表5-3 样品含量测定结果（mg/g，$n=2$）[16]

样品编号	尿嘧啶	次黄嘌呤	黄嘌呤	尿苷	肌苷	鸟苷	2'-脱氧鸟苷
1	0.116	0.263	0.067	0.699	3.574	1.273	0.134
2	0.046	0.339	0.034	0.413	2.539	0.544	0.121
3	0.63	0.77	0.507	0.556	2.168	1.465	0.083
4	0.76	0.64	0.631	0.738	2.181	1.311	0.077
5	0.086	0.361	0.122	0.41	2.341	0.736	0.086
6	0.091	0.393	0.144	0.406	2.175	0.665	0.093
7	0.864	0.686	0.527	0.608	1.655	1.294	0.074

续表

样品编号	尿嘧啶	次黄嘌呤	黄嘌呤	尿苷	肌苷	鸟苷	2′-脱氧鸟苷
8	0.278	0.534	0.436	0.994	3.595	1.31	0.14
9	0.151	0.478	0.146	0.465	1.684	0.691	0.194
10	0.131	0.437	0.201	0.379	1.672	0.69	0.126
11	0.093	0.301	0.058	0.705	2.359	1.125	0.208
12	0.064	0.309	0.066	0.406	2.221	0.66	0.159

关水清等采用HPLC法同时测定广地龙中尿嘧啶、次黄嘌呤、尿苷、肌苷、鸟苷5种核苷类成分的含量。采用Diamonsil C18色谱柱（250mm×4.6mm，5μm），流动相为甲醇−水（5∶95），流速1.0mL/min，检测波长254nm，柱温30℃，进样量10μL。20批广地龙中尿嘧啶、次黄嘌呤、尿苷、肌苷、鸟苷含量分别为0.0510～0.1110mg/g、0.2431～0.9436mg/g、0.1719～0.5080mg/g、1.5596～3.8611mg/g、0.1655～0.2501mg/g，5种总核苷含量为3.3099～4.5659mg/g。该方法简便、可靠、重复性好、精密度高，可用于同时测定广地龙中5种核苷类成分的含量，对广地龙质量控制研究有显著意义[17]。

四、重金属及有害元素分析

因地龙本身对泥土中的重金属及有害元素具有富集的特性，或是因在加工炮制、储存运输等过程中受到了重金属的污染等，频繁被查出重金属含量超标。对地龙中重金属及有害元素进行分析是其质量研究的重要内容之一。目前《中国药典》2020年版地龙药材质量标准中以比色法进行重金属检查，该法专属性、灵敏性较低，易受主观目测颜色影响。传统的金属离子检测方法原子吸收光谱法（AAS）、原子发射光谱法（AES）、电感耦合等离子体质谱（ICP-MS）和电感耦合等离子体原子发射光谱法（ICP-AES）等均有较高的灵敏度和准确度，但是其分析成本高、仪器昂贵。

（一）基于ICP-MS法的地龙重金属及有害元素分析

ICP-MS可同时快速检测多个元素，专属性、灵敏度高，结合操作较便捷、损失小的微波消解，是中药元素分析的理想检测手段。采用ICP-MS测定复方地龙胶囊中Pb、Cd、As、Hg、Cu等重金属含量。样品经微波消解处理后，以In为内标，采用ICP-MS同时测定上述5种重金属元素的含量（表5-4）。结果表明各测定元素线性关系良好（相关系数$r > 0.9995$），回收率为98.8%～105.4%。该方法准确、简便、灵敏度高，适用于复方地龙胶囊中5种重金属元素的测定，为地龙药材质量标准的制订提供了依据[18]。

表5-4　Pb、Cd、As、Hg、Cu测定结果（μg/g）[18]

批号	Pb	Cd	As	Hg	Cu
120201	0.3	0.3	1	0.05	4
120202	0.4	0.3	1	0.05	4

续表

批号	Pb	Cd	As	Hg	Cu
120203	0.3	0.2	1	0.05	4
120205	0.3	0.2	1	0.07	4
120302	0.3	0.3	1	0.06	4

采用ICP-MS对广地龙药材、汤剂及配方颗粒样品中的Cr、Cu、As、Cd、Sn、Sb、Ba、Hg、Pb、Bi等10种元素进行检测。结果表明，大部分广地龙样品中的重金属和有害元素如As、Cd等含量较高，药材样品中8批As含量高于2mg/kg，10批Cd含量高于0.3mg/kg，配方颗粒样品则分别为10批和2批。广地龙汤剂同样含有较高的重金属及有害元素，Cd均高于0.3mg/kg，煎出的As含量比率最高，其他元素相对较低，折算含量均远低于同批药材中含量。配方颗粒中各元素的折算含量与原药材比较均明显下降，但As的含量比率明显较汤剂的低，而Sb、Pb则高，这可能与生产过程或辅料有关。广地龙药材的元素含量直接反映在汤剂及配方颗粒中，应从药材来源保证临床使用安全性，提高现有广地龙药材质量标准，建立配方颗粒质量标准。配方颗粒作为已广泛应用的"新型饮片"，尚无国家标准，其元素特征与汤剂相似，不能套用药材饮片标准，应建立相适应的质量标准以满足临床要求[19]。

以不同商品地及不同品种地龙为研究对象，采用ICP-MS测定不同商品地、不同品种地龙中Cu、As、Cr、Hg、Pb 5种重金属及有害元素的含量（表5-5）。结果显示各元素线性相关系数为0.9997～1，加标回收率为81.2%～112.5%，精密度为0.48%～2.64%。经测定所有检测地龙样品所含有害元素均超标。该方法简便、快速、准确性好，适用于地龙中有害元素的检测，也能为地龙药材质量标准的制订提供依据[20]。

表5-5　样品编号元素种类含量及与标准对比[20]

编号	As（≤2.0mg/kg）	Hg（≤0.2mg/kg）	Pb（≤5.0mg/kg）	Cd（≤0.3mg/kg）	Cu（≤20mg/kg）
1	6.43	1.10	12.01	1.52	86.98
2	8.84	0.71	13.85	1.98	91.00
3	8.67	1.08	14.62	1.89	94.32
4	8.67	0.66	7.07	1.28	121.40
5	16.85	0.57	7.04	1.04	110.50
6	16.42	0.59	5.67	0.98	113.60
7	12.72	0.68	7.71	1.26	91.82
8	15.73	0.81	4.50	1.93	159.30
9	18.82	1.11	9.09	1.81	155.40
10	9.49	0.54	8.39	1.42	119.50
11	14.23	0.66	7.41	1.28	174.70
12	11.96	0.56	6.72	1.74	192.50
13	8.62	0.59	9.07	1.35	89.93
14	4.08	0.68	7.93	0.95	177.20

续表

编号	As (≤2.0mg/kg)	Hg (≤0.2mg/kg)	Pb (≤5.0mg/kg)	Cd (≤0.3mg/kg)	Cu (≤20mg/kg)
15	10.83	0.70	9.39	1.82	147.70
16	12.12	0.57	10.60	1.44	85.63

采用细胞迁移侵袭试验（Transwell）技术，以地龙为研究对象，采用ICP-MS法测定地龙中Cd和As的残留量；建立生理原理提取法（PBET）体外模拟消化/MDCK细胞模型考察地龙中Cd和As的生物可给性；分别采用危害指数法（HI）和暴露限值法（MOE）对于地龙中Cd和As的残留总量及生物可给量的风险进行评估。结果表明，6批地龙中Cd和As的残留总量范围分别为8.319～33.606mg/kg和0.532～16.412mg/kg。经过MDCK细胞转运后，地龙中Cd的生物可给性为10.13%～64.16%；As的生物可给性为2.72%～46.57%（图5-5）。

风险评估的结果表明MDCK细胞转运前，所有批次地龙中As的MOE值及Cd的HI值均大于1，As的风险可接受，Cd的风险不可接受；MDCK细胞转运后，除了1批地龙外，其余5批地龙中Cd的HI值均小于1（风险降低至安全范围内）。本研究为更加客观、科学地评估中药中重金属对人体的健康风险，制定更加科学、合理的重金属限量标准提供重要的技术支撑，为地龙药材质量标准的制订提供更加客观、科学的依据[21]。

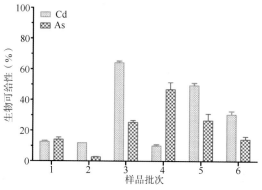

图5-5 Cd和As的生物可给性结果 $n=2$，$\bar{x}\pm s$ [21]

（二）原子吸收光谱法

有研究采用微波消解–原子吸收联用技术定量分析地龙中的3种微量元素和2种重金属元素，通过对三个产地的地龙的研究发现，沪地龙中Cr的含量较高，明显高于其他两种微量元素，其含量大概是广地龙的2～3倍。三个产地地龙中的Cd和Pb均在国家限量标准之内。对含泥地龙、去泥地龙及泥中3种微量元素和两种重金属元素的含量比较发现，三个产地地龙对5种元素均具出较强的生物富集，该方法可为地龙药材质量标准的制订提供依据[22]。

有研究采用干法处理样品，火焰原子吸收法测定，研究地龙与地龙配方颗粒中Pb的含量。结果显示相关系数为0.9998，回收率为93.4%～98.7%，该方法简便，重现性好，可用于地龙等中药配方颗粒及中药制剂中Pb含量测定，通过对地龙与地龙配方颗粒Pb含量的比较发现，其药材中Pb含量较高，超过《药用植物及制剂出口绿色行业标准》的规定（Pb≤5.0mg/kg），而经过提取浓缩制成配方颗粒后，Pb含量明显减少并符合要求。据有关文献报道，Pb可被蛋白质、多肽和有机酸络合，中药经提取后，Pb含量明显减少。地龙配方颗粒Pb含量明显少于地龙药材，是否与此有关，待进一步探讨。有些中药制剂重金属含量过高，可能与直接以生药入药有关。因此，对于重金属含量高的、以生药入药的中药制剂，应该在不影响疗效的前提下，考虑采用改变制备工艺的方法提高用药的安全性[23]。

（三）分析新技术的开发应用

有研究利用傅里叶变换－衰减全反射红外光谱（FTIR-ATR）结合膜富集技术，建立中药材地龙中微量铜质量分数的快速、经济的测定方法；对30批校正集样品进行湿法消解，利用Cu与金属络合剂1-(2-吡啶偶氮)-2-萘酚（PAN）发生络合反应，优化各种反应条件，再将络合物抽滤富集在微孔滤膜上，采集其FTIR-ATR光谱，建立其铜质量分数的定量校正模型，并对模型进行参数优化和评价。利用优化后模型预测广东、广西和福建3个产地地龙样品中铜质量分数，并与ICP-MS测定结果进行比较。结果表明最优模型预测3个产地地龙样品的质量分数为5.85～6.98mg/kg，与ICP-MS分析结果相比，相对误差均小于20%。该文采用了膜富集技术，更加有效地提高了分析灵敏度，为中药微量重金属元素检测提供了新方法，有望成为中药材重金属检测的一种快速、准确、经济的新方法，为地龙等中药材重金属元素的定量分析提供了一种新方法[24]。

综上，由于蚯蚓喜好在土壤中生活，从而导致环境及土壤中的重金属易在蚯蚓体内蓄积，通过食物链最终对人体产生严重的生理毒性，包括生殖毒性、肾功能损伤、糖尿病、骨质疏松症等。因此，对于地龙中重金属的残留及对人体健康风险的研究很有必要。重金属的毒性评价不仅与其绝对量有关，更与实际被吸收而发挥作用的含量密切相关。若将中药中本身重金属的含量用于评估其风险，可能会高估其对人体的危害，造成产业资源浪费。中药材中外源性有害物质的监控是一个长期的、复杂的问题，涉及中药的生长环境和复杂的生产活动中的多种因素。因此加大力度对不同品种地龙中的微量元素及重金属元素含量进行分析和研究，具有重要的现实意义。地龙药材的外源性有害元素超标，要依靠科技，加强立法，加强规范化的GAP基地建设，发展药用植物种植过程中农药安全使用技术，规范中药炮制过程，才能从根本上提高中药材的质量，保证用药安全。

五、其他成分的分析

地龙含有氨基酸、核苷酸、纤溶酶、纤溶酶原激活剂等活性成分，还含有丰富的脂肪酸及微量元素。

（一）脂肪酸的分析

人们对脂肪酸特别是不饱和脂肪酸的营养价值及生理功能进行了很多的研究。结果表明，不饱和脂肪酸特别是多元不饱和脂肪酸具有许多重要的生理功能，能降低胆固醇、预防动脉硬化、预防老年痴呆症，改善大脑功能及预防视力下降等。运用气相色谱法对地龙的脂肪酸进行研究，采用皂化法提取地龙中脂肪酸，并采用气相色谱法对其进行分析。结果皂化法提取地龙中肉豆蔻酸、棕榈酸、棕榈烯酸和次亚油酸相对含量较高。二十碳五烯酸（EPA）/花生四烯酸（AA）的相对含量比值为1.78，地龙中PUFA相对含量为20.07%（表5-6）。该研究为地龙的药用价值发展提供科学依据，可为地龙的质量评价提供科学依据[25]。

表5-6 地龙中脂肪酸的相对含量比[25]

项目	有机溶剂提取法	皂化法
EPA/AA	1.61	1.78
DHA/AA	0.50	0.72
n–6/n–3	0.56	0.79
AA/PUFA	0.01	0.01

注：DHA——二十二碳六烯酸。

（二）琥珀酸的分析

琥珀酸是地龙的平喘有效成分之一，因其无紫外吸收，文献报道的是利用薄层色谱法（TLC）分离经显色后进行测定。该方法操作烦琐，步骤较多，精密度较难控制。毛细管电泳法具有快速、运行成本低等特点，采用高效毛细管电泳法测定广地龙饮片中琥珀酸的含量具有明显优势。以未涂层熔硅毛细管（50cm×75μm）为分离柱，1mmol/L 三（羟甲基）氨基甲烷-10mmol/L H₃BO₃-0.5%四乙烯五胺-0.025mmol/L十六烷基三甲基溴化胺（pH=11.45）体系为电泳介质，采用重力进样，进样时间15s，进样高度20cm，分离电压10kV。结果表明该方法的线性范围为5.00～80.00μg/mL，平均回收率为98.41%，RSD=2.21%（n=9），广地龙饮片（产地：广西）中的琥珀酸含量为0.8mg/g[26]。采用毛细管电泳法测定琥珀酸的含量，简单快速，重现性好，能有效地控制广地龙饮片的质量。

反向毛细管电泳分离−电导法检测的方法测定广地龙中琥珀酸的含量具有操作简便、快速的优点。以1.0mmol/L Tris-10mmol/L H₃BO₃-0.5%四乙烯五胺-0.025mmol/L十六烷基三甲基溴化铵为分离介质，使用未涂层熔化硅毛细管柱（50cm×75μm）（图5-6），分离电压−10kV，电导检测器检测。结果显示琥珀酸的线性范围5.00～80.0μg/mL（r=0.9998），平均加样回收率为98.4%，RSD=2.2%[27]。

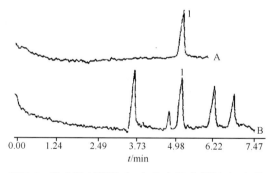

图5-6 琥珀酸对照品（A）和广地龙药材（B）的
毛细管电泳图[28]
注：1——琥珀酸

（三）基于电子鼻和顶空−气相色谱质谱联用（HS-GC-MS）研究地龙腥味成分

目前，地龙多以煎煮和粉末冲服形式使用，但地龙具有特殊的腥味，使得患者服用时容易出现恶心呕吐的不良反应，导致患者服用依从性不佳。中药炮制广泛应用于动物类中药，主要起到减毒、增效、去腥矫味等作用，目前临床中地龙常用的炮制方法有炒制、甘草水制、醋炙和酒炙等，这些炮制方法在增效的同时均可以有效矫正地龙的不良气味，便于服用。但目前尚未见关于地龙腥味物质基础及炮制矫味原理研究的相关报道。采用Heracles Ⅱ型超快速气相色谱电子鼻结合化学计量学对地龙及其炮制品（生地龙、炒地龙、甘草泡地龙、醋地龙和酒地龙）的挥发性成分进行整体分析。HS-GC-MS对地龙及其炮制品的挥发性成分进行分析与鉴定，结果表明电子鼻的主成分分析（PCA）和判别因子分析（DFA）均显示地龙及其炮制品能较好地区分，其中生地龙与炒地龙、甘草泡地龙差异小，但与醋地龙、酒地龙差异大（图5-7）。采用HS-GC-MS从生地龙、炒地龙、甘草泡地龙、醋地龙和酒地龙中分别鉴定出了25、27、22、26、33种化合物，五者共有成分13种，包括醛类4种（异戊醛、2-甲基丁醛、己醛、苯甲醛），酮类2种（2-庚酮、2-十三酮），羧酸类1种（月桂酸），杂环类4种（2-甲基吡嗪、2，5-二甲基吡嗪、2-正戊基呋喃、2-乙基-6-甲基吡嗪），胺类1种（三甲胺）和醇类1种（1-辛烯-3-醇）。即地龙腥味成分主要为醛类（异戊醛，2-甲基丁醛，异丁醛，2-乙基己醛，己醛）和胺类（三甲胺），炒制、甘草水制、醋炙、酒炙均能减少地龙腥味成分，并且酒炙还能增加杂环类和酯类香气成分来掩盖其不良气味，为地龙炮制矫味提供了科学依据，也为其他动物药腥臭气味分析与矫正提供了参考，同时可为地龙的质量评价提供科学依据。采用HS-GC-MS确定了地龙主要腥味物质为醛类（异戊醛、2-甲基丁醛、异丁醛、2-乙基己醛、己醛）和胺类（三甲胺），经过不同方法炮制后，腥味均有显著改善。表明采用Heracles Ⅱ型超快速气相色谱电子鼻可以成功实现地龙及其炮制品的气味信息客观化，并从整体气味角度对地龙及其炮制品进行鉴别区分。本实验揭示了地龙腥味物质基础和炮制矫味的原理，为地龙药材的炮制矫味提供了科学依据，并为其他动物药腥臭气味分析与矫正提供参考[28]。

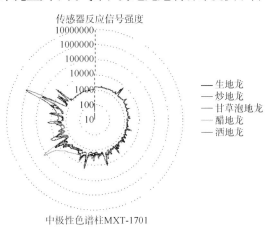

图5-7 地龙及其炮制品的气味信息雷达分析[29]

（四）多糖的分析

总多糖的含量测定通常采用分光光度法，其基本原理是将多糖水解后与显色剂反应，产生具有一定颜色的衍生物，并且这些衍生物在一定波长处和一定的浓度范围内，吸收值与糖浓度呈线性关系，因此，可以用分光光度法测定其含量。常用的显色剂有苯酚–硫酸（适用于大多数的单糖及寡糖）、硫酸–蒽酮（适用于单糖、二糖）、3,5-二硝基水杨酸（适用于还原糖）等。市场上的地龙药材，因来源复杂，差异大，为有效控制其质量，以总多糖含量为检测指标，采用分光光度法，以葡萄糖为对照，苯酚–硫酸试剂显色，对地龙药材的不同商品中总多糖含量进行测定，以期评价地龙药材的质量，各样品中总多糖含量以葡萄糖计，结果表明在18.54～92.68μg内具有良好的线性关系。该方法简便、可靠，可作为地龙药材质量控制的方法[29]。

（五）磷脂的分析

磷脂作为生物体膜结构物质和功能单位，具有溶解和清除某些过氧化脂质、调节内分泌体系、延缓衰老等作用。已知市场上的地龙药材中总磷脂的含量存在一定差异。采用Folch试剂超声提取、钼蓝试剂显色、分光光度法分别测定地龙药材不同商品中总磷脂的含量。结果表明样品中总磷脂含量以磷含量计算，在2.38～71.40μg具有良好的线性关系，其回归方程

$Y=0.0238X-0.01$（$r=0.9994$）。因此，通过测定地龙药材中的总磷脂的含量，控制地龙商品药材的质量具有实际意义，可作为地龙药材质量控制的方法[30]。

六、安全性指标评价

（一）抗生素类药物残留分析

由于蚯蚓主食发酵的鸡粪、猪粪、牛羊粪和生活垃圾，故蚯蚓体内也可能有氯霉素类药物残留。加之目前对动物源性中药材中氯霉素类药物的残留检测鲜有报道，测定其中氯霉素类药物的残留量，这既可保障人民用药安全，也对两味药材的进出口贸易意义重大。

采用柱前衍生–气相色谱–电子捕获检测器（GC-ECD），将样品经乙酸乙酯超声提取，旋转蒸干后，提取物溶于4%氯化钠溶液，经正己烷去脂，液液分配净化。再加N, O-双（三甲基硅烷基）三氟乙酰胺（含三甲基氯硅烷）衍生化反应后氮气吹干，正己烷定容进样分析，外标法定量同时测定市售动物源性中药材地龙中氯霉素、甲砜霉素、氟甲砜霉素3种氯霉素类抗生素残留量。结果表明，氯霉素、甲砜霉素和氟甲砜霉素在0.1～20μg/L内线性关系良好，检出限分别为0.05μg/kg、0.1μg/kg、0.1μg/kg（图5-8）。建立了GC-ECD法同时测定

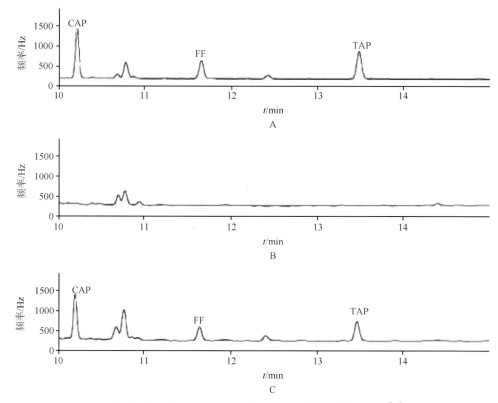

图5-8 3种氯霉素类药物在地龙药材中残留量检测结果[31]

注：A——氯霉素类药物混合标准品溶液；B——地龙空白样品色谱图；C——地龙加标样品色谱图；CAP——氯霉素；FF——氟甲砜霉素；TAP——甲砜霉素

动物源性中药材地龙中3种氯霉素类药物残留量的方法，该方法前处理步骤相对简单，处理后杂质干扰少，具有较强的适用性。该方法简便快捷，准确度和精密度高，适用于地龙中氯霉素类药物的残留测定，同时可为地龙的质量评价提供科学依据[31]。

（二）腐胺的分析

为了建立不同品种地龙中腐胺的含量测定方法，为地龙的质量评价提供科学的依据。收集不同品种及规格的地龙，采用反相高效液相色谱法，Diamonsil C$_{18}$（200mm×4.6mm，5μm）色谱柱，以甲醇–水（58∶42）为流动相，流速为1.0mL/min，检测波长230nm，柱温为室温，以腐胺为特征变量，采用SPSS19.0统计软件进行方差分析和聚类分析。结果表明不同品种、规格的地龙药材商品中腐胺成分含量不同，沪地龙和广地龙腐胺含量平均值分别为0.0406mg/g和0.0161mg/g，差异有统计学意义；聚类分析结果显示广地龙聚为一类（图5-9）。不同品种、规格的地龙商品药材中均含有腐胺成分，且含量不同，聚类结果不同。因此，检测地龙药材中的腐胺含量，对于药材评价、区分不同品种有一定意义[32]。

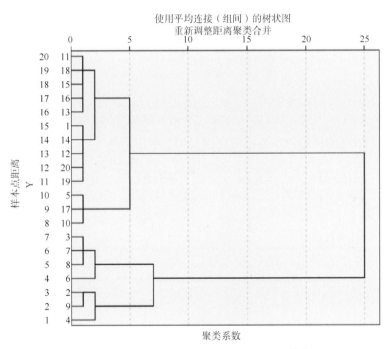

图5-9 广地龙和沪地龙聚类分析树状图[32]

（三）黄曲霉毒素的分析

黄曲霉毒素（aflatoxins）主要是由真菌黄曲霉 *Aspergillus flavus* Link ex Fries 和寄生曲霉 *Aspergillus parasiticus* Speare 产生的毒性次生代谢产物，这是一类具有强荧光性质的致癌、致畸的有毒物质。地龙在储存不当或因其他外界条件影响时，易受霉菌污染产生黄曲霉毒素，而服用黄曲霉毒素超标的地龙对人体的健康存在较大的危害，因此急需建立地龙药材中黄曲霉毒素的快速测定方法。目前黄曲霉素的分析方法主要有薄层色谱法（TLC）、酶联免疫吸附分析法（ELISA）、高效液相色谱法–荧光测定法（HPLC-FLD）等。其中薄层色谱法操作烦琐、污染大、定量效果差、耗时长；酶联免疫吸附分析法虽操作简单，但其选择性差，不能分别监测不同黄曲霉毒素的单独含量；高效液相色谱法–荧光测定法中，样品需要经过衍生化处理后才能进行测定，操作相对复杂，且由于中药基质的复杂性，有时会出现假阳性结果。

有学者采用超高效液相色谱–三重四极杆质谱联用技术（UPLC-MS/MS），同时测定地龙中的黄曲霉菌（*E. Perrier*）和绿曲霉菌（*Michaelsen*）中22种真菌毒素的含量。采用一种改进的样品制备方法，回收率为73%～105%，相对标准偏差（RSDs）＜8.0%。采用UPLC-MS/MS法在ESI⁺和ESI⁻模式下进行分离检测，检测限（LOD）为0.05～10μg/kg。这22种化合物能在0.5～1000μg/kg内准确定量浓度范围，相关系数＞0.99。该方法成功地应用于我国不同地区采集的17批正常样品和2批霉变样品中，仅霉菌污染样品在2.54～3.78μg/kg范围内被证实有伏马菌素B1（FB1）和伏马菌素B2（FB2）污染。该方法可作为UPLC-MS/MS分析复杂基质中多种真菌毒素的实际应用，特别是对高脂含量的真菌毒素，也为地龙的质量评价和资源利用提供理论基础[33]。

建立免疫亲和柱净化–高效液相色谱分离–串联质谱检测法测定动物药材地龙中4个黄曲霉毒素的含量，采用高效液相色谱串联质谱法测定其中4个黄曲霉毒素的含量，将样品经甲醇–水（80∶20，*v/v*）提取，通过免疫亲和柱净化后，以多反应监测（MRM）方式分别监测离子对 *m/z* 313→241（黄曲霉毒素B1，CE 50eV），*m/z* 315→259（黄曲霉毒素B2，CE 43eV），*m/z* 329→243（黄曲霉毒素G1，CE 38eV）和 *m/z* 331→245（黄曲霉毒素G2，CE 40eV）。结果表明黄曲霉毒素B1、B2、G1、G2的检测限分别为0.03μg/kg、0.02μg/kg、0.03μg/kg、0.02μg/kg（图5-10）。该方法快速、灵敏，结果准确，适用于地龙中4个黄曲霉毒素的同时检测，为地龙的质量评价和资源利用提供了理论基础[34]。

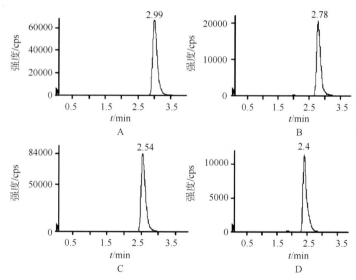

图5-10 4个黄曲霉毒素在多反应监测（MRM）扫描方式下的LC-MS/MS色谱图[34]

采用快速、简单、便宜、有效、稳定、安全方法（QuEChERS）–分散固相萃取–液质联用法（QuEChERS-dSPE-UPLC-MS/MS）建立快速测定地龙中黄曲霉毒素的方法，样品采用QuEChERS方法提取，然后采用增强型脂质去除-分散固相萃取（EMR Lipid-dSPE）进行净化，多反应监测采集模式进行定性和定量检测，外标法定量，所测定10批样品中均未检出黄曲霉毒素。本文建立了一种基于QuEChERS和dSPE联用的前处理技术，结合超高效液相色谱–串联质谱同时测定动物源性中药材地龙中4种黄曲霉毒素。方法学考察及实际样品检测证明该方法去除基质效果良好，具有操作简单便捷、灵敏度高、适用性强等特点，同时节约了成本和时间，缩短了检测周期，能够满足对地龙中多种黄曲霉毒素的检测要求，适用于地龙中黄曲霉毒素的快速筛查[35]。

（四）多氯联苯残留量的分析

目前国内外鲜有报道适用于中药材中多氯联苯（polychlorinated biphenyls，PCBs）残留量的分析方法，已有的该类污染物的残留检测方法如GC-ECD、GC-MS、生物分析法和免疫分析法等均是针对环境、食品类样品。因此，亟须以地龙为研究对象，建立高效、简便、高灵敏度的中药材中PCBs残留检测方法。采用气相色谱法，对地龙中的PCBs残留量进行测定。表明7种指示性PCBs在0.002～7.0mg/L范围内线性关系良好，相关系数均大于0.9990，检出下限为0.006～0.025mg/kg，定量下限为0.020～0.084mg/kg，回收率为83.8%～105.3%，RSD为3.2%～7.5%。该方法的检出下限远远低于食品安全国家标准对PCBs的限量标准，灵敏度较高，准确度和精密度均能达到分析要求，可适用于中药材中污染物的监督检测，为地龙的质量评价和资源利用提供理论基础[36]。

（五）阻燃剂残留量的分析

两广地区既是广地龙的道地产地，又是阻燃剂重污染地区；沪地龙的道地产区主要为上海、江苏等地，均为工业发达和人口集中地区，也是易发生阻燃剂二次污染的地区。因此，以地龙为典型样品，采用气相色谱–负化学电离源–质谱（GC-NCI-MS）法建立同时测定地龙中25个多溴二苯醚（PBDEs）和5个新兴溴代阻燃剂（eBFRs）的方法，并对15批市售地龙进行溴代阻燃剂残留测定，在15批地龙样品均检出PBDEs和eBFRs，其中十溴二苯醚（BDE209）和十溴二苯乙烷（DBDPE）含量最高，分别为92.5～875.1ng/kg和84.3～2042.8ng/kg。持久性有机污染物广泛存在于药材生长环境中，其含量和分布需要监控和评估风险。所建立的方法准确、灵敏、可靠，为地龙药材质量控制中持久性有机污染物的污染研究提供了研究基础[37]。

第二节　中药地龙及其制剂的生物活性评价

现代研究表明，地龙含有丰富的酶类，其中纤维蛋白溶解酶、蚓激酶、蚓胶质酶对体内凝血和纤溶系统具有广泛的影响。2020年版《中国药典》中地龙的质量标准仅对其性状等项目进行定性检查，尚无定量测定指标，无法完全控制药材的质量，文献资料也较少。故体外活性评价法有利于对地龙的质量标准进行研究。

基于酶活性研究，对地龙的抗凝血活性进行测定，可弥补目前地龙法定标准无含量测定的不足，更能对药材进行质量控制。如采用纤维蛋白原平板法，以尿激酶为参照，测定地龙蛋白酶的活性。结果表明尿激酶在 60～360U/mL 与溶圈面积呈良好线性关系，r=0.999，平均加样回收率为 98.84%，RSD 为 0.87%（表5-7），本法稳定、可靠，可用于地龙的质量控制[38]。

表 5-7　地龙药材样品活性值测定结果[38]

样品批号	短直径/mm	长直径/mm	透明圈面积/mm²	蛋白酶活性/（U/g）
20120401	13.75	13.27	154.08	11 832.52
20130412	13.99	13.36	146.80	10 976.44
20130902	13.43	14.71	155.40	11 618.16

以不同批次威廉环毛蚓提取物为研究对象，采用分光光度法，采用二喹啉甲酸蛋白定量法测定可溶性蛋白含量，以抗凝血活性为指标，建立纤维蛋白原-凝血酶时间法测定活性，以活性浓度与可溶性蛋白浓度的比值（比活）作为体外活性评价指标，可以为地龙的质量控制标准提供参考，同时为建立含地龙制剂的质量控制方法提供参考。结果发现 10 批地龙提取物可溶性蛋白含量为（26.56±3.57）%，比活为（34.64±3.98）U/μg。其比活大小与蚓激酶标准品（43.60U/μg）相当，且是市售蚓激酶（22.17U/μg）比活的 1.5 倍。通过与蚓激酶标准品、市售蚓激酶的比活比较，发现威廉环毛蚓提取物具有良好的抗凝血活性，可进一步分离纯化，进行相关机制研究，进而制备不具出血不良反应的口服抗凝剂[39]。

本书编者马志国课题组采用纤维蛋白原平板法建立了广地龙药材中蚓激酶的生物活性测定方法。方法学考察表明该方法准确，稳定性、重复性良好，对 16 批广地龙药材中的蚓激酶的生物活性进行定量测定，最低为 27 883.6U/g，最高为 89 716.8U/g，平均值为 49 651.1U/g，表明不同批次样品间蚓激酶生物效价差异较大，所建立的方法可用于广地龙药材中蚓激酶的含量测定。本研究基于广地龙药材中蚓激酶活性研究，为广地龙药材的含量测定及完善药典标准提供了参考[40]。

地龙在使用过程中具有伪品较多，基源混乱的问题，《中国药典》2020 年版收载的鉴别项目为检测氨基酸和对照药材，其方法的专属性不强；此外，对地龙的生物活性成分没有质控项，现行质量标准不能直接反应临床疗效，不能有效地控制地龙的质量。已有报道地龙生物活性测定方法非常少，有报道采用纤维蛋白平板法，测定溶栓胶囊中蚓激酶效价，统计方法为量反应平行线法，从方法耐用性、专属性、线性范围、精密度、回收率等方面对的地龙中蚓激酶生物效价测定的琼脂糖纤维蛋白平板法进行了方法学考察，并分别测定不同来源不同炮制方法的地龙的蚓激酶生物活性，通过体外纤溶生物活性评价不同来源不同炮制的地龙质量。结果表明不同琼脂糖、不同纤维蛋白原对本法测定影响较小，阴性对照无干扰；本法线性范围为 12.5～400 U，回收率为 86.16%，精密度试验 RSD 为 0.98%；地龙药材的蚓激酶生物活性在低于 60℃时基本稳定。考察不同来源、不同炮制方法地龙 22 批，表明地龙蚓激酶生物效价差异很大（表5-8、表5-9）。琼脂糖纤维蛋白平板法可以快速、简便、准确地测定蚓激酶的生物活性，用标准曲线法可以控制测定的误差，本法可评价不同来源和不同炮制方法地龙的蚓激酶生物活性，指导和规范研发、产地加工、生产和临床单位对地龙正确合理地使用，为地龙药材质量标准的制订提供依据[41]。

表5-8 不同凝血酶对地龙生物效价的影响[41]

地龙批号	凝血酶（牛血）140605-200424	凝血酶（牛血）140605-201124	RSD/%	平均值/%
20110901	767.35U/mg	810.43U/mg	2.73	1.71
20011001	897.62U/mg	910.45U/mg	0.70	

表5-9 不同纤维蛋白原对地龙生物效价的影响[41]

地龙批号	凝血酶（牛血）140605-200424	凝血酶（牛血）140605-201124	RSD/%	平均值/%
20110902	934.71U/mg	980.79U/mg	2.40	1.53
20111001	897.48U/mg	885.68U/mg	0.66	

复方地龙胶囊是由地龙等药材制成，具有化瘀通络、益气活血的疗效。复方地龙胶囊为CFDA批准的第1个含有蚓激酶的复方制剂，具有较强的药效。临床主要用于脑梗死、糖尿病、高血压等疾病的治疗。该制剂的现行质量标准中仅建立了化学成分定性鉴别及对川芎中所含阿魏酸进行定量测定，定量测定的成分不能直接反映疗效，不能有效地控制产品质量。其水平较差，质量控制标准有待进一步完善。为了进一步提高质量标准，增强对复方地龙胶囊的临床有效性的控制，在其现行质量标准的基础上，按照中成药质量再评价研究的思路，采用纤维蛋白平板法，以尿激酶和凝血酶作为对照，分别测定复方地龙胶囊的抗凝血和活血活性。结果显示尿激酶在200～1 000U/mL与透明圈面积呈良好线性关系，$r=0.999$；凝血酶在8～40U/mL与沉淀圈面积呈良好线性关系，$r=0.997$。暂时规定复方地龙胶囊的抗凝血和活血活性分别不低于12 840U/g和113 822U/g。本法可以快速、简便、准确地测定复方地龙胶囊的抗凝血和活血活性，可用于复方地龙胶囊的质量控制[42]。

第三节 中药地龙的整体性质量评价与质量标准研究

一、指纹（特征）图谱评价

地龙因其原动物品种较多，致使药材鉴定困难，为有效鉴别地龙药材，研究者收集不同地区多个不同批次的药材，通过采用HPLC、电泳法等方法进行实验测定，并建立特征图谱，为地龙药材品种鉴定与质量控制提供依据。

据报道，地龙含有17种氨基酸，另见文献报道对地龙药材0.9%生理盐水提取液中小分子成分黄嘌呤、次黄嘌呤、尿嘧啶进行测定并建立指纹图谱，但未见其所含氨基酸类成分指纹图谱分析研究的报道。因此采用2，4-二硝基氟苯柱前衍生化法，色谱柱为Kromasil C$_{18}$分析柱（250mm×4.6mm，5μm），以乙腈（A）与N，N-二甲基甲酰胺-0.025mol/L醋酸钠（1∶100，乙酸调pH 6.0）（B）为流动相，梯度洗脱，在360nm波长下检测，柱温为40℃，流速为1.0mL/min。对15个批次的广地龙药材进行了分析，结果确定了18个共有峰，不同批次药材相似度均大于0.87，建立了广地龙药材氨基酸类成分的HPLC指纹图谱（图5-11）。建立了广地龙指纹图谱检测标准，为广地龙药材的鉴别和质量控制提供了依据[43]。

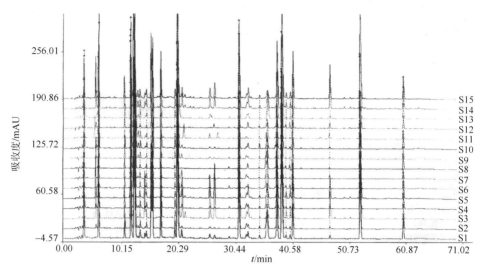

图5-11 广地龙药材15批次样品（S1～S15）的指纹图谱[43]

为有效鉴别地龙药材，采用高效毛细管电泳法进行测定。采用未涂层石英毛细管柱（50cm×75μm，有效长度40cm）、30mmol/L硼砂（pH 9.45）缓冲液、运行电压15kV、柱温25℃、二极管阵列检测器，检测波长为250nm。结果通过中药色谱指纹图谱相似度评价系统，确定8个共有峰构成地龙药材特征图谱的特征峰。该方法为地龙药材品种鉴定与质量控制提供了依据[44]。

地龙注射液的现行质量标准以总氮含量作为质量控制指标，不能有效地控制原料药材和成品质量。故采用薄层扫描法建立地龙药材及其注射液的指纹特征谱，结果标示了地龙药材及其注射液指纹特征（即8个共有峰），非共有峰面积均小于总峰面积的5%，为控制其质量提供了依据[45]。

2020年版《中国药典》仍采用性状、显微、薄层色谱的方法对地龙药材进行鉴别研究，且未明确广地龙与沪地龙的差异，为完善地龙药材真伪的鉴定方法，采用回流提取法模拟水煎煮，建立地龙HPLC特征图谱，测定了16份广地龙、8份沪地龙特征图谱，采用相似度评价与t检验对图谱数据进行差异分析。建立的地龙药材HPLC特征图谱首次指认了11个共有特征峰，包括6个核苷、4个核碱基与1个氨基酸；首次对广地龙与沪地龙HPLC特征图谱中主要成分的含量差异进行了研究，两种地龙对照特征图谱的相似度为0.942，体现出两者化学成分的相似性是进一步的研究表明，广地龙与沪地龙在一些成分含量上的差异具有统计学意义，其中广地龙中黄嘌呤及腺苷含量高于沪地龙，沪地龙中尿苷、鸟苷及2′-脱氧鸟苷含量高于广地龙，并据此计算出5种成分的峰面积比值新指标S，S值可用于区分2种地龙。同时，通过将地龙与土鳖虫、水蛭、蜣螂虫3种动物药进行特征图谱比较，验证地龙特征图谱的专属性（图5-12、图5-13），表明该特征图谱法可有效将地龙与同具有活血化瘀功效的土鳖虫、水蛭、蜣螂虫鉴别开来。本研究建立的地龙的HPLC特征图谱，可用于鉴别相关的中药材，同时揭示了广地龙与沪地龙化学成分含量的差异，这为进一步开展两种地龙的化学和药效学差异研究提供参考[46]。

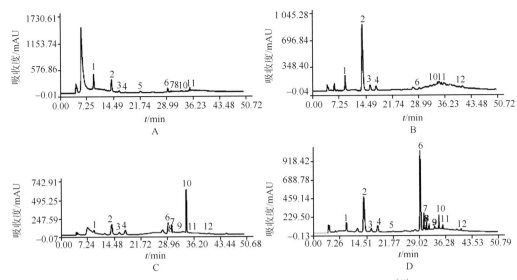

图5-12 地龙与其余3种动物药的HPLC对照特征图谱[46]

注：A——土鳖虫，B——水蛭，C——蜣螂虫，D——地龙；1——尿嘧啶，2——次黄嘌呤，3——黄嘌呤，4——尿苷，5——胸
腺嘧，6——肌苷，7——鸟苷，8——2′-脱氧肌苷，9——2′-脱氧鸟苷，10——腺苷，11——色氨酸，12——未知峰

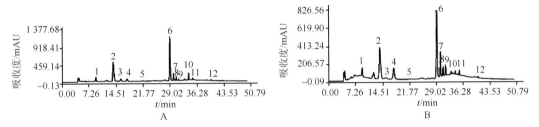

图5-13 广地龙与沪地龙的HPLC对照特征图谱[46]

注：A——广地龙，B——沪地龙；1——尿嘧啶，2——次黄嘌呤，3——黄嘌呤，4——尿苷，5——胸腺嘧，6——肌苷，
7——鸟苷，8——2′-脱氧肌苷，9——2′-脱氧鸟苷，10——腺苷，11——色氨酸，12——未知峰

二、指纹（特征）图谱结合多指标定量分析

广地龙因个大质佳，是地龙药材市场的主流品种，而我国蚯蚓品种多，形态相似，因此广地龙药材品种来源复杂，真伪鉴别难度大，在其真伪鉴别方面现多采用DNA分子鉴定技术，鉴定结果准确可靠。本书编者马志国课题组研究表明，市售广地龙药材中基原为大腔蚓（*Metaphire magna*）和暗孔远盲蚓（*Amynthas obscuritoporus*）的两种地龙药材为最常见的2种伪品，而广地龙饮片及其伪品中所含核苷类成分的特征图谱及含量差异研究未见报道。收集不同地区的广地龙饮片，建立核苷类成分HPLC特征图谱并比较不同品种特征图谱的差异。以尿嘧啶、次黄嘌呤、黄嘌呤、腺苷和肌苷为指标成分，采用Thermo TSK-GEL C$_{18}$色谱柱（4.6mm×250mm，5μm），以0.1%甲酸水溶液–甲醇（99∶1）为流动相，采用"中药色谱指纹图谱相似度评价系统"建立指纹图谱并进行相似度评价，并对尿嘧啶，次黄嘌呤，黄嘌呤，腺苷和肌苷的含量测定进行方法学考察。建立了广地龙饮片及其伪品的特征图谱，在正品（参环毛蚓）中标定了7个共有峰，伪品大腔蚓和暗孔远盲蚓中均标定了8个共

有峰。对不同来源的广地龙饮片及其伪品中5个核苷成分进行含量测定,见图5-14。18批广地龙饮片中均未检测到腺苷,尿嘧啶、次黄嘌呤、黄嘌呤、肌苷含量分别为0.021~0.408μg/mL、0.309~6.133μg/mL、0.825~4.714μg/mL和1.413mg/g~23.382mg/g。所建立特征图谱专属性强,结合5个主要成分含量测定,能够为广地龙饮片的真伪鉴别和质量控制提供科学依据[47],见图5-15。

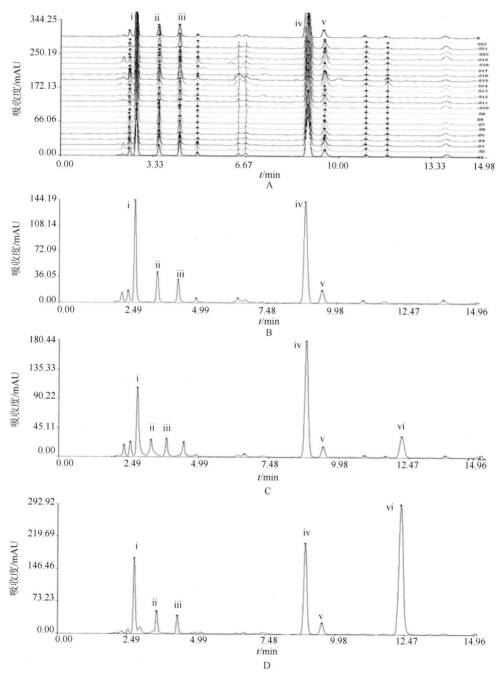

图5-14 广地龙(参环毛蚓)指纹图谱叠加图(A)与3种地龙的共有模式图(B——参环毛蚓,C——大腔蚓,D——暗孔远盲蚓)[47]

注:ⅰ——次黄嘌呤,ⅱ——黄嘌呤,ⅲ——尿苷,ⅳ——腺苷,ⅴ——鸟苷,ⅵ——肌苷

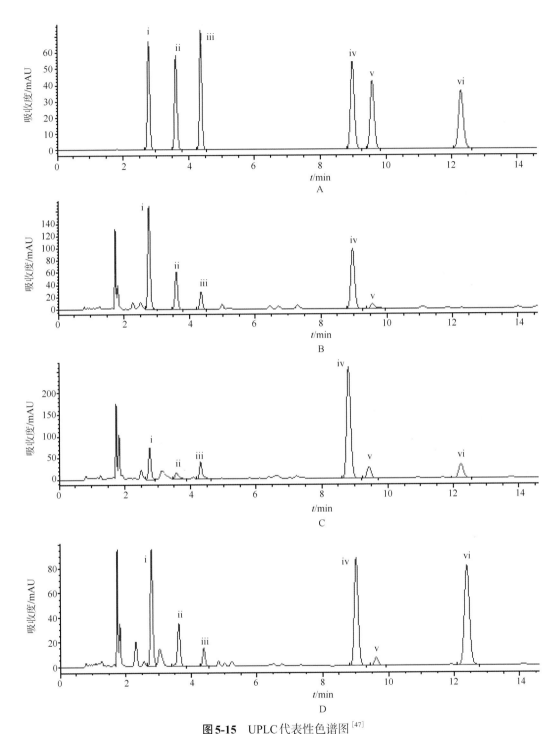

图5-15　UPLC代表性色谱图[47]

注：ⅰ——次黄嘌呤，ⅱ——黄嘌呤，ⅲ——尿苷，ⅳ——腺苷，ⅴ——鸟苷，ⅵ——肌苷，A——混合对照品，B——参环
毛蚓，C——大腔蚓，D——暗孔远盲蚓

　　有学者采用HPLC法建立生地龙、酒地龙饮片指纹图谱分析方法和5种氨基酸类成分的
含量测定方法。采用Diamonsil C$_{18}$色谱柱（250mm×4.6mm，5μm）；以乙酸钠缓冲液–乙
腈为流动相，梯度洗脱，结果表明18批生地龙、酒地龙样品均有19个共有峰，平均相似度

分别为0.921、0.991。甘氨酸、丙氨酸、缬氨酸、亮氨酸、赖氨酸分别在1.34～840μg/mL、0.79～491μg/mL、0.87～544μg/mL、0.74～461μg/mL、0.51～315μg/mL内，线性关系良好（$r \geq 0.9995$）。该中药指纹图谱技术可用于评价地龙质量的稳定性和优良性，因此建立指纹图谱可以全面反映地龙和酒地龙氨基酸类成分种类，进而对两者质量进行整体评价。生地龙与酒地龙的指纹图谱共有峰均为19个，平均相似度分别为0.921和0.991，表明地龙经过炮制后成分发生了变化，相似度增高。对比两者5种氨基酸含量发现，甘氨酸和赖氨酸波动较大，其他氨基酸成分较稳定，且生地龙5种氨基酸平均含量均大于酒地龙（图5-16、5-17）。表明地龙酒制后5种氨基酸含量发生了变化，但其具体差异还需结合药效作用作进一步研究。该方法稳定可靠，可用于地龙的质量控制[48]。

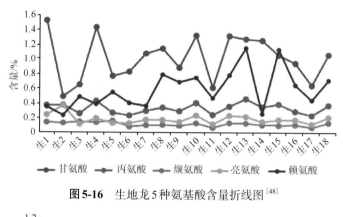

图5-16 生地龙5种氨基酸含量折线图[48]

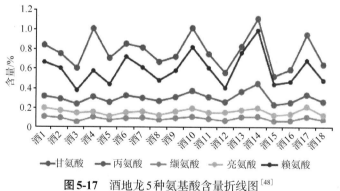

图5-17 酒地龙5种氨基酸含量折线图[48]

为了建立地龙胶囊的HPLC特征图谱，测定样品中的10种成分（即尿嘧啶、次黄嘌呤、黄嘌呤、尿嘧啶核苷、肌苷、鸟苷、2′-脱氧肌苷、2′-脱氧鸟苷、色氨酸和苯甲酸钠）含量，采用HPLC法，色谱柱为Intersil C_{18}（250mm×4.6mm，5μm）；流动相为乙腈-10mmol/L磷酸二氢钾水溶液，梯度洗脱。通过中药色谱指纹图谱相似度评价系统（2004A），确定了地龙胶囊的HPLC特征图谱共有模式，标定了25个共有峰，相似度为0.962～0.990；测定了10批样品中上述10种成分的含量，每种成分的平均含量分别为1.4112mg/g，0.3647mg/g，3.1118mg/g，0.7286mg/g，2.3754mg/g，0.8508mg/g，0.4869mg/g，0.3586mg/g，1.9782mg/g和1.4690mg/g，10批次的地龙胶囊样品相似度数值为0.962～0.998，10种成分含量均一稳定，表明建立的地龙胶囊的HPLC特征图谱方法与含量测定方法具有良好的分析评价能力，有简便、稳定、可靠、准确等明显优势，该研究为进一步药效研究奠定了基础[49]。

另外，本书编者马志国课题组采用超高效液相色谱（UPLC）结合二极管阵列检测（DAD）技术，建立了广地龙药材的分析鉴定方法。色谱柱为Acquity UPLC HSS T3（100mm×2.1mm，1.8μm），流动相为乙腈和0.01%甲酸，流速0.3mL/min，波长260nm。对22批不同来源广地龙样品和20批伪品（基原为大腔蚓、暗孔远盲蚓）进行分析，通过与对照图谱的保留时间比较，鉴定出6个特征峰，并同时测定广地龙和伪品中6种化合物（次黄嘌呤、黄嘌呤、尿苷、肌苷、鸟苷和腺苷）的含量，6种化合物在试验范围内均表现出良好的线性回归关系（$r > 0.9999$），回收率为98.25%～101.68%，相对标准偏差<2.67%。该方法将色谱指纹图谱与定量分析相结合，可作为广地龙的有效质量控制方法[50]。

有学者采用高效液相色谱（HPLC）法测定药材样品中次黄嘌呤、肌苷的含量，同时按"中药色谱指纹图谱相似度评价系统"（2012年版）软件建立地龙药材的HPLC指纹图谱并进行相似度评价。色谱柱为Purospher STAR RP-18 endcapped；流动相为甲醇–水（梯度洗脱）。含量测定方法学考察结果显示，次黄嘌呤、肌苷的检测质量浓度线性范围分别为1.58～31.6μg/mL（$r=0.9999$）、5.52～110.4μg/mL（$r=0.9998$）；定量限分别为0.316μg/mL、0.552μg/mL；检测限分别为0.158μg/mL、0.110μg/mL，成功建立了15批样品的HPLC指纹图谱，共确定了8个共有色谱峰。其中有14批样品的HPLC指纹图谱与对照图谱R的相似度>0.900。建立的方法操作简便、重复性好，提升了地龙药材质量标准，对提高地龙药材的质量具有重要的意义[51]。

三、体内移行成分分析

近年来，具有高分辨率、高灵敏度、分析速度快、样品用量少等特点的色谱质谱联用技术被广泛用于中药及复方体内外成分分析。研究采用UPLC-Q-TOF-MS建立广地龙及其含药血清样品的分析方法；比较体外样品、空白血清及含药血清分析结果，结合Peakview2.0和MetabolitePilot 1.5数据分析软件鉴定和表征广地龙血中移行成分。结果从大鼠含药血清中发现了13个移行成分，包括10个原型成分和3个代谢产物（图5-18～图5-20），由于地龙属于动物类药材，成分复杂，作用机制不明确，有关成分的体内代谢及动态变化规律报道较少，实验从含药血清中推测3个代谢产物属于Ⅰ相代谢产物，结合广地龙药理活性相关报道和传统功效，初步推断入血的13种成分可能为其体内发挥作用的药效物质基础。该研究初步确定了广地龙的血中原型成分及代谢产物，有助于阐明其药效物质基础和作用机制，及为地龙药材质量标准的制订提供依据[52]。

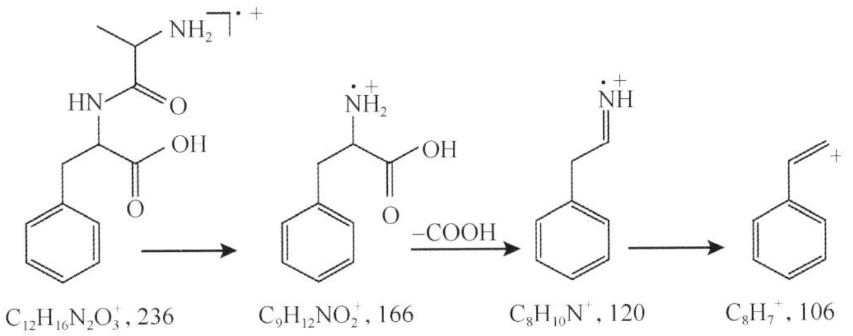

$C_{12}H_{16}N_2O_3^+$, 236 $\quad$ $C_9H_{12}NO_2^+$, 166 $\quad$ $C_8H_{10}N^+$, 120 $\quad$ $C_8H_7^+$, 106

图5-18 丙氨酰苯丙氨酸的裂解途径[52]

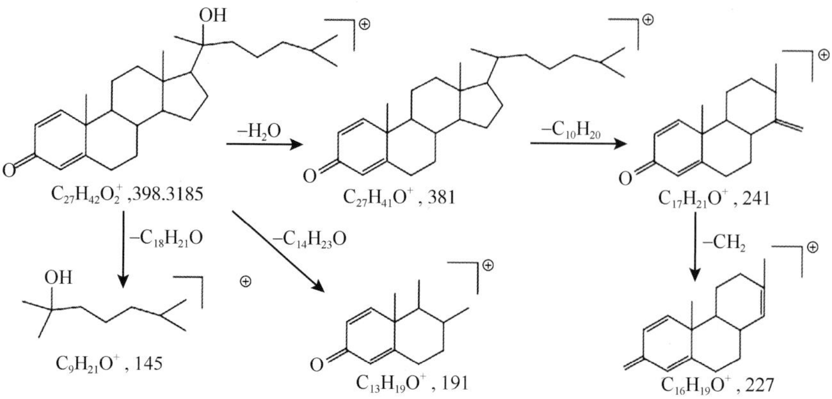

图5-19 胆甾-1,4-二烯-3-酮-20-羟基的裂解途径[52]

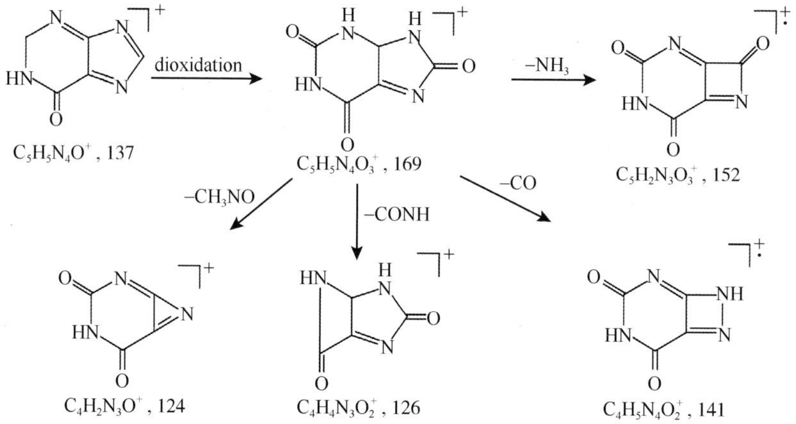

图5-20 次黄嘌呤氧化产物的裂解途径[52]

四、中药地龙质量标准与等级标准研究

　　为能较全面、有效地评价地龙药材及广地龙、沪地龙药材的质量，在分析地龙药材商品中所含的核苷类、蛋白质类、磷脂类、多糖等成分的基础上，应用灰关联度模型，以不同品种的地龙药材商品5类主要成分含量构成模型数据集，以定义的相对关联度为测度，建立地龙药材质量评价模型。结果可见，10批沪地龙药材中，其相对关联度r_i值为0.35～0.57，表明其药材质量普遍较差；但3批r_i值大于0.5的样品（2号、7号、9号），其指纹图谱的相似度均大于0.9。10批广地龙药材的相对关联度r_i值介于0.37～0.63之间，其药材质量稍好些，但各批样品的质量差异较大；且质量最差的两批样品（11号、12号）其指纹图谱相似度均小于0.9。综合比较不同来源与规格的地龙药材商品质量可见（r_i值为0.3～0.57），地龙药材质量较差；将广地龙与沪地龙药材商品比较，r_i值大于0.5的广地龙有5批、沪地龙有4批；r_i值位于前10位的，广地龙、沪地龙各有5批，但是广地龙的排位比较靠前，这一点与中药传统认为广地龙质量较好吻合。通过该模型对20批地龙药材商品（10批广地龙、10批沪地龙）的质量评价，与传统公认的地龙药材质量相符合。该方法及模型可用于地龙药材商品质量评价[53]。

为了保证甘草水制广地龙这种地方习用炮制品的质量，采用常规检查结合HPLC法测定饮片中的次黄嘌呤和肌苷含量的方法，对甘草水制广地龙饮片进行质量标准研究。结果表明甘草水制广地龙饮片质量标准为，水分含量≤5.0%，总灰分含量≤10.0%，酸不溶性灰分含量≤5.0%，水溶性浸出物≥20.0%，乙醇浸提物≥8.0%；次黄嘌呤含量≥0.006%，肌苷含量≥0.40%。该方法建立了较完善的甘草水制广地龙饮片的质量标准，改变了过去仅依靠经验和感官判断的鉴定方法，可用于地龙药材商品质量评价[54]。

为深入探讨地龙饮片的质量状况、保障临床用药安全及为药品监管提供科学依据，对10批次市售地龙饮片的杂质、水分、总灰分、酸不溶性灰分和水溶性浸出物进行测定，结果表明10批次地龙饮片均存在质量问题，不合格项主要是杂质、总灰分、酸不溶性灰分和水溶性浸出物。该评价方法可以为地龙药材质量标准的制订提供依据[55]。

为了建立地龙配方颗粒质量标准，采用薄层色谱法（TLC）对地龙配方颗粒进行定性鉴别；用高效液相色谱法（HPLC）及高效毛细管电泳法（HPCE）（图5-21）分别对地龙配方颗粒的次黄嘌呤和琥珀酸进行含量测定。TLC结果表明中地龙配方颗粒在与氨基酸对照品、地龙对照药材相应位置上，呈相同颜色的斑点，阴性对照无干扰。地龙配方颗粒的次黄嘌呤含量范围为1.60mg/袋～3.30mg/袋，琥珀酸的含量范围为23.58mg/袋～35.38mg/袋。本实验建立的定性及定量方法简单可行、重复性好，能有效地控制地龙配方颗粒的质量[56]。

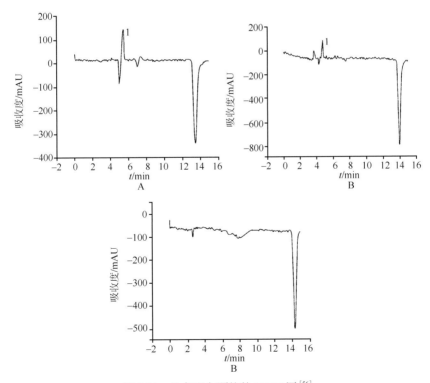

图5-21 地龙配方颗粒的HPCE图[56]

注：A——琥珀酸对照品；B——地龙配方颗粒；C——阴性对照；1——琥珀酸

由于地龙鉴别比较困难，主要依据其受精囊孔的对数及所处的环节数和雄孔的性状等特征来区分，肉眼难以观察，导致市场上流通的地龙品种十分混乱，实验通过微性状鉴别为市场上地龙的鉴别提供了依据。通过查阅相关资料，收集市场上不同品种的地龙药材。使用体视显微镜观察样品，拍摄不同景深的图片，利用景深合成技术合成一张高清的微性状图片来对其进行鉴别；根据《中国药典》方法对其灰分、重金属和浸出物进行检测。结果通过微性状鉴别发现不同药材市场上同一产地地龙有不同程度的非正品存在，其受精囊孔周围的乳突情况和所处的环节及雄孔的形状有明显的区别（图5-22）。不同产地的地龙药材灰分和重金属大部分合格，浸出物大部分不合格。利用微性状鉴别法能够准确快速地鉴别地龙的品种并能区分其混伪品，简单方便，效率高，可用于地龙药材的质量控制[57]。

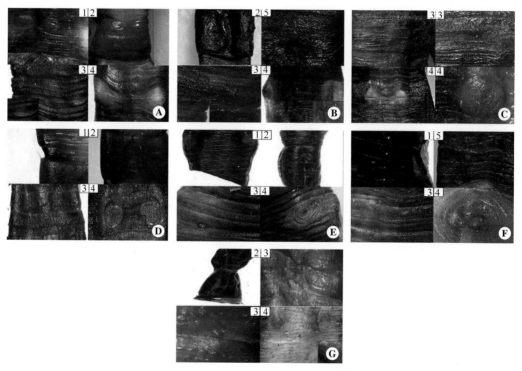

图5-22 不同品种地龙微性状图[57]

注：A——参环毛蚓，B——威廉环毛蚓，C——通俗环毛蚓，D——直隶环毛蚓，E——保宁环毛蚓，F——壮伟环毛蚓，G——白颈环毛蚓；1——背孔，2——生殖环带，3——受精囊孔，4——雄孔，5——雌孔

本书编者马志国课题组对符合法定标准的21批酒地龙饮片开展性状与薄层鉴别，杂质、水分、总灰分、酸不溶性灰分、重金属及有害元素、黄曲霉毒素的检查，浸出物及蚓激酶生物活性的测定，并分析各项指标与酒地龙饮片等级之间的相关性。21批酒地龙饮片在性状、薄层、杂质、水分、重金属及有害元素、黄曲霉毒素及蚓激酶生物活性方面均无差异，而总灰分、酸不溶性灰分和浸出物存在一定差异性。通过对酒地龙饮片外观性状和多种质控指标的检测和分析，筛选可作为酒地龙饮片等级评价的关键指标，将酒地龙饮片划分为3个等级。一等品：总灰分＜6.0%，酸不溶性灰分＜3.0%，浸出物＞21.0；二等品：总灰分6.0%～8.0%，酸不溶性灰分3.0%～4.0%，浸出物18.0%～21.0%；统货：总灰分8.0%～10.0%，酸不溶性灰分4.0%～5.0%，浸出物16.0%～18.0%。该实验在传统外观性状和现代检测项目分析的基础上，将总灰分、酸不溶性灰分和浸出物作为酒地龙饮片等级划分

的关键指标,具有一定合理性和可行性,可作为酒地龙饮片等级评价标准的参考[58]。

第四节　蛋白蚯蚓的质量研究

蛋白蚯蚓的质量研究主要针对其所含蚓激酶的定性鉴别、定量分析、生物活性测定、重金属及有害元素分析、农药残留检测、稳定性考察。

一、蛋白蚯蚓中蛋白质的定性定量研究

目前,用于临床的蛋白类制剂主要是生物技术的产物,其组成单一,纯度高,质量标准的制定主要以纯度和含量为基础。而鲜蚯蚓平喘活性蛋白是混合蛋白组分,纯度和含量是不能体现蛋白组成特点的,应寻求新的质量标准的建立方法。蛋白质SDS-聚丙烯酰胺凝胶电泳可以通过其条带的数量和迁移率对混合蛋白质的组成、性质进行描述,凝胶紫外分析系统可以把蛋白质条带转化为相应的峰,峰高和峰密度值能反映蛋白条带的性质。以蛋白电泳成像及紫外分析结果中泳动率、峰高、峰密度为参数来描述混合蛋白质的组成和性质是可行的。以鲜赤子爱胜蚓为原料,采用SDS-聚丙烯酰胺凝胶电泳技术建立平喘活性蛋白的指纹图谱,以此为基础对平喘活性蛋白进行定性鉴别,对BCA蛋白定量法进行考察。该方法精密度高,稳定性好,可以对平喘活性蛋白的含量进行测定,最终制订了鲜蚯蚓平喘活性蛋白的含量限度标准,建立鲜蚯蚓平喘活性蛋白质量标准,为鲜蚯蚓质量标准的制订提供了依据[59]。

二、蚓激酶中纤溶酶谱鉴别研究

酶谱法最早用于同工酶的分析,在丙烯酰胺的基质中加入酶作用的底物,电泳后,在活性酶蛋白所在的位置会出现降解条带,从而确定蛋白酶的分子量大小及活性等相关信息。国内外尚未报道利用酶谱法作为对蚯蚓中蚓激酶的质量控制的一种鉴别方法,故利用蚓激酶能溶解纤维蛋白的机制,将纤维蛋白原和凝血酶加入丙烯酰胺溶液中,生成的纤维蛋白和丙烯酰胺共凝聚形成网状结构。将蚓激酶供试品进行电泳,其各蛋白成分按分子量大小被分离,再经过洗涤、孵育,蚓激酶活性蛋白成分在相应的位置降解纤维蛋白,由于降解的位置未能着色,会呈现空斑,借此来显示蚓激酶活性蛋白。采用纤溶酶谱法,纤维蛋白原终浓度为5×10^{-4}g/mL,2.5% Triton-x-100溶液中复性30min,在PBS缓冲液(pH=7.4)中37℃孵育30min,供试品蛋白质浓度为5.0~37.5μg/mL。结果表明该方法灵敏度高,5家企业的活性蛋白条带均为15~40kDa,有6个相同特征活性蛋白条带;5个企业产品之间酶谱图略有差异,同一企业不同批次产品批间无差异。该方法专属性较强,能够反映蚓激酶活性成分的分子量大小分布及种类,也能反映产品的批间一致性,生产工艺稳定性,且易于标准化,可作为蚓激酶的鉴别方法,同时为评价上市后产品质量一致性奠定了基础,可用于地龙药材的质量控制[60]。

三、蚓激酶中激酶活性蛋白质组成及效价测定

现行标准中采用琼脂糖–纤维蛋白平板法测定蚓激酶效价，此方法主要测定的是蚓激酶直接降解纤维蛋白的活性，即直接溶纤活性，而未体现蚓激酶的激酶活性。故研究采用UPLC-Q-TOF-MS技术，鉴定分析了蚓激酶中与激酶活性相关的蛋白组分，并建立琼脂糖–纤维蛋白平板法，即在法定检验方法的琼脂糖平板中加入纤维蛋白溶酶原，采用尿激酶作为对照，测定蚓激酶的激酶活性，可作为法定标准中蚓激酶效价测定的补充。通过将来自不同生产企业的蚓激酶样品采用胰蛋白酶酶解，采用UPLC-Q-TOF-MS技术对蚓激酶的蛋白质及多肽进行来源检定，采用PLGS 3.0软件及蛋白质谱库分析处理数据，鉴定了5家企业的蚓激酶样品中激酶样活性蛋白组分，结果均鉴定出8～9种与纤溶活性相关的蛋白，其中各有4～5种属于激酶蛋白组分。以尿激酶为对照，使用琼脂糖–纤维蛋白平板法对蚓激酶中的激酶活性进行确证，并初步建立了蚓激酶中激酶活性效价的测定方法。结果每1000 IU蚓激酶相当于尿激酶1.5091～2.8191 IU。该试验通过UPLC-Q-TOF-MS技术分析，鉴定了蚓激酶中的具有激酶活性的蛋白成分，并对其激酶活性进行了初步定量，可用于地龙药材的质量控制[61]。

四、蚓激酶的定量检测研究

蚓激酶由于具有多种蛋白质组分，其药代动力学的研究更具有复杂性。针对蛋白药物的特点，建立抗夹心ELISA检测方法对人血浆中的蚓激酶进行检测方法符合药典所规定的标准，满足药代动力学评价的基本要求，可为蚓激酶的临床试验研究提供可靠的检测方法，并可为地龙药材质量标准的制订提供依据。与传统利用单克隆抗体不同，该方法采用多克隆抗体进行ELISA检测，可检测多组分蛋白，避免了单克隆抗体仅能检测单一组分所产生的偏差。该方法的各项指标均符合国家药典及相关药物研究指导原则的要求，为蚓激酶的药物研究提供了基础，并为进一步探讨免疫学方法在药代研究中的应用增添了依据[62]。

平板法是目前较为常用的定量方法，用于蚓激酶效价的测定。但在实验操作中，铺板、打孔、点样和计数时出现导致操作误差，并且该检测方法耗时长、效率低，检测使用的蚓激酶标准品、凝血酶和牛纤维蛋白原等试剂成本较高。蚓激酶中的蛋白质在碱性溶液中会与Cu^{2+}螯合，形成肽–铜复合物，此复合物可使酚试剂的磷钼酸还原，产生蓝色化合物，该蓝色化合物在650nm处的吸光度与蛋白质含量成正比，再以蚓激酶标准品作为对照可计算样品效价（图5-23～图5-25）。紫外分光光度法的建立正是基于以上原理。因此，研究使用紫外分光光度法测定蚓激酶中蛋白质含量，以蚓激酶标准品为对照，计算样品效价（表5-10）。本研究建立的紫外分光光度法测定蚓激酶效价方法，条件易控制，操作较简便迅速，试剂成本较低，方法准确。效价结果与生物平板法测定效价结果相近。因此，该方法适用于蚓激酶及肠溶胶囊的效价测定[63]。

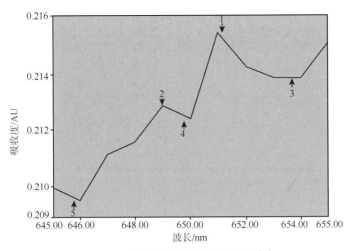

图 5-23　蚓激酶标准品光谱吸收图[63]

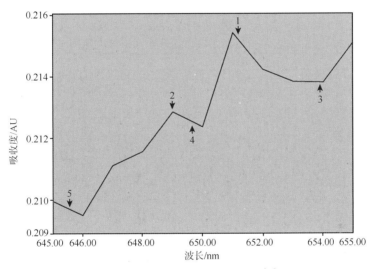

图 5-24　蚓激酶样品光谱吸收图[63]

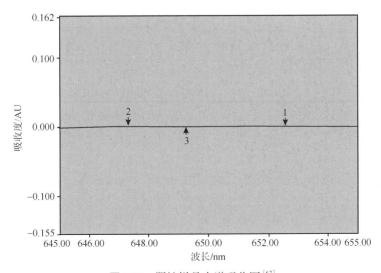

图 5-25　阴性样品光谱吸收图[63]

表 5-10 样品效价测定结果[63]

名称	批号	吸光度	效价（IU/mg）	生物平板法效价（IU/mg）
蚓激酶干粉	18100004-1	0.749	28 792	28 919
	18100005-1	0.806	28 971	29 089
	18100005-2	0.789	28 949	29 094
30万蚓激酶肠溶胶囊	18090023	0.791	316 080	311 076
	18100024	0.773	308 880	309 335
	18100027	0.785	313 680	310 199
60万蚓激酶肠溶胶囊	18110001	0.76	609 280	604 305
	18110002	0.751	600 880	602 223
	18110003	0.755	603 680	604 602

五、蚓激酶的稳定性研究

为了初步考察分析凝血酶溶液冷藏保存对蚓激酶效价测定稳定性的影响，采用冰箱冷藏方法对凝血酶溶液进行保存，定期取出用于蚓激酶效价测定，统计分析其对蚓激酶效价的影响，并采用药物分析验证方法对冷藏25d的凝血酶溶液用于蚓激酶效价测定进行相关方法学验证。结果凝血酶溶液冷藏0～25d，用于配制琼脂糖纤维蛋白平板，对测定蚓激酶效价无明显影响；凝血酶溶液冷藏至30d后，用于测定的蚓激酶效价偏低，且其标准曲线线性关系也较差，存在较明显影响；冷藏25d的凝血酶溶液用于效价测定方法学验证，精密度、准确度和线性关系良好。即凝血酶溶液冷藏0～25d较为适宜，所配制琼脂糖纤维蛋白平板不影响蚓激酶效价的测定与判断。同时，这一实验方法也可为地龙药材质量标准的制订提供依据[64]。

六、蚓激酶中农药和有害元素残留测定

为了建立QuEChERS技术结合气相色谱串联质谱法（GC-MS/MS）同时测定蚓激酶原料药中41种农药残留的方法，采用GC-MS/MS法测定蚓激酶原料药中41种农药残留量。色谱柱为HP-5ms ultla Lert弹性石英毛细管柱（30.0m×0.25mm，0.25μm），检测器为质谱检测器，结果表明41种农药检测质量浓度线性范围均为100～500μg/L（$r \geqslant 0.9950$）；检测限为1.5～3.8μg/L；定量限为5.0～12.5μg/L；精密度的RSD均＜8%（$n=6$）、重复性与稳定性试验的RSD均＜6%（$n=6$）；蚓激酶原料药样品加样平均回收率均为70.47%～105.66%。该方法简便、准确、高效，可用于判断蚓激酶原料药是否有农药残留，能够精确测定农药的残留量，可为地龙药材质量标准的制订提供依据[65]。

文献报道，不同的有害元素对蚓激酶活性产生不同程度的影响，如Pb、Cu元素会严重影响蚓激酶活性。所以有必要监测并考察蚓激酶中有害元素的残留量，对保证蚓激酶的质量安全具有十分重要的意义。采用微波消解–电感耦合等离子体质谱法测定蚓激酶中Cr、Mn、Fe、Co、Ni、Cu、As、Ag、Cd、Sb、Ba、Hg、Tl、Pb 14个有害元素含量。结果表明Mn、Ni与Cu检测线性范围为0～500ng/mL，Fe检测线性范围为0～10000ng/mL，Hg检测线性范

围为0～10ng/mL，其余各元素检测线性范围均为0～100ng/mL，r均≥0.9990；检测下限为0.004～0.7ng/mL；各元素平均加样回收率为95.4%～109.8%。该方法线性回归良好，灵敏度高，准确性好，能精确测定各元素的含量，适用于蚓激酶原料药中有害元素的检测分析。元素含量特征分布图（图5-26）。结果显示，样品中各有害元素含量比例与蚯蚓培养土壤中各有害元素含量比例接近，说明蚓激酶的生产从蚯蚓养殖到蚓激酶的提取净化过程存在有害元素迁移的可能，结果提示企业应更多关注对原材料（蚯蚓）养殖环境的监测[66]。

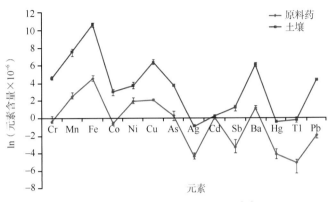

图5-26 元素含量特征分布图[66]

（马志国　吴梦玫）

参 考 文 献

[1] 张兰娥等. 地龙蛋白肽的成分分析及对血管紧张素转化酶活力的影响. 天然产物研究与开发, 2013, 25（12）: 1740-1742+1747.

[2] 董洪霜等. 基于纳升高效液相色谱 - 四极杆 - 线性离子阱 - 静电场轨道阱高分辨质谱技术研究广地龙中的蛋白质. 中国中药杂志, 2019, 44（2）: 324-331.

[3] 丁冠华等. 水蛭地龙药材商品中可溶性蛋白质的含量测定. 辽宁中医杂志, 2010, 37（6）: 1100-1101.

[4] 卓燊, 廖泽勇. 地龙的定性鉴别及蛋白质含量测定. 中国药物经济学, 2014, 9（5）: 18-20.

[5] 蒋艳红等. 地龙中游离氨基酸的含量测定. 中国中医药信息杂志, 2003, （2）: 36-37.

[6] 刘继红等. 蜈蚣、全蝎、地龙氨基酸含量测定. 郑州大学学报（医学版）, 2005, （3）: 483-485.

[7] 丁红梅, 葛尔宁, 许家栋. 高效毛细管电泳测定中药地龙中氨基酸含量. 中国实验方剂学杂志, 2013, 19（2）: 117-120.

[8] 裴福成, 李长新, 任桂萍. 柱前衍生 HPLC 法测定地龙中氨基酸的含量. 中医药学报, 2007, （3）: 26-27+68.

[9] 刘阳等. 柱前衍生 HPLC 法测定水蛭、地龙中氨基酸的含量. 湖南中医杂志, 2012, 28（3）: 138-140.

[10] 李坚等. HPLC测定不同产地广地龙中次黄嘌呤的含量. 中药材, 2006, （5）: 448-449.

[11] 胡珍, 高明远. HPLC测定地龙中次黄嘌呤的含量. 中国药事, 2006, （7）: 408-409.

[12] 刘秀艳. HPLC法测定地龙中次黄嘌呤含量. 辽宁中医杂志, 2007, （12）: 1783.

[13] 李金屏. HPLC法测定广地龙中次黄嘌呤的含量. 中国药品标准, 2002, （5）: 29-31.

[14] 吴文如, 李薇, 赖小平. HPLC法测定不同产地地龙中尿嘧啶、次黄嘌呤、尿苷、肌苷的含量. 中国药师, 2011, 14（7）: 914-917.

[15] 季倩等. HPLC法测定各沪产地龙和广地龙中次黄嘌呤、黄嘌呤、尿嘧啶和尿苷的含量. 第二军医大学学

报，2015，36（4）：443-446.

[16] 周恒等．HPLC法测定沪地龙中7个核苷类成分的含量．药物分析杂志，2018，38（1）：97-103.

[17] 关水清等．HPLC同时测定广地龙中5种核苷类成分含量．广西师范大学学报（自然科学版），2020，38（3）：85-91.

[18] 邹义栩．ICP-MS法测定复方地龙胶囊中重金属元素的含量．海峡药学，2016，28（11）：66-67.

[19] 陈伟韬等．广地龙药材、汤剂及配方颗粒的元素分析．中国药师，2019，22（11）：2102-2105.

[20] 李勇，丁冠华．基于ICP-MS法对地龙、水蛭中重金属及有害元素的测定及分析．辽宁中医杂志，2018，45（10）：2152-2155.

[21] 左甜甜等．基于体外消化/MDCK细胞模型测定地龙中镉和砷的生物可给性及风险评估．药学学报，2020，55（5）：1004-1009.

[22] 李中阳等．不同品种地龙中微量元素及重金属元素含量分析．微量元素与健康研究，2010，27（6）：14-16.

[23] 唐婉清等．地龙药材及地龙配方颗粒中铅的含量测定．广东药学，2003，（3）：1-2.

[24] 蔡嘉华等．FTIR-ATR结合膜富集技术测定中药材地龙中微量铜的含量．广东药学院学报，2016，32（3）：325-329.

[25] 肖寄平等．地龙中脂肪酸成分研究．时珍国医国药，2010，21（11）：2760-2762.

[26] 何琳，龙晓英．高效毛细管电泳法测定广地龙饮片中琥珀酸的含量．广东药学院学报，2007，（2）：124-125.

[27] 黄庆华等．广地龙中琥珀酸的毛细管电泳电导法测定．中国现代应用药学，2006，（6）：484-486.

[28] 刘晓梅等．基于电子鼻和HS-GC-MS研究地龙腥味物质基础和炮制矫味原理．中国实验方剂学杂志，2020，26（12）：154-161.

[29] 丁冠华，李峰，康廷国．水蛭、地龙药材商品中总多糖含量测定．中华中医药学刊，2010，28（5）：986-987.

[30] 丁冠华，李峰，康廷国．水蛭地龙商品药材中总磷脂含量测定．辽宁中医药大学学报，2010，12（4）：36-38.

[31] 王鹏思等．GC法测定市售动物源性中药材地龙、水蛭中3种氯霉素类药物的残留量．中国兽药杂志，2017，51（3）：65-69.

[32] 李勇．不同来源及品种水蛭、地龙中腐胺的含量测定及统计学分析．辽宁中医药大学学报，2018，20（11）：38-40.

[33] Sisi Zhang et al. Multi-mycotoxins analysis in *Pheretima* using ultra-high-performance liquid chromatography tandem mass spectrometry based on a modified QuEChERS method. Elsevier，2016，1035.

[34] 杨小丽等．高效液相色谱-串联质谱法同时测定地龙中4个黄曲霉毒素．药物分析杂志，2012，32（4）：627-630.

[35] 许晓辉等．QuEChERS-分散固相萃取-液质联用法快速测定地龙中黄曲霉毒素．分析测试技术与仪器，2021，27（1）：18-23.

[36] 李嘉欣等．中药材地龙中七种指示性多氯联苯残留量测定研究．中国现代中药，2017，19（12）：1708-1712.

[37] 孙晶等．GC-NCI-MS法同时测定地龙中30个溴代阻燃剂的残留量．药物分析杂志，2020，40（8）：1425-1436.

[38] 刘涛等．基于酶活性的地龙质量标准再评价研究．中药材，2014，37（9）：1535-1537.

[39] 吴娅丽等．地龙抗凝血活性体外评价方法的建立．中国现代应用药学，2019，36（20）：2527-2530.

[40] 陆耀盈，孙洁，马志国．广地龙药材中蚓激酶的生物活性测定．海峡药学，2020，32（7）：56-58.

[41] 梁美美等．基于生物活性方法对地龙药材质量评价研究．中国药品标准，2019，20（4）：319-324.

[42] 徐玉玲等．基于酶活性的复方地龙胶囊质量标准再评价研究．中草药，2017，48（7）：1340-1343.

[43] 詹云丽等．广地龙药材氨基酸类成分指纹图谱研究．中药材，2009，32（9）：1350-1353.

[44] 李峰，王成芳，包永睿．地龙商品药材高效毛细管电泳特征图谱．中国医院药学杂志，2011，31（23）：1916-1919.

[45] 方铁铮，杨翠平，苏薇薇．地龙及其注射液指纹特征谱研究．中药材，2002，（11）：813-815.

[46] 黄帅等.地龙的HPLC特征图谱研究.中国药房，2015，26（21）：2971-2974.

[47] 孙洁等.广地龙饮片的HPLC特征图谱及5个核苷类成分的测定.药物分析杂志，2019，39（11）：2010-2019.

[48] 谭玲龙等.地龙炮制品HPLC指纹图谱的建立及5种成分测定.中成药，2018，40（10）：2238-2243.

[49] 肖会敏等.地龙胶囊的HPLC特征图谱和10种成分的定量研究.西北药学杂志，2018，33（5）：569-574.

[50] Sun J et al. Chromatographic fingerprint and quantitative analysis of commercial Pheretima aspergillum（Guang Dilong）and its adulterants by UPLC-DAD. International Journal of Analytical Chemistry，2019，（1）：1-10.

[51] 王莎莎等.地龙药材的质量标准提升研究.中国药房，2019，30（17）：2379-2383.

[52] 张玉等.基于UPLC-Q-TOF-MS技术的广地龙血清药物化学初步研究.中药材，2017，40（4）：848-853.

[53] 李峰等.灰关联度模型的地龙商品药材质量评价研究.辽宁中医杂志，2016，43（9）：1930-1932.

[54] 谭峻英等.甘草水制广地龙饮片质量标准研究.广东药学院学报，2010，26（1）：26-29.

[55] 王琴、李建.地龙饮片质量分析研究.中国当代医药，2017，24（27）：76-78.

[56] 何琳等.地龙配方颗粒的质量标准研究.中成药，2007，（8）：1173-1177.

[57] 郭利霄等.不同产地地龙药材的微性状鉴别及品质研究.中药材，2018，41（1）：66-69.

[58] 马志国等.2020.酒地龙饮片的等级评价标准研究.中华中医药学会中药炮制分会2020年学术年会论文集

[59] 房泽海、冯怡、徐德生.鲜地龙平喘活性蛋白的质量标准研究.福建中医药，2007，（6）：49-50+53.

[60] 彭鑫等.蚓激酶中纤溶酶谱鉴别方法的研究.中国药师，2016，19（5）：832-835+862.

[61] 谢育媛、王文晞、郭江红.蚓激酶中激酶活性蛋白质组成分析及效价测定.中国医药工业杂志，2018，49（7）：944-949.

[62] 王园园等.血浆蚓激酶定量检测方法的建立及评价.中国实验血液学杂志，2012，20（6）：1492-1495.

[63] 李岚.紫外分光光度法测定蚓激酶效价方法研究.实用中西医结合临床，2020，20（10）：155-157.

[64] 郭灵燕等.凝血酶溶液冷藏保存对蚓激酶效价测定稳定性的影响.中国医药导报，2014，11（15）：105-108.

[65] 陈雨萍.QuEChERS-GC-MS/MS测定蚓激酶原料药中41种农药残留量.中国药师，2019，22（10）：1928-1933.

[66] 钟振华等.采用微波消解-电感耦合等离子体质谱（ICP-MS）测定法考察蚓激酶中有害元素的残留量.药物分析杂志，2019，39（3）：477-483.

第六章

药用蚯蚓的产地加工

中药材产地加工是以临床使用为目的、以当时生产力为基础，与当时的生产关系相适应的一种人与自然的改造关系，也是产地药农一种自发的生产行为。

在产区，中药材产地加工是依据中药的生长特性，在适宜的采收期，根据药材产地的生产环境及当时的生产条件，按照一定的工艺，将新鲜药材加工成中药材的过程。由于绝大多数新鲜中药采收后含水量较高，如果不及时进行加工处理，易霉烂变质，这不仅会造成经济上的损失，还会严重影响药材质量和临床疗效。因此，产地加工是中药材生产过程中的关键环节。加工、干燥后的药材，既能防止霉烂变质，便于运输和储藏，又能保证药材质量和疗效。

产地加工也是药材道地性形成的核心因素之一，是药材道地性的重要组成部分，规范的产地加工与药材品质形成的内在规律是相统一的，不规范的加工直接影响药材的道地性，如果产地加工环节出现问题，将从源头影响药材质量和疗效。

药用蚯蚓的传统产地加工建立于封建社会的小农经济之上。由于古代交通不便、信息闭塞，药用蚯蚓加工多是以家庭为基本单元，凭药农个人经验，以手工生产为主要的操作模式。

目前，随着生产力的发展，药用蚯蚓产地加工模式由手工转变为机械化与手工相结合，个人与合作社相结合，经验与规范相结合的模式。但加工机械化程度相对较低，加工工艺多凭传统经验，随意性强；加工场地在房前屋后，没有统一标准，加工技术亟待规范与提升。

而随着信息化浪潮的兴起，药用蚯蚓产地加工将迎来新的发展时期，实现机械化与信息化的结合；同时，产地加工将进一步集约化、规模化、标准化，实现新的生产模式。在这种模式下，药用蚯蚓种源和养殖技术将统一，采收与加工标准将统一，运储与产品质量将统一，实现药用蚯蚓生产全过程的可监控、可追溯，从而服务于中医药现代化。

第一节　药用蚯蚓的产地加工

一、药用蚯蚓产区

目前广地龙主产于广东省的鹤山、南海、番禺、新会、顺德、江门、开平、高州、惠东、惠阳、博罗、河源、兴宁等地，广西的容县、横县、灵山、合浦、梧州、北流等地；此外，在东南亚的越南、泰国、老挝等地也有产出（表6-1）。沪地龙主产于上海奉贤、南汇、金山、松江、川沙等郊县，其中以张泽、庄行、大团、泰日、头桥等乡镇为核心产区。除上海外，安徽蚌埠、阜阳、砀山，河南周口、南阳、信阳、驻马店、许昌，河北石家庄，江苏盐城、徐州、宿迁，山东潍坊、烟台、德州、微山等地也产沪地龙，市场统称为"沪地龙"（表6-2）。红蚯蚓多为养殖品，以山东青岛、烟台，河北石家庄、唐山等地为主。当前野生地龙资源已濒临枯竭，部分传统产区已无地龙商品流通（表6-3）。

表6-1 广地龙产区

商品类型	地区	产地
广地龙	东南亚	越南、泰国、老挝
	广东	鹤山、南海、番禺、新会、顺德、江门、开平、高州、惠东、惠阳、博罗、河源、兴宁
	广西	容县、横县、灵山、合浦、梧州、北流

表6-2 沪地龙产区

商品类型	地区	产地
沪地龙	河南	周口、南阳、信阳、驻马店、许昌
	山东	潍坊、烟台、德州、微山
	江苏	徐州、宿迁、盐城
	河北	石家庄
	上海	奉贤、南汇、金山、松江、川沙
	安徽	亳州、阜阳、砀山

表6-3 红蚯蚓产区

商品类型	地区	产地
红蚯蚓	山东	青岛、烟台
	河北	石家庄、唐山

二、采收时间

广地龙的采收期主要有4～5月、7～8月两个时期，沪地龙主要在4～5月采收。不管广地龙还是沪地龙，寒露过后都会停止采收。广地龙和沪地龙原动物在夏秋季节的形态要比春季大，因此夏秋季节采收的蚯蚓所加工出来的药材体大肉厚，质量较佳；同时，蚯蚓在春季繁殖，为保护蚯蚓资源，应在夏秋时节采收[1]。红蚯蚓春、夏、秋季均可采收，夏季每半个月左右可采收一次，春、秋两季则需要两个半月方可采收一次[2]。

三、药用蚯蚓采收

1. 地龙药材原动物采收　药用蚯蚓以野生为主，采收前首先要寻找蚯蚓生物量比较多的腐殖质环境，有经验的采挖人员主要通过蚯蚓粪（蚯蚓粪颗粒较大零散到处平坦分布）判断，并结合试采对这一地区的地龙产量进行毛估。综合判断之后，再决定是否对这一区域的药用蚯蚓进行规模化的采收加工。药用蚯蚓采收主要有传统法、生物化学法、电击法三种模式。

（1）传统法：又分为直接捕捉法、挖掘法、诱捕法。直接捕捉法是在春末下雨的晚上，由于暴雨前后，气压下降，天气闷热或雨后夜晚，蚯蚓怕水，大量出土，是抓蚯蚓的好时机。在凌晨3～4点钟时，直接用手捕捉，因为蚯蚓怕水喜将头钻出地面，并发出"吱、吱"的叫声，可利用手电筒等顺声寻觅。捕捉时，用手抓住头部拔出，为避免拔断，须做到动作敏捷、既抓又拔，如遇到蚯蚓猛力下缩时，应先抓住不动，待其下缩力减弱时，再快速拔出；如没有雨，也可以采用灌水方法引蚯蚓出穴捕捉。挖掘法是通过齿耙、锄头等工具将蚯蚓直接于土中挖出，再人工收集；也可以采用灌水法将蚯蚓逼出地面，蚯蚓出穴时捕捉，也可春耕时在水田里捕捉。诱捕法是把已经发酵熟透的饲料，堆放在如田边、菜园等要诱取蚯蚓的地方，饲料堆成高约30cm，宽约40cm，长度不限的诱捕堆，一般堆置3～5天后，就有蚯蚓聚集，即可用铁铲翻开捕收。

（2）生物化学法：产地主要利用茶麸水进行捕捉。茶麸是油茶籽榨油后剩余的茶籽饼（茶枯）。将茶麸与水按1：20左右的比例煎煮，然后在药用蚯蚓聚集区开出一定沟槽，将茶麸水灌到沟槽里，可漫灌，以茶麸水不溢出为度，待蚯蚓爬出地面即可进行捕捉。除了茶麸，也有将鲜辣蓼草捣烂成糊状，再加入茶麸和清水混匀，或者单用花椒水、芥末水或者石灰水进行浇灌来捕捉蚯蚓的方法[3-5]。

（3）电击法：主要通过蚯蚓机电击（蚯蚓机的电源主要为蓄电池）来捕捉蚯蚓。蚯蚓机的原理是将地针（电极）插入土壤，利用电流直接将电极附近的蚯蚓从土壤里电出。然后将电出的蚯蚓分拣加工，需要注意的是捕捉的蚯蚓需趁鲜开膛，不然很快就会变质[6]。但此方法目前不符合环保及动物保护要求，已明令禁止使用。

2. 红蚯蚓采收　红蚯蚓基本以养殖为主，采收也是在养殖基地采收。当红蚯蚓体表出现环带时即可采收。红蚯蚓采收主要有避光法、引诱法、驱离法三类。

（1）避光法：红蚯蚓喜暗怕光，采收可采用光照法。采收原理主要是利用红蚯蚓的避光性，在蚯蚓养殖床下放接收器（大盆），在盆上置直径5mm的铁丝筛，用强光照射，红蚯蚓会自行进入盆中，然后逐层刮取上层覆盖物料[7]。

也可先将红蚯蚓床疏松，以无结块的粪团为度，堆成条状，约20min，最上层5cm厚的粪料中已基本无蚯蚓，然后扒取粪料，放置一边，20min后蚯蚓会钻到下层粪料。如此反复3～5次，蚯蚓基本上都会集结在底部，即可收集蚯蚓。一般气温越高，红蚯蚓下钻速度越快[8]。需要注意的是，采收时养殖床上的秸秆等覆盖物中经常附着大量的蚓茧或蚓卵，应将蚓茧或蚓卵及时转移到新养殖床上，待其孵化，不可随意丢弃，同时也要将幼蚓留种。

（2）引诱法：可分为培养料引诱法和物料引诱法。到红蚯蚓采收期时，停止给蚯蚓床洒水，同时在老培养料旁堆放少量肥沃的已发酵好的湿度相宜的新培养料。随着旧培养料的逐渐干燥，红蚯蚓会钻入新培养料中，然后把新培养料摊开即可捕捉[9]。

也可以在蚯蚓床上逐个摆上老丝瓜络或铺上干净的海绵垫，然后在丝瓜络或海绵上喷洒引诱剂。引诱剂由0.5%的白酒或酒糟液和2%的蔗糖溶液混合而成；或者在海绵垫或丝瓜络上撒上薄薄一层炒过的麸皮与豆饼粉的混合物。然后在海绵垫或丝瓜络上喷洒清水，以不下渗于蚯蚓床为度，最后在海绵垫或丝瓜络上面覆盖黑色或红色塑料薄膜。5～12h后，将爬满蚯蚓的丝瓜络或海绵置于直径1cm铁筛上，在光照条件下，蚯蚓很快就会从丝瓜络或海绵里爬出来，即可收集[8]。

（3）驱离法：将高锰酸钾配成1.5%的溶液，按4kg/m²的量喷洒在蚯蚓床上，蚯蚓会立即爬出培养料表面，捕捉后用清水洗净蚯蚓表面的溶液即可[9]。

四、蚯蚓的开膛加工

（1）药用蚯蚓的开膛：广地龙原动物开膛是在蚯蚓身上撒草木灰，除去体表黏液，然后用小钉或针插在蚯蚓尾端，将蚯蚓钉在木板上，用刀或剪将蚯蚓腹部剖开，然后洗去腹内泥土，对蚯蚓进行干燥。按剖开的程度常分为半开、全开两种规格，只开中间肚子部分的称为半开，从头到尾全部剖开的称为全开。沪地龙原动物由于个头相对较小，分为开膛与不开膛两种规格。开膛沪地龙原动物的加工方法与广地龙原动物类似，但多为半开；不开膛的沪地龙原动物直接用草木灰处理，除去黏液后，直接晒干。

现在沪地龙、广地龙药材的制作基本上都是将采集来的蚯蚓清洗后，然后直接将蚯蚓放入专业的开膛机进行剖腹，然后用水冲洗，将内脏与泥沙冲洗干净，然后进行干燥即得全开地龙。采用机械化加工设备加工，并结合草木灰或面粉等辅料清洗，较传统工艺可有效降低地龙药材的灰分[10]（图6-1～图6-4）。

（2）红蚯蚓的开膛：由于红蚯蚓主要作为蛋白蚯蚓使用，不作为地龙饮片临床使用，所以红蚯蚓目前以不开膛为主流加工方法。红蚯蚓采集后，清理完泥土后一般直接干燥或者趁鲜冷冻，然后进入深加工环节。

五、蚯蚓干燥

（1）药用蚯蚓干燥：传统药用蚯蚓的干燥主要采用将开膛的蚯蚓在席片或地上摊开暴晒的方法，为了防止蚯蚓腐败变质，干燥过程中一般避免阴干。现在主要将开好的蚯蚓按条平铺于弧形的网、杆上（可先在网、杆上刷油），于烘房中50～60℃烘干或烈日下曝干，烘干得率为10∶1～15∶1，这样加工出来的地龙色泽好，无异味（图6-5，图6-6）。

（2）红蚯蚓干燥：主要采用晒干、直接冰冻（-20℃）保存、烘干（50～60℃）打粉的加工模式。目前也有利用冷冻干燥技术进行蚯蚓干燥。

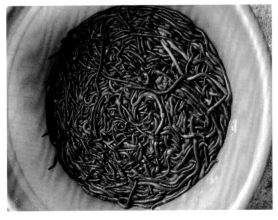

图6-1 捕捉的参环毛蚓（广地龙原动物）

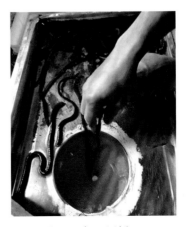

图6-2 加工蚯蚓

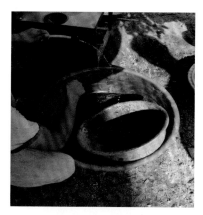

图6-3　清洗蚯蚓

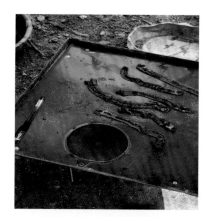

图6-4　清洗后的蚯蚓

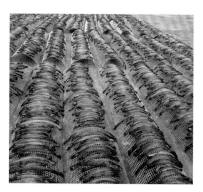

图6-5　蚯蚓晾晒

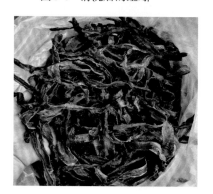

图6-6　干燥好的地龙药材

六、小　结

随着生产力的发展，药用蚯蚓由直接用手捕捉，发展为利用茶麸驱赶，再到现在电击法大面积捕捉。地龙的产地加工也由最早的整条直接晒干，再到人工用刀、剪一条条剖开直至现代的机械化的蚯蚓剖开机（表6-4）。干燥方式也由最早的日晒、火烘发展为智能化的烘房。地龙加工的历程是由传统的手工捕捉到现代机械化加工的进程，也是手工化到机械化、智能化的过程（表6-5）。

表6-4　《中国药典》地龙产地加工沿革

采收时间	加工方法	时间
春、夏、秋	用草木灰或稻灰拌后晒干或炕干（地龙），或剖干腹部，洗去内脏及泥土，及时晒干或炕干（地龙肉），即得	1963[11]
春季至秋季	广地龙及时剖开腹部，洗去内脏及泥沙，晒干或低温干燥；土地龙用草木灰呛死后，去灰晒干或低温干燥	1977[12]
春季至秋季	广地龙及时剖开腹部，除去内脏和泥沙，晒干或低温干燥；土地龙用草木灰呛死后，去灰晒干或低温干燥	1990[13]
广地龙春季至秋季捕捉，沪地龙夏季捕捉	及时剖开腹部，除去内脏和泥沙，洗净，晒干或低温干燥	1995[14]
广地龙春季至秋季捕捉，沪地龙夏季捕捉	及时剖开腹部，除去内脏和泥沙，洗净，晒干或低温干燥	2020[15]

表 6-5　地龙产地加工沿革

采收时间	加工方法	文献
四月	捕捉后用开水浸泡，使黏膜消失，然后用刀自首至尾作纵剖之，除去腹内肠杂和泥土，将整理平直，摊放于板上，烈日晒干	《药材资料汇编》[16]
—	广地龙用小刀剖开，温水洗去内含的泥土，晒干，或用火焙干均可 土地龙用草木灰呛死，去灰晒干，整条入药。炮制：洗净杂质，晒干即成	《中药志》[17]
春季至秋季	捕捉广地龙及时剖开腹部，洗去内脏及泥沙，晒干或低温干燥；捕捉土地龙用草木灰呛死后，去灰晒干或低温干燥	《中国药材商品学》[18]
春季至秋季	捕捉的蚯蚓用草木灰、木屑或米糠拌和，去其体外黏液，然后，用刀或剪将其自头至尾剖开，除去泥杂，摊平贴在竹竿、芦苇茎或其他物体上，晒干。加工时，如遇雨天，可采用铁锅焙烘。具体做法：将铁锅倒放，下用柴或煤加热，将已剖开去泥杂的蚯蚓贴在铁锅四周，待受热翘起后取下。一般铁锅温度应控制在100℃左右，不宜过高；要及时清除铁锅上的残留物	《中国常用中药材》[19]
清明至处暑采收	捕得后，趁活将蚯蚓拌以草木灰，使其体上黏液受吸附，然后用小锥将蚯蚓的一端钉在木板上，用手拉直蚯蚓，以小刀将其纵向从头至尾剖开，刮去腹内泥土，洗净，伸直摊放于竹笪上，在烈日下曝干。剖开加工工作，最好在太阳升起前做完，这样，晴天一日即可干燥，成品鲜明，平直。如遇天雨，则用火焙，但不鲜明，若加工不及时，蚯蚓会霉烂，干后回收率低，且发臭。沪地龙捕捉后，放于草木灰堆中，呛死，洗净，晒干或焙干	《中药材商品规格质量鉴别》[20]
以每年5～9月的晴天为宜	将捕捉的蚯蚓用草木灰、木屑或米糠拌和，温水浸泡去其体外黏液，及时用刀或剪将其自头至尾剖开，刮去腹内泥土杂物，用清水洗净，将其拉直，贴在木板上或竹片上，及时晒干或低温烘干	《中药材加工与养护》[21]

第二节　地龙的炮制

一、地龙的炮制沿革

地龙药材的腥味大，易服性差，不利于成分煎出，因此需要炮制入药。地龙的炮制在历史上可以分为汉唐、宋元、明清三个阶段：唐代之前，处于地龙炮制的初步期，地龙炮制始见于《神农本草经》"二月取阴干"，到《本草经集注》中出现了热处理"若服干蚓，须焙作屑"；《雷公炮炙论》则对地龙的炮制进行了深加工，出现了辅料"凡使收得后，用糯米水浸一宿至明漉出，以无灰酒浸一日，至夜漉出，焙令干后，细切，取蜀椒并糯米及切了蚯蚓三件同熬之，待糯米熟，出米椒了，拣净用之"。糯米水、酒、蜀椒这些辅料可能起去腥等作用，焙、熬、切这些工艺主要是为了干燥，便于服用。

宋元时期，是地龙炮制的形成期，地龙的炮制辅料丰富化，方法进一步系统化，《图经本草》出现了辅料盐"须破去土，盐之，日干"；《太平圣惠方》出现了炙、炒法"炙干、去土微炒"；《博济方》出现了醋炒法"醋内炒过"；元代《世医得效方》出现了"清油炒"；《丹溪心法》出现了酒炒"酒浸入土，酒炒"。在此期间，地龙的主流炮制工艺已形成体系。

明清时期，地龙的炮制进一步完善，出现了蛤粉等新辅料和炭药等新工艺。《普济方》出现了辅料蛤粉"蛤粉炒";《全幼心鉴》出现了辅料蜜"大地龙数条去泥，入蜜少许"。这些炮制方法虽然工艺上有一定差别，但都以矫臭矫味，便于粉碎，提高临床应用效果为目的（表6-6）[22-23]。

表6-6 地龙炮制沿革

时期	炮制方法	文献
魏晋	三月取，阴干。又蚯蚓，盐沾为汁	《名医别录》[24]
南北朝	三月取，阴干。取破去土，盐之，日暴。若服此干蚓，应熬作屑	《本草经集注》[25]
南北朝	凡收来用糯米泔水浸一夜，漉出，以无灰酒浸一日，焙干切，每一两用蜀椒、糯米各二钱半同熬至米熟，拣出用	《雷公炮炙论》[26]
唐	三月采，阴干	《新修本草》[27]
宋	三月采，阴干。一云须破去土盐之，日干	《本草图经》[28]
宋	炙干、去土微炒	《太平圣惠方》[29]
宋	醋内炒过	《博济方》[23]
元	清油炒	《世医得效方》[23]
明	三月取，阴干。今用先锤碎去中沙土，置竹筛内于水面上洗净，曝干用之	《本草品汇精要》[30]
明	取须盐水洗净，用或生炙随宜	《本草蒙筌》[31]
明	入药有为末，或化水，或烧灰者，各随方法	《本草纲目》[32]
清	入药或晒干为末，或盐化为水，或微炙，或烧灰，各随本方	《本草求真》[33]
现代	用水漂洗，及时捞出，晒干，切段即得	《中国药典》[15]

随着科技进步和时代发展，出现了酒洗、甘草汤浸泡、清炒、酒炒、砂炒、酒铁砂炒、滑石粉炒、麻油炒、麦麸炒、烘箱制、冷冻干燥等方法[34,35]。

目前地龙的炮制方法主要有切制、清炒、辅料炒、酒炙、甘草水制。其中，切制在全国各地多有流通；清炒主要在吉林、山东等地使用；辅料炒又分为砂炒、滑石粉炒，砂炒法主要在浙江地区使用，滑石粉炒主要在天津、湖南等地区使用；酒炙法应用范围较广，但辅料黄酒的用量稍有不同，多为每100kg地龙，用黄酒12.5kg；而甘草水炙主要集中在我国南方，以两广地区为核心区域，方法是先将甘草加适量水煎汤，去渣取汁，然后加生地龙段拌匀，润或泡透，取出，干燥即可。但湖北地区的甘草水制地龙是先将甘草加适量水煎汤，把地龙用甘草水洗净，沥干，切断，干燥或用砂炒至卷曲（表6-7）。

表6-7 地方炮规地龙加工方法

制法	炮制内容	文献
	取原药材，除去杂质，洗净，切长段，干燥	《北京市中药饮片炮制规范》[36]
	取原药材，除去杂质，洗净，切断，干燥，即得	《黑龙江省中药饮片炮制规范及标准》[37]
	将药材除去杂质，喷潮，切段，快洗，及时干燥，筛去灰屑	《上海市中药饮片炮制规范》[38]
清炒	炒地龙：取净地龙段，置锅内文火炒至表面色泽变深时，取出，放凉	《山东省中药饮片炮制规范》[39]
	炒地龙：取地龙段，照单炒法，用文火炒至腥气逸出，表面颜色稍加深时，取出，放凉	《吉林省中药饮片炮制规范》[40]

续表

制法	炮制内容	文献
砂炒	取地龙，与酒拌匀，稍闷。另取砂子，置热锅内翻动，待其滑利，投入地龙，炒至表面棕黄色时，微鼓起时，取出，筛去沙子，摊凉	《浙江省中药炮制规范》[41]
滑石粉炒	制地龙：取原药材，除去杂质，虫蛀霉变，将滑石粉锅内加热，取净制后的地龙置锅内，翻动均匀，炒至鼓起，取出，筛去滑石粉，放凉	《天津市中药饮片炮制规范》[42]
	炒地龙：取净地龙段，照滑石粉烫法，烫至鼓气	《湖南省中药饮片炮制规范》[43]
酒炙	制地龙：取净地龙段，用黄酒拌匀，略闷，用文火炒至棕黄色有焦斑时，取出，凉透。每100kg地龙，用黄酒15kg	《江苏省中药饮片炮制规范》[44]
	酒地龙：取地龙放在洁净的容器内，喷洒黄酒，充分搅拌，混匀，浸闷至酒吸尽，干燥。每100kg地龙，用黄酒20kg	《河北省中药饮片炮制规范》[45]
	地龙：除去杂质，洗净，切段，干燥	《河南省中药饮片炮制规范》[46]
	酒地龙：地龙段，照酒炙法炒至微干	
	酒地龙：取净地龙，照酒炙法炒至棕黄色，每100kg净地龙，用黄酒15kg	《贵州省中药饮片炮制规范》[47]
	取地龙除去杂质，洗净，稍润，切段，干燥。照酒炙法，炒干。每100kg地龙，用黄酒12.5kg	《四川省中药饮片炮制规范》[48]
	酒地龙：取净地龙段，加黄酒拌匀，闷润至酒被吸尽，置锅内用文火炒干，炒至表面呈微黄色或色泽加深，取出，放凉，每100kg地龙，用黄酒12.5kg	《安徽省中药饮片炮制规范》[49]
甘草水炙	①取净地龙段，放入温甘草水中，浸泡2h，捞起，干燥。②取净地龙，放入温甘草水中泡2h，捞起，干燥，切断，筛去灰屑 每100kg净地龙，用甘草20kg	《广东省中药饮片炮制规范》[50]
	制地龙：取甘草加适量水煎汤，去渣取汁，加生地龙段拌匀，润透，取出，干燥。每100kg地龙用甘草10kg	《广西壮族自治区中药饮片炮制规范》[51]
	除去杂质，用水或甘草水洗净，沥干，切断，干燥或用砂炒至卷曲。每100kg地龙，用甘草2.5kg（煎水适量）	《湖北省中药饮片炮制规范》[52]

二、地龙的现代炮制研究

（一）不同加工方法对地龙组分的影响

药用蚯蚓可以加工成饮片或者鲜品直接入药。药用蚯蚓鲜品的可溶性蛋白提取率、含量及体外纤溶酶活性均明显高于干品，且两者蛋白组分有较大的差异。药用蚯蚓鲜品蛋白谱带多，干品的谱带较少，这可能是干燥过程中地龙的蛋白质组分遭到不同程度的破坏，纤溶酶活性也降低。因此，在临床上应用地龙治疗血栓性疾病时可以选用鲜品或采用不需高温处理的方法对地龙进行炮制后再使用[53]。

不同干燥方式对地龙的组分影响较大，经液氮快速冷冻与冷冻干燥技术加工的地龙的水溶性蛋白组成比经传统炮制的丰富。在高分子量区，经冷冻处理的地龙的蛋白条带数与浓度明显高于晒干工艺，且抗人肝癌细胞与纤溶活性显著高于传统工艺；在采用晒干工艺制备的地龙中蚓激酶的量很低，但在低相对分子质量区，传统炮制工艺明显多出两条蛋白质主带，这可能是在晒干过程中，蛋白质降解为小肽。同时，不同干燥方式对地龙氨基酸组分提取物品质差异也大，真空冷冻干燥样品为淡黄色疏松块状物，且样品具有良好的复溶性。较真空减压干燥和微波干燥，真空冷冻干燥能够最大限度地保持地龙氨基酸组分提取液的品质[54,55]。

（二）不同炮制方式对地龙组分的影响

地龙经过炮制后，其物质基础与药材相比有一定差异。次黄嘌呤水溶性强，在地龙净制过程中，淘洗时间对次黄嘌呤的含量有显著性差异，而加水量和干燥方式对次黄嘌呤的含量影响不显著，淘洗时间以3min为宜[56]。不同炮制品中次黄嘌呤和肌苷含量与生品比较存在较大差异，蛤粉制、黄酒制、白酒制、醋制地龙药材中的次黄嘌呤含量依次降低，而蛤粉制、黄酒制、白酒制、醋制地龙药材中的肌苷含量依次升高[57]。在各种炮制品中，蛤粉制广地龙化痰、止咳、平喘作用效果最好[58]。在酒地龙的炮制过程中，次黄嘌呤含量增加，肌苷、蛋白质含量下降，酒地龙的炮制工艺为每100kg地龙，黄酒12.5kg，闷润30min，80℃炒3min[59]。

不同甘草用量炮制前后次黄嘌呤、肌苷、水溶性浸出物含量存在较大差异，甘草用量对以上三类物质含量的影响较大，随着浸泡时间的增加，炮制品次黄嘌呤、肌苷和浸出物含量明显减少。并且随着干燥温度的升高，次黄嘌呤和肌苷含量明显降低，浸出物含量降低，甘草浸泡的最佳工艺为甘草用量15%，浸泡时间20min，干燥温度50℃[60]。砂炒、酒制、醋制处理均可以使地龙中琥珀酸含量降低。这可能与琥珀酸的水溶性和对热不稳定性有关[61]。同时，地龙经炮制后，甘氨酸和赖氨酸含量波动较大，丙氨酸、缬氨酸、亮氨酸含量较稳定，且生地龙5种氨基酸平均含量均大于酒地龙[62]。

炒制、甘草水制、醋制、酒制均能减少醛类（异戊醛、2-甲基丁醛、异丁醛、2-乙基己醛、己醛）和胺类（三甲胺）等地龙腥味成分，并且酒炙还能增加杂环类和酯类香气成分来掩盖其不良气味，来达到炮制矫味目的[63]。

（三）不同加工方式对红蚯蚓的影响

红蚯蚓主要用来提取蚓激酶。红蚯蚓在35～55℃时会有自溶现象，尤其是在其水分较高时，自溶现象更明显，因此需要尽快处理。红蚯蚓的蚓激酶在消化道中的含量较高，为了提高蚓激酶得率，加工红蚯蚓时不宜除去内脏，可以直接于日光下暴晒，或者置于清水中促进蚯蚓体内粪便排出，然后再干燥[64,65]。

此外，也可以在20～35℃的环境中，让红蚯蚓暴露在空气中约25min排出粪便，可以排出约95%的粪便。需要注意的是，温度超过35℃，时间超过25min，红蚯蚓会大量死亡[66]。

红蚯蚓蚓激酶生物活性在低于60℃时基本稳定，故提取温度应该控制在30～60℃，70℃时蚓激酶生物活性就会降低，超过80℃时蚓激酶活性基本丧失，所以红蚯蚓的干燥温度不应超过70℃，因此在生产，提取红蚯蚓时，应避免高热。现在也有直接将新鲜红蚯蚓经清水排出粪便后直接匀浆然后冷冻干燥，冷冻干燥工艺加工的蚯蚓体外纤溶生物效价最高，40℃干燥时蚯蚓体外纤溶生物的活性与冻干工艺差距不大[67]。

蚓激酶提取方法有生理盐水法、蔗糖溶液法、乙醇法和缓冲液法等。目前的主流方法是将新鲜红蚯蚓匀浆，匀浆液直接或冻干后再经硫酸铵沉淀法粗分离、超滤或者葡聚糖凝胶-离子交换层析法得到纯化的蚓激酶[68]。

（刘　逊）

参考文献

[1] 黄庆，李志武，马志国，等.地龙的研究进展.中国实验方剂学杂志，2018，24（13）：220-226.

[2] 李爱群.地龙的药用历史和现状.基层中药杂志，1997，11（2）：48-49.

[3] 龚鹏博，李健雄，廖崇惠，等.茶枯溶液在蚯蚓采样中的应用.四川动物，2010，29（3）：401-406.

[4] 许文猛.中药地龙捕捉加工增值法.专业户，2004，13（10）：36.

[5] 郑泓.蚯蚓的采集与加工.时珍国医国药，1998，9（5）：3-5.

[6] 申智锋，于彬彬，李素莉，等.长白山杨桦林不同蚯蚓类群对电击采样的响应及其影响因素.生态学杂志，2020，39（7）：2374-2382.

[7] 苏祥富，张志成，刘长瑞，等."大平二号"蚯蚓的人工养殖.山西农业科学，1981，9（10）：19-21.

[8] 蒋爱国.蚯蚓加工与利用技术.农村新技术，2008，15（4）：32-33.

[9] 郑建平.高动物蛋白源-日本"太平二号"蚯蚓的养殖技术.饲料博览，1994，6（3）：25-26.

[10] 季倩，徐银霞，张汉明，等.提高沪地龙药材质量的加工方法研究.药学服务与研究，2018，18（4）：279-281.

[11] 中华人民共和国卫生部药典委员会.中华人民共和国药典：一部.北京：人民卫生出版社，1964：96.

[12] 中华人民共和国卫生部药典委员会.中华人民共和国药典：一部.北京：人民卫生出版社，1978：197-198.

[13] 中华人民共和国卫生部药典委员会.中华人民共和国药典：一部.北京：人民卫生出版社，1990：97.

[14] 中华人民共和国卫生部药典委员会.中华人民共和国药典：一部.北京：人民卫生出版社，1995：98.

[15] 中华人民共和国卫生部药典委员会.中华人民共和国药典：一部.北京：人民卫生出版社，2020：127.

[16] 中国药学会上海分会，上海市药材公司.药材资料汇编.上海：上海科技卫生出版社，1959：198.

[17] 中国医学科学院药物研究所，中国科学院南京中山植物园，北京医学院药学系，等.中药志：第四册.北京：人民卫生出版社，1961：31.

[18] 朱圣和.中国药材商品学.北京：人民卫生出版社，1990：31.

[19] 中国药材公司.中国常用中药材.北京：科学出版社，1995：933-934.

[20] 冯耀南，中药材商品规格质量鉴别.广州：暨南大学出版社，1995：327.

[21] 陈随清，李向日.中药材加工与养护.北京：人民卫生出版社，2021：126.

[22] 中医研究院中药研究所，历代中药炮制资料辑要.北京：中医研究院中药研究所主编，1973：

[23] 关水清，周该莲，周文良，等.地龙的本草考证及现代研究概况.中药实验方剂学杂志，2020，26（10）：205-212.

[24] 陶弘景.名医别录.尚志钧，辑校.北京：人民卫生出版社，1986：291.

[25] 陶弘景.本草经集注.尚志钧，尚元腾，校注.北京：人民卫生出版社，1994：445-446.

[26] 雷敩.张骥，补辑.雷公炮炙论.南京：江苏科学技术出版社，1985：74.

[27] 苏敬，李勣，长孙无忌，等.尚志钧，辑校.新修本草.合肥：安徽科学技术出版社，1981：432-433.

[28] 苏颂，掌禹锡，林亿，等.尚志钧，辑校.本草图经.合肥：安徽科学技术出版社，1994：516.

[29] 王怀隐，陈昭遇，王祐，等.田文敬，辑校.太平圣惠方.郑州：河南科学技术出版社，2015：278.

[30] 刘文泰等.本草品汇精要.北京：人民卫生出版社，1957：445.

[31] 陈嘉谟.陆拯，赵法新，校点.本草蒙筌.北京：中国中医药出版社，2013：256.

[32] 李时珍.刘衡如，点校.本草纲目.北京：人民卫生出版社，1982：2353-2358.

[33] 黄宫绣.本草求真.上海：上海科学技术出版社，2015：263-264.

[34] 中医研究院中药研究所.中药炮制经验集成.北京：人民卫生出版社，1974：316-317.

[35] 熊颂强，钟凌云，宋嬿，等.地龙的采收加工、炮制和质量标准的研究进展.江西中医药大学学报，2018，30（1）：111-113+116.

[36] 北京市药品监督管理局.北京市中药饮片炮制规范.北京：化学工业出版社，2010：332.

［37］黑龙江省食品药品监督管理局.黑龙江省中药饮片炮制规范及标准.哈尔滨：黑龙江科学技术出版社，2012：120.

［38］上海市药品监督管理局.上海市中药饮片炮制规范.上海：上海科学技术出版社，2019：539.

［39］山东省食品药品监督管理局.山东省中药饮片炮制规范.济南：山东科学技术出版社，2013：239.

［40］吉林省药品监督管理局.吉林省中药饮片炮制规范.长春：吉林科学技术出版社，2020：71.

［41］浙江省食品药品监督管理局.浙江省中药炮制规范.北京：中国医药科技出版社，2016：366.

［42］天津市食品药品监督管理局.天津市中药饮片炮制规范.天津市食品药品监督管理局，2012：176.

［43］湖南省食品药品监督管理局.湖南省中药饮片炮制规范.长沙：湖南科学技术出版社，2010：429.

［44］江苏省药品监督管理局.江苏省中药饮片炮制规范.南京：江苏科学技术出版社，2002：415.

［45］河北省食品药品监督管理局.河北省中药饮片炮制规范.北京：学苑出版社，2004：125.

［46］河南省食品药品监督管理局.河南省中药饮片炮制规范.郑州：河南人民出版社，2005：449.

［47］贵州省食品药品监督管理局.贵州省中药饮片炮制规范.贵阳：贵州科技出版社，2005：86.

［48］四川省食品药品监督管理局.四川省中药饮片炮制规范.成都：四川科学技术出版社，2016：92.

［49］安徽省食品药品监督管理局.安徽省中药饮片炮制规范.合肥：安徽科学技术出版社，2019：101.

［50］广东省食品药品监督管理局.广东省中药饮片炮制规范.第一册.广州：广东省科学技术出版社，2011：121.

［51］广西壮族自治区食品药品监督管理局.广西壮族自治区中药饮片炮制规范.南宁：广西科学技术出版社，2007：121.

［52］湖北省食品药品监督管理局.湖北省中药饮片炮制规范.武汉：湖北科学技术出版社，2009：490.

［53］陈丽艳，张迎，綦菲，等.地龙的鲜品和干品可溶性蛋白及纤溶酶活性的对比研究.中国实验方剂学杂志，2012，18（8）：89-92.

［54］王厚伟.液氮快速冷冻对地龙中水溶性蛋白组成和活性的影响.中草药，2007，38（7）：999-1003.

［55］黄文芳，石召华，陈立军，等.指纹图谱技术评价不同干燥方式对地龙氨基酸组分提取物的影响.药物评价研究，2015，38（3）：297-301.

［56］李钟，李文姗，黄艳玲.广地龙饮片炮制工艺研究.中医药导报，2008，14（7）：81-83.

［57］李钟，黄艳玲，李文姗.炮制对广地龙次黄嘌呤和肌苷含量的影响.中药材，2009，32（1）：31-33.

［58］利红宇，李钟，黄艳玲，等.不同炮制的广地龙平喘化痰止咳药效比较.时珍国医国药，2010，21（6）：1464-1465.

［59］熊颂强，谭玲龙，钟凌云，等.地龙酒制工艺优化及炮制前后成分比较.中成药，2019，41（12）：2953-2957.

［60］罗文英，吴志坚，朱启亮，等.岭南特色饮片甘草泡地龙的工艺优化研究.中药材，2019，42（6）：1288-1291.

［61］张文斌，校合香.地龙不同炮制品中琥珀酸含量的比较.中国药事，2001，15（3）：72.

［62］谭玲龙，钟凌云，宋嬿，等.地龙炮制品HPLC指纹图谱的建立及5种成分测定.中成药，2018，40（10）：2238-2243.

［63］刘晓梅，张存艳，刘红梅，等.基于电子鼻和HS-GC-MS研究地龙腥味物质基础和炮制矫味原理.中国实验方剂学杂志，2020，26（12）：154-161.

［64］林贵涛，马承严.地龙的药材学探讨.山东中医杂志，1996，15（7）：323-324.

［65］刘艳玲，李莉，郑博.地龙药材两种采收加工方法的比较.中国药学杂志，2002，37（2）：16-18.

［66］宋高杰，崔艳红，李瑞珍，等.蚯蚓粉的加工工艺研究.粮食与饲料工业，2017，39（10）：45-48.

［67］梁美美，朴晋华，王婷婷，等.基于生物活性方法对地龙药材质量评价研究.中国药品标准，2019，20（4）：319-324.

［68］涂清波，苏鹏亮，林颖，等.蚓激酶的提取工艺改进研究.天津中医药，2018，35（1）：65-67.

第七章

药用蚯蚓的药理作用

地龙是我国的传统中药材，性寒、味咸，具有清热定惊、通络、平喘、利尿的功效[1]，已经在中医临床上使用多年，是多种中药复方制剂的主要成分。蚯蚓具有非常高的药用价值，其含有的氨基酸、脂肪酸、微量元素、嘌呤、胆碱、胆固醇和维生素等多种活性物质是发挥药理活性的物质基础[2]。

从蚯蚓中提取具有药理活性的化合物一直是全球药物研发人员的传统做法，尤其在亚洲，包括中国、印度、缅甸、韩国和越南。目前研究人员对其药理特性做了较全面的研究，包括对心血管系统、神经系统、呼吸系统、消化系统、免疫系统等的作用，以及在抗菌、抗病毒和抗肿瘤等方面的作用，发现蚯蚓不仅具有调节免疫系统、心血管系统、血液循环系统、肝脏功能、肾脏功能的作用，还具有抗肿瘤、抗氧化、抑制血栓形成和抗心律失常的作用[3]。本章将对药用蚯蚓在传统中药及现代药理中的作用作一总结。

第一节　药用蚯蚓在传统中药中的作用

地龙是我国重要的动物类中药材。在历代本草书籍中均有记载。最早的中药学专著《神农本草经》中收载的67种动物类中药中就有蚯蚓。李时珍著《本草纲目》虫部42卷中以蚯蚓入药的处方多达40多种。《中药大辞典》中记载用蚯蚓配方治疗各种疾病达30多处[4]。

中药地龙通常是钜蚓科动物参环毛蚓 *Pheretima aspergilium*（E.Perrier）、通俗环毛蚓 *Pheretima vulgaris* Chen、威廉环毛蚓 *Pheretima guillelmi*（Michaelsen）或栉盲环毛蚓 *Pheretima pectinifera*（Michaelsen）被剖开腹部除去内脏及泥沙并晒干后获得的干燥体。前一种习称"广地龙"，后三种习称"沪地龙"。广地龙春季至秋季捕捉，沪地龙夏季捕捉。

一、地龙的药性

地龙性寒，味咸，入脾胃二经。

二、地龙的功能与主治

传统中医学认为，地龙具有清热、镇惊、利尿、通络之功效，属平肝息风药下属分类的息风止痉药。

李时珍著《本草纲目》认为地龙"主伤寒，疟疾，大热狂烦，及大人、小儿小便不通，急、慢惊风，历节风痛，肾脏风注，头风，齿痛，风热赤眼，木舌，喉痹，秃疮。解蜘蛛毒，疗蚰蜒入耳"。中医学认为本品清热又利尿，可治疗大人、小儿小便不通。地龙原动物蚯蚓蛰伏于土中，性善走窜，长于通络，且又有利湿清热之功效，为治疗常用药，可用于热痹和风寒湿痹的治疗。剧烈疼痛的风湿性关节炎更将其作为专用之品。

《中国药典》2020年版记载地龙具有清热定惊，通络，平喘，利尿的功效。用于高热神昏，惊病抽搐，关节痹痛，肢体麻木，半身不遂，肺热喘咳，水肿尿少之症。

三、地龙的应用与配伍[5]

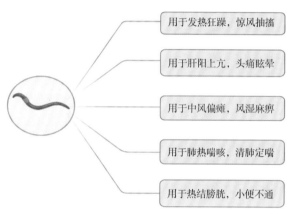

用于发热狂躁，惊风抽搐

用于肝阳上亢，头痛眩晕

用于中风偏瘫，风湿麻痹

用于肺热喘咳，清肺定喘

用于热结膀胱，小便不通

图 7-1 地龙在中医临床中的应用

地龙常作为主要成分广泛用于中医的多种病证的治疗，同时地龙通经活络，其性善走，配合诸药以行药势（图7-1）。

（一）用于发热狂躁，惊风抽搐

地龙具有咸寒降泄的功效，既清邪热，又善息风。在《肘后备急方》中，用生蚯蚓绞碎取汁水或水煎服治疗伤寒热极烦闷，狂躁不安。《应验方》中记载用生蚯蚓研烂，加入朱砂末制成丸剂，用薄荷汤下，可以治疗急、慢惊风。《摄生众妙方》中记载将白颈蚯蚓去泥烘干，研成粉末，加入朱砂末，以金箔为包衣，制成绿豆大小的丸剂。每次服用一丸，用白汤下可以治疗小儿急慢惊风。

地龙常常与石膏、钩藤、七叶一枝花、全蝎等同用，加强其清热息风的作用，用于高热惊风抽搐或乙型脑炎高热不退、昏厥者。

（二）用于肝阳上亢，头痛眩晕

地龙味咸、性寒，归肝经，能够降泄上亢之肝阳，常与石决明、黄芩、夏枯草等中药同用，共同发挥清肝潜阳的功效。现常用于治疗高血压之肝阳上亢的患者。

（三）用于中风偏瘫，风湿痹痛

地龙具有走窜之性，能通经活络。常常用于治疗经络阻滞、血脉不畅、肢节不利之证。常与天麻、钩藤、天南星、半夏等同用，具有平肝息风、化痰通络之功效，可用于治疗中风风痰入络，气血不调，运行不畅，半身不遂，口眼歪斜之证。地龙还可与黄芪、当归、赤芍等中药同用，发挥补气、活血、通络之功效，用于治疗中风后气虚血滞，脉络瘀阻，筋脉、肌肉失养，半身不遂的患者。如《医林改错》中收录的补阳还五汤由黄芪、当归尾、赤芍、地龙、川芎、红花、桃仁等中药组成，主治中风之气虚血瘀，半身不遂之证。

目前已经上市的复方制剂复方地龙片（国药准字Z20060343）和复方地龙胶囊（国药准字Z19991007）由地龙、川芎、黄芪、牛膝组成，具有化瘀通络，益气活血的功效，用于缺血性中风中经络恢复期气虚血瘀证，症见半身不遂，口舌歪斜，语言謇涩或不语，偏身麻木、乏力，心悸气短，流涎，自汗等。

用地龙通经络，可以治疗痹证，具有"通则不痛"之功效。地龙常与川草乌、乳香、没药等中药合用，发挥祛风除湿，散寒通络止痛的功效，用于治疗风寒湿痹，肢节疼痛，屈伸不利的患者。如《太平惠民和剂局方》中收录的活络丹由川乌、草乌、地龙、天南星、乳香、没药六味中药组成，具有祛风通络，散寒止痛之功效，用于治疗风邪湿毒之气，留滞经络，行步艰辛，腰腿沉重，胸膈痞闷，不思饮食等。如果患者出现风湿热痹，关节红肿热痛的症状，地龙常与桑枝、赤芍、忍冬藤等同用，发挥清热通络之功效。

（四）用于肺热喘咳，清肺定喘

地龙性寒，可以用于治疗肺热喘咳。常与麻黄、杏仁、桑白皮等同用，发挥清肺定喘的功效。

（五）用于热结膀胱，小便不通

地龙具有下行利尿之功效，用于治疗热结膀胱、小便不通之证。如《斗门方》中将地龙捣烂，用水浸泡后去汁液服用，或者与木通、车前子、滑石等中药合用，增强清热利尿之功效。《朱氏集验方》中将地龙与具有温阳理气功效的茴香合用，发挥温阳化气利尿的功效，用于老人命火不足，膀胱气化不及，小便不通者的治疗。

（六）其他

此外，地龙常常外用，如用活蚯蚓的白糖浸出液，或与白糖一起捣烂，涂于患处用于急性乳腺炎、慢性下肢溃疡、烫伤和肿毒疔疮的治疗。

目前临床上以地龙为主要成分的中药复方制剂多达216种，地龙的中药复方制剂地龙饮片、复方地龙胶囊、复方地龙片纳入国家医保目录2020版中，地龙注射液纳入湖北省医保目录（2017版）。

四、地龙药材的使用禁忌

《本草经疏》记载："伤寒非阳明实热狂躁者不宜用。温病无壮热及脾胃素弱者不宜用，黄疸缘大劳，腹胀属脾肾虚。阴虚成劳瘵者，咸在所忌。"另，阳气虚损、脾胃虚弱者不宜使用地龙。孕妇禁止服用地龙。

第二节　药用蚯蚓的现代药理作用

现代药理研究发现，药用蚯蚓体内具有多种活性成分，蚯蚓的提取物对于心血管系统疾病、神经系统疾病、呼吸系统疾病、消化系统疾病、炎症和免疫系统疾病、肿瘤和微生物引起的感染均具有良好的治疗作用（图7-2）。

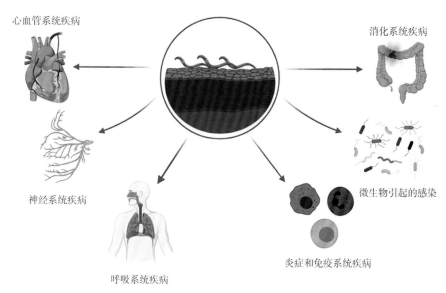

图7-2 药用蚯蚓的主要药理特性汇总

药用蚯蚓的治疗作用与其多种有效成分密切相关，药用蚯蚓提取物中含有胶原酶、纤溶酶、蚓激酶、核酸、微量元素等多种成分，从蚯蚓提取物可以获得多种医药相关产品，包括医药原料药蚓激酶、蚯蚓溶栓酶、地龙抗氧化酶复合物、超氧化物歧化酶、氨基酸固体、蚯蚓氨基酸多肽、地龙胶原蛋白、地龙精、高活性地龙粉、中活性地龙粉、低活性地龙粉、地龙氨基酸营养液、地龙提取液、地龙营养液等。

目前上市的以药用蚯蚓为原料的化学药物仅有蚓激酶的相关制剂。现代研究发现，药用蚯蚓的体内含有高活性的蚓激酶，其对心血管疾病具有较好的治疗效果。蚓激酶也是目前研究最深入的药用蚯蚓提取物。已经上市的含蚓激酶的药品达10种（表7-1）。药品中的蚓激酶原料大多是从人工养殖赤子爱胜蚓中提取分离而得的含酶复合物。蚓激酶不仅能激活人体内纤维蛋白酶的活性，促进体内血栓的溶解，更可直接溶解体内的纤维蛋白。蚓激酶在临床上适用于缺血性脑血管病中纤维蛋白原增高及血小板聚集率增高的患者。随着研究的深入，研究人员发现蚓激酶还具有调节血脂、抗肿瘤等多种功效[6]。

表7-1 已上市含有蚓激酶的药品

序号	批准文号	产品名称	生产厂家	规格	剂型	类别	批准日期
1	国药准字 H20020095	蚓激酶肠溶胶囊	珠海博康药业有限公司	20万单位	胶囊剂（肠溶）	化学药品	2015-12-11
2	国药准字 H20041292	蚓激酶肠溶胶囊	江苏联环药业股份有限公司	每粒30万单位	胶囊剂	化学药品	2015-08-11
3	国药准字 H20093118	蚓激酶肠溶胶囊	珠海博康药业有限公司	60万单位	胶囊剂	化学药品	2015-08-06
4	国药准字 H20041423	蚓激酶肠溶片	长春远大国奥制药有限公司	30万单位	片剂	化学药品	2015-07-16

续表

序号	批准文号	产品名称	生产厂家	规格	剂型	类别	批准日期
5	国药准字 H20044080	蚓激酶肠溶胶囊	江中药业股份有限公司	60万单位	胶囊剂	化学药品	2015-06-01
6	国药准字 H10950117	蚓激酶肠溶胶囊	江中药业股份有限公司	30万单位	胶囊剂	化学药品	2015-06-01
7	国药准字 H11021129	蚓激酶肠溶胶囊	北京百奥药业有限责任公司	30万单位	胶囊剂	化学药品	2015-03-31
8	国药准字 H20056345	蚓激酶肠溶胶囊	北京百奥药业有限责任公司	60万单位	胶囊剂	化学药品	2015-03-31
9	国药准字 H20068081	蚓激酶肠溶胶囊	青岛国大药业有限公司	60万单位	胶囊剂	化学药品	2015-02-04
10	国药准字 H37022072	蚓激酶肠溶胶囊	青岛国大药业有限公司	30万单位	胶囊剂	化学药品	2015-02-04

一、药用蚯蚓对心血管系统疾病的药理作用

药用蚯蚓具有通经活络、活血化瘀的功效，从其体内提取的活性成分有降低血小板聚集，降低血黏度，促进血栓溶解，改善微循环等多种功效，具有控制心血管系统风险，治疗心血管相关疾病的作用。

（一）对心脏的药理作用

药用蚯蚓提取物能够抑制脂多糖（LPS）、高 KCl 等诱导的 H9C2 心肌细胞的凋亡及心肌纤维化。药用蚯蚓提取物主要通过激活抗凋亡蛋白 Bcl-2 和 Bcl-xL，稳定线粒体膜，下调促凋亡分子肿瘤坏死因子α（TNF-α）、caspase 8、Bax、caspase 9 和 caspase 3 发挥保护心肌细胞的作用[7]。从药用蚯蚓中提取的蚓激酶也具有降低促凋亡分子 caspase 8、caspase 9 和 caspase 3 的蛋白水平，抑制心肌细胞凋亡的作用[8]，见图 7-3。

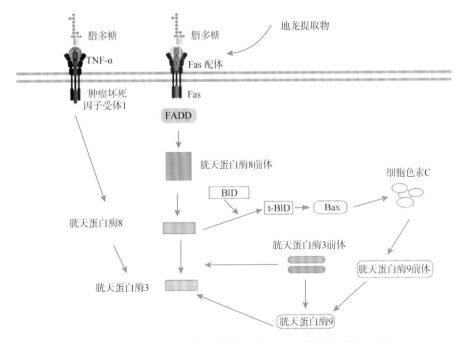

图 7-3 地龙提取物抑制脂多糖诱导的 H9C2 心肌细胞凋亡的机制

血液循环中离子浓度的变化对心脏的功能具有重要的影响，其中高钾血症与心功能不全有密切关系。高浓度的钾离子可引起心肌细胞的线粒体损伤，并升高促凋亡蛋白水平。有研究发现地龙提取物对于高浓度的钾离子诱导的心脏损伤具有治疗作用，能够有效地活化心肌细胞内的 PI3k/Akt 途径，抑制高浓度钾离子引起的心肌细胞凋亡，减少心肌纤维化，减轻高浓度钾离子引起的心脏损伤[9]。

药用蚯蚓还可通过抑制心肌的传导，抑制氯仿-肾上腺素、乌头碱、氯化钡诱发的心律失常[10]。

从药用蚯蚓中提取的蚓激酶也具有较强的心肌保护作用。蚓激酶不仅能够抑制大鼠的心肌纤维化，保护心脏[11]，而且能够通过 Toll 样受体 4（TLR4）信号通路抑制缺氧诱导的环氧合酶（COX）-2、诱导型一氧化氮合酶（iNOS）和基质金属蛋白酶（MMP）-9 的表达，抑制心肌缺血诱发的心律失常，降低心肌缺血大鼠的死亡率[12]。

以药用蚯蚓为主要成分的地龙注射液具有治疗心绞痛的作用。梁健等[13]用地龙注射液治疗不稳定型心绞痛患者 74 例，疗效高达 92.31%，明显改善了患者的血液流变学指标。

（二）降压作用

关于药用蚯蚓降血压的临床报道已很多，其中以药用蚯蚓制成的中药地龙能够缓慢、持久地降低血压。相关研究人员一致认为地龙的降压作用甚佳，降压作用缓和且持久，目前在治疗剂量下尚未发现急性耐受现象。据分析，药用蚯蚓提取物中发挥降压药理作用的主要活性成分为次黄嘌呤。

李淑兰等[14]研究人员以家兔、大鼠和小鼠作为实验对象，通过静脉注射地龙低温水浸液研究地龙提取物的降压作用，发现注射地龙低温水浸液后 10min，动物的血压就出现明显下降，下降的最高峰出现在给药后 30min，降压作用能够维持 2～3h，心率也随着血压的下降而逐渐减慢。地龙低温水浸液对肾性高血压的降压作用非常明显。地龙水浸液除了含有降压活性成分次黄嘌呤外，还有多种具有降压活性的成分，说明地龙水浸液的降压作用是多种成分的综合效应。

除了地龙水浸液具有降压作用外，地龙的煎剂也具有显著的降压效果。将广地龙制成煎剂静脉注射入大鼠体内可引起大鼠血压明显下降，但是预先注射血小板活化因子（PAF）的拮抗剂能够有效地阻断广地龙煎剂的降压作用，说明地龙中的 PAF 类物质是主要的降压成分[15]。还有研究发现，地龙蛋白肽也可通过调节血管紧张素系统进而调节血压水平[16]。

（三）抗凝作用

以药用蚯蚓制成的中药地龙具有显著的抗凝作用，地龙体内的多肽成分是发挥抗凝作用的主要成分。

有研究表明，中药地龙的水提液能够明显延长机体内的纤维蛋白血栓和血小板血栓的形成时间，显著减少血栓的干重及长度。从地龙水提液中分离出来的地龙溶栓酶在体外能够充分溶解家兔体内的实验性血栓及人体内的血小板血栓和血凝块[17]。

蚓激酶是中药地龙提取物中主要的抗凝成分之一。1983 年，Mihara 等[18]首次从地龙提取物中发现了具有纤溶酶活性的蛋白质——蚓激酶，该提取物有直接溶解纤维蛋白及激活纤溶酶原的作用，可发展为新型溶栓剂，从而拉开了地龙蛋白多肽类成分抗凝研究的序幕。

地龙蛋白主要通过调节体内凝血和纤溶系统的平衡，促进血栓溶解，改善微循环，防治心脑血管疾病。有研究证实，纤溶酶、蚓激酶、蚯蚓质酶是地龙抗血栓的主要活性成分，通过这些组分共同作用于血液，导致纤维蛋白原在血液中的含量明显降低，达到改善血液黏稠度的作用。

临床研究表明，蚓激酶可延长体外血栓的形成时间，在抗凝的同时又不影响止血，有利于防治血栓，对脑梗死的疗效显著。陈遗发等[19]用蚓激酶治疗老年性脑血栓形成者55例，患者血浆组织纤溶酶原激活物和组织纤溶酶原激活物抑制剂在治疗前后有显著变化。

药用蚯蚓体内的活性蛋白也具有较好的抗凝作用。有多个课题组从正蚓科双胸蚓属蚯蚓中分离得到具有纤溶酶活性的地龙蛋白多肽类成分，多肽类成分的分子量为（2～3）×10^4Da。从赤子爱胜蚓中分离得到具有双重纤溶活性的多肽EFE-a、EFE-b、EFE-c、EFE-g、EFE-d、EFE-e和EFE-f[20]。

（四）对血管的其他药理作用

地龙红细胞色素是一种天然存在的细胞外血红蛋白（Hb），分子量高（3.6MDa），自氧化率低，是人体红细胞的潜在替代物。用葡聚糖稀释地龙红细胞色素后输入大鼠血液中，具有维持血压而不引起血管收缩，增加血液氧气的承载能力，而不降低小动脉直径，不增加血管阻力的作用。地龙红细胞色素可以作为有效的氧气载体，有望将来用于防止患者组织缺氧[21]。

肺动脉高压是由多种原因导致肺动脉压力的异常升高，引起的一系列病理生理变化，最终可发展为右心衰竭及死亡。有研究人员发现地龙提取物通过抑制肺组织中Nod样受体热蛋白结构域相关蛋白3（NLRP3）的活化，降低线粒体中活性氧（ROS）水平及炎症反应，减轻肺动脉高压损伤[22]。

（五）对脑血管的药理作用

药用蚯蚓及其有效成分可以修复血管内皮损伤，抗血小板聚集，并通过抗凝、溶栓、调节纤溶系统平衡等机制抑制血栓形成，改善脑循环。此外，通过启动抗凋亡机制，地龙有效成分还可抑制脑神经细胞的凋亡，起到保护神经元的作用。脑缺血缺氧后，大脑内氧自由基过表达，使得神经元受到自由基毒性作用而加速凋亡，地龙的抗氧化酶活性可有效清除氧自由基，阻断过氧化反应，修复受损脑神经。此外，地龙还可调控炎症因子表达，抑制炎症反应，从而改善缺血性脑损伤的炎症损伤，修复神经功能（图7-4）。

药用蚯蚓中提取的蚓激酶是一类具有纤溶作用的酶复合物，可降低纤维蛋白原含量，增加组织型纤溶酶原激活剂的活性并降低纤溶酶原激活剂抑制物的活性，降低全血黏度及血浆黏度。动物实验提示，蚓激酶具有溶解家兔肺动脉血栓及大鼠下腔静脉血栓的作用。已上市

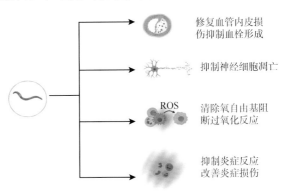

修复血管内皮损伤抑制血栓形成

抑制神经细胞凋亡

ROS 清除氧自由基阻断过氧化反应

抑制炎症反应改善炎症损伤

图7-4 药用蚯蚓对脑血管的药理作用

的蚓激酶肠溶胶囊适用于纤维蛋白原增高或血小板凝集率增高的缺血性脑血管病患者。

以地龙、川芎、黄芪、牛膝制成的复方地龙胶囊能够减少大鼠大脑中动脉栓塞所致的脑梗死面积，增加脑血流量，在临床上用于缺血性脑卒中中经络恢复期气虚血瘀证，具有改善急性脑梗死患者神经功能的作用，其治疗急性脑梗死已经在临床上使用多年[23]。

二、药用蚯蚓对神经系统疾病的药理作用

（一）抗癫痫作用

以药用蚯蚓制成的中药材地龙在古代就用于惊痫抽搐的治疗，具有清热定惊、通络的功效。使用地龙的水煎液结合苯妥英钠、地西泮、地塞米松治疗外伤性癫痫患者，总有效率达95%，基本治愈率达80%。

以地龙为主药治疗癫痫的复方多配以祛痰通络的中药，如全蝎、水蛭、穿山甲、陈皮、半夏、琥珀等，以及扶正祛邪，清热安神的中药，如人参、党参、黄芪、大黄、朱砂、丹参、防风等[24]。以地龙为主要成分制成的地龙消痫汤联合卡马西平治疗小儿癫痫，能够有效地控制癫痫的症状，减少癫痫发作的次数[25]。浙贝母疏肝止痫方（浙贝母、天麻、柴胡、川芎、香附、芍药、陈皮、石菖蒲、地龙、炙甘草）配合抗癫痫药物治疗难治性癫痫，有效率达92.00%，在癫痫发作频次、脑电图异常率、生活质量量表-31（QOL-31）评分方面均优于抗癫痫药物组[26]。

有研究发现，蚓激酶能够提高脑内γ-氨基丁酸（GABA）水平，并同时降低谷氨酸含量，从而改善抑制性氨基酸和兴奋性氨基酸神经递质的失衡，产生抗癫痫效果[27]。

（二）解热镇静作用

地龙性寒，具有明显的解热作用。陈斌艳等[28]研究发现，地龙粉针剂有明显的解热镇痛作用，其解热镇痛作用机制尚不明确。临床上已有其治疗类风湿关节炎和治疗腰腿痛的报道。也有报道称，地龙蛋白质经加热或酸解后始终有解热作用，因而认为其解热成分或为所含的各种氨基酸类成分。

实验室研究发现，地龙水提取物对于因大肠杆菌毒素引发的家兔发热的症状，具有较好的缓解效果，地龙的热浸液和提取液均能够较好地对家兔发挥镇静作用。进一步检测地龙的氯仿、乙酸乙酯、正丁醇、水提取部位对小鼠的镇静催眠和抗惊厥作用，发现氯仿、乙酸乙酯和水提取部位是地龙的镇静催眠和抗惊厥作用的活性部位[29]。

以地龙粉、生石膏、知母、大青叶为主要原料制成的地龙退热口服液，对于因大肠杆菌毒素引起的家兔发热具有良好的解热效果。药理研究表明，从蚯蚓中分离出的酪氨酸衍生物——蚯蚓解热碱具有良好的退热功能[30]。

（三）镇痛作用

有研究人员通过制作广地龙的水提物，检测提取物对小鼠的镇痛作用，发现提取物能够提高乙酸扭体实验和甲醛实验中小鼠的痛阈，而对热板实验和浸尾实验的抑制率相对较弱，

说明地龙提取物的外周镇痛作用较强，而中枢镇痛作用较弱。通过检测血清相关指标发现，地龙提取物能够降低血清中去甲肾上腺素、5-羟色胺和一氧化氮合酶（NOS）浓度，与吗啡、阿司匹林等镇痛药的作用相似[31]。

通过比较蜈蚣、地龙、地鳖虫水提物对乙酸扭体法实验小鼠的镇痛作用，发现蜈蚣、地龙、地鳖虫水提物对乙酸导致的疼痛均有明显的缓解作用，在热板法疼痛实验中地龙的镇痛作用强于地鳖虫，但是在乙酸致小鼠扭体反应实验中结果相反，表明地鳖虫短效镇痛作用较好，而地龙有长效的镇痛作用[32]。地龙提取物可以作为一种潜在的镇痛新药，具有进一步开发的价值。

部分以地龙为主药的复方制剂也具有镇痛作用。芎芷地龙汤是由川芎、白芷、生石膏、地龙、延胡索组成，可减少由硝酸甘油诱导的大鼠脑组织中c-fos的表达，增加5-羟色胺的表达，进一步减少纹状体投射神经元的兴奋性，激动5-羟色胺下行镇痛系统，提高痛阈，阻止痛觉信息的传递，起到镇痛作用，在临床上用于偏头痛的治疗[33]。

（四）其他神经系统的药理作用

清代名医王清任在其著作《医林改错》中创立补阳还五汤，以生黄芪为君药，当归尾为臣药，川芎、赤芍、桃仁、红花为佐药，地龙为使药治疗气虚血瘀病证。目前，临床上使用补阳还五汤治疗中风后遗症、坐骨神经痛、多发性神经炎、下肢神经损伤等神经损伤性疾病[34]。

此外，地龙的热浸液和提取溶液对因咖啡因和亚甲烯四氮唑引发的惊厥现象能够起到一定程度的拮抗作用。地龙提取物还可以通过促进细胞外信号调节激酶的表达，从而促进神经细胞的增殖。

三、药用蚯蚓对呼吸系统疾病的药理作用

（一）镇咳作用

地龙下行走窜，善清肝热，既有解痉止咳平喘的作用，又有化痰通络的功效，是治疗哮喘、咳嗽等疾病的常用中药。

解痉镇咳固本方（由全蝎、僵蚕、地龙、射干、炙麻黄、紫草、川贝、沙参、紫河车、黄芪、甘草等组成）治疗小儿咳嗽变异性哮喘，以方中去除3味虫类药（全蝎、僵蚕、地龙）为对照，发现治疗组总有效率为86.7%，对照组为60.0%[35]。采用解痉镇咳汤（由蜈蚣、僵蚕、地龙、百部等组成）治疗小儿百日咳，有解痉镇咳，降气化痰之效，有效率达100%[36]。

（二）平喘作用

药理研究显示，地龙是有效的抗哮喘中药，具有较强的药理活性，平喘作用与其抗炎、抗组胺和解痉作用有关。

地龙中含有的次黄嘌呤、琥珀酸能舒张支气管，并对抗组胺和毛果芸香碱引起的支气管收缩[37]，而且对于实验动物有显著的舒张支气管作用，起到化痰平喘功能。

地龙能缓解急性哮喘发作时的支气管痉挛，广地龙90%醇提浸膏能明显增加肺灌流量，

具有显著的舒张支气管作用。地龙还具有抗组胺的作用，能降低致敏性哮喘豚鼠支气管肺泡灌洗液（BALF）中细胞总数、白蛋白含量及白三烯水平，尤其能抑制嗜酸粒细胞的增多，并阻止该细胞激活，减轻嗜酸粒细胞激活后释放的因子诱导上皮细胞的损伤[38]。地龙也常作为治疗哮喘复方制剂的主要药材，地龙二陈汤（地龙、法半夏、陈皮、茯苓、生姜、乌梅等）治疗咳嗽变异型哮喘，有止咳化痰、降气平喘的功效，总有效率达95.0%[39]。

中药地龙能够有效扩张机体支气管，解除支气管痉挛的现象，继而将其止咳平喘的作用发挥出来。通过卵清蛋白诱导小鼠的哮喘模型观察地龙水煎剂对哮喘小鼠的作用，发现地龙水煎剂能够降低小鼠体内IL-4、IL-5和IL-13的mRNA和蛋白水平，并降低免疫球蛋白E（IgE）水平，同时抑制核转录因子-κB（NF-κB）信号的激活，减少肺黏液分泌和炎症细胞浸润，减轻哮喘小鼠气道高敏感性[40]。地龙的制剂还能够显著抑制离体豚鼠致敏气管平滑肌的收缩，同时对过敏性哮喘具有一定拮抗作用，其平喘的主要活性成分为地龙蛋白（图7-5）[41]。

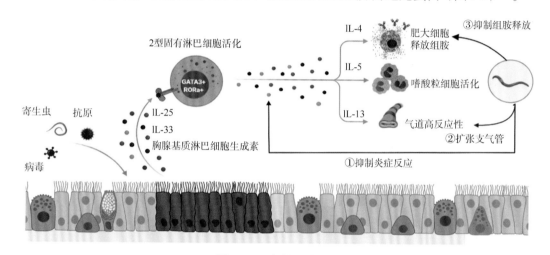

图7-5 地龙的平喘机制

（三）抗硅沉着病作用

硅沉着病是一种因吸入二氧化硅而引起的职业性肺纤维化，目前尚无理想的治疗药物。有研究人员发现蚯蚓提取物可显著降低小鼠的肺部炎症和纤维化，并改善其肺结构和功能。进一步的机制研究显示，蚯蚓提取物还可显著抑制二氧化硅诱导的HBE和A549细胞的氧化应激、线粒体凋亡途径和上皮–间充质转化[42]。蚯蚓提取物是一种潜在的抗氧化、抗炎和抗纤维化药物，能够抑制二氧化硅诱导的肺纤维化。

四、药用蚯蚓对消化系统疾病的药理作用

（一）抗肝纤维化作用

地龙提取物能够显著降低大鼠纤维化肝组织中的平滑肌肌动蛋白和转化生长因子水平，抑制肝脏纤维化，降低血脂，明显改善脂肪肝的症状[43]。

南京农业大学采用生物工程技术从中药地龙中制备含有多种活性成分的提取物，命名为地龙2号。地龙2号中含有大量的蚯蚓纤溶酶和胶原酶，胶原酶能够促进过多的细胞外基质降解，纤溶酶也能够激活胶原酶活性，促进细胞外基质的降解，减轻大鼠肝纤维化组织的形成，减轻肝脏的损伤[44]。

也有研究人员认为地龙提取液抗肝纤维化的作用与提取液中含有较高活性的抗氧化酶有关。肝脏内抗氧化酶体系能对氧化产物进行有效清除，进而有效提高机体的抗氧化能力[45]。

（二）抗腹泻作用

地龙性寒，单方对腹泻的调节作用不明显，通常以复方的形式治疗各种腹泻。如地龙与周毛悬钩子、大叶南苏、女金芦、防风、大蒜、女贞子、威灵仙等中药制成的复方能够治疗急性腹泻[46]。用丹参、川芎、赤芍、白芍、黄柏、米壳、地龙、五味子等组成的复方灌肠治疗慢性腹泻患者，能够消除患者的腹痛、腹泻、脓血便等症状，减少大便次数，有效率达83.6%。慢性腹泻多因脾虚湿盛所致，与体内肠道内慢性炎症反应有关，按照中医理论以地龙、丹参、川芎、赤芍等活血化瘀药，配合黄柏清热燥湿，米壳、五味子固肠止泻，白芍缓急止痛，综合发挥治疗腹泻的作用[47]。

（三）抗结肠炎作用

研究人员通过构建小鼠的溃疡性结肠炎模型，观察灌胃给予赤子爱胜蚓的提取物对小鼠结肠炎的改善作用，发现提取物能够显著增加小鼠胸腺的质量和结肠长度，减轻脾脏和结肠质量，降低小鼠的结肠癌成瘤率。地龙提取液的改善作用通过其抑制 Wnt/β-连环蛋白信号通路的活化来实现[48]。

地龙提取液也能够通过抑制 COX-2/PGE-2/β-连环蛋白信号通路，改善结肠炎小鼠结肠黏膜的病理学形态，减少结肠中瘤体的形成，从而抑制结肠炎诱发的结肠癌的发生[49]。

（四）对其他消化系统疾病的药理作用

地龙复方制剂对其他消化系统疾病具有治疗作用。

以芒硝、苏木、陈皮、枳实、当归、红花、生大黄、厚朴、地龙、木香制成的大成汤能够改善脊柱胸腰段骨折后腹胀、便秘患者的症状，可促使患者矢气，排便，有效缓解腹胀、便秘症状，且不良反应少，患者的耐受性好[50]。

五、药用蚯蚓对炎症和免疫系统疾病的药理作用

巨噬细胞在炎症和免疫系统疾病的调控中起到至关重要的作用，药用蚯蚓对炎症和免疫系统的作用与调控巨噬细胞的活化密切相关。

（一）对炎症反应的药理作用

中医学认为风湿病是邪气渗入经络，经久不愈，地龙药材善于走窜经络，具有祛风除湿，化瘀通络的功效，广泛用于风湿病的中药治疗中。

风湿病最常见的症状是疼痛和肿胀。现代研究发现，地龙提取液能够减少炎症疾病患者的炎性渗出，明显缩短炎症周期。地龙醇提物可明显抑制二甲苯诱导的小鼠耳肿胀、角叉菜胶诱导的小鼠足肿胀模型的炎症反应，降低致炎动物局部肿胀程度，降低血管通透性。大剂量地龙醇提物能够抑制乙酸诱导小鼠扭体反应，延长热板法小鼠的疼痛反应期，显示出明显的镇痛效果[51]。将鲜广地龙匀浆后外敷于耳肿胀小鼠、足肿胀大鼠的皮肤上，能够有效地减轻肿胀症状[52]。地龙的抗风湿作用可能与其抑制组胺的释放，降低T细胞的活性有关。

给予风湿病患者口服由地龙、木瓜、川芎、红花组成的身痛逐瘀汤，能够减轻患者关节肿胀、疼痛等临床症状，改善患者活动状况，治愈率达93.3%。类风湿关节炎患者口服由地龙、全蝎、威灵仙等组成的蝎龙酒能改善患者晨僵、关节肿胀、关节压痛的症状，总有效率达95%。

强直性脊柱炎患者在使用柳氮磺吡啶的基础上，敷贴由地龙、土鳖虫、杜仲等制成的膏药，可有效改善患者的健康综合评分、疾病活动指数、补体指标及血尿常规等，总有效率达93.14%[53]。

（二）对免疫系统的药理作用

地龙能够显著提升巨噬细胞活化率，明显改善其对中性红细胞的吞噬能力。鲍世铨等[54]研究表明，地龙富含提高免疫功能的氨基酸、多种矿物质和微量元素，能显著提高巨噬细胞的活化率和免疫活性，增强细胞表面Fc受体的功能，提高其吞噬中性红细胞的能力[55]。

从中药地龙中提取的地龙肽具有较好的调节免疫功能，并且能够有效地拮抗环磷酰胺的作用，进而在一定程度上调节免疫功能[56]。

六、药用蚯蚓抗肿瘤作用和抗微生物作用

（一）抗肿瘤作用

药用蚯蚓具有抗肿瘤与提高机体免疫功能等作用，临床上用于食管癌、结肠癌、鼻咽癌、胃癌、甲状腺癌、肝癌等疾病的治疗。

曾子澜等用生物技术研究发现，蚯蚓体内抗肿瘤组分的分子量在10万Da以上，蚯蚓提取物可以有效地抑制多种肿瘤细胞的增殖[57]。对肝癌的作用方面，地龙中分离出的分子量为63KDa的糖蛋白，能够有效地抑制小鼠肝癌H22细胞的增殖，体外抗肿瘤实验显示此糖蛋白的抑瘤率达48.5%。

地龙不仅具有抑制肿瘤增长的作用，还能够增强放疗的效果。食管癌患者的放疗中加用地龙胶囊，与单纯放疗组对比，治疗组显效率为59%，对照组为41%，从而证明地龙胶囊对食管癌放疗有增效作用[58]。应用芎龙汤（川芎、地龙、葛根等）治疗肿瘤可以改善患者症状，延长生存期。

地龙的抗肿瘤机制主要是：①增强机体自身的免疫能力，提升免疫细胞的吞噬活性，减轻化疗和放疗出现的免疫抑制；②中药地龙中含有的活性成分能够有效促进肿瘤细胞凋亡、溶解和坏死；③中药地龙原动物的生活环境较为特殊，其体内含有的超氧化物歧化酶含量较高，能

阻断肿瘤内的过氧化反应，降低肿瘤细胞的分裂和增殖，因此有效地抑制肿瘤细胞的生长增殖；④中药地龙中具有纤溶酶，能够改善患者具有的高血凝状态，降低肿瘤转移所带来的危害；⑤地龙能够抑制肿瘤的血管新生，减少肿瘤的血液供应，抑制肿瘤细胞的增殖（图7-6）[59]。

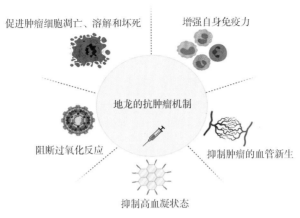

图7-6 地龙的抗肿瘤机制

地龙的活性成分也具有良好的抗肿瘤效果。蚯蚓纤溶酶作为地龙主要活性成分之一，不仅具有纤溶活性，还可以抑制肝癌SMMC-7721细胞的侵袭和转移，延长肝癌细胞H22移植小鼠的生存期。丝氨酸蛋白酶是从赤子爱胜蚓中提取分离的一种活性蛋白质，能有效地杀伤肿瘤细胞。从大平二号蚯蚓中提取纯化得到糖蛋白组分QY-I也可以明显抑制肝癌细胞H22移植的小鼠（腹水型）肿瘤增长，延长荷瘤小鼠的生命期。从蚯蚓中提取分离得到一种命名为G-90糖脂蛋白混合物，也可以抑制肿瘤细胞在体内生长。从蚯蚓提取液中提纯得到活性蛋白蚯蚓纤溶酶EFP具有显著抗肿瘤活性，可以显著抑制MCF-7细胞的增殖、迁移、运动。从蚯蚓中提取分离得到一种含胍乙基基团类物质可以抑制小鼠自发性乳瘤生长。蚯蚓体腔液（ECF）对乳腺癌、肝癌、胃肠道和脑部肿瘤也具有抑制增殖作用，抑制肿瘤细胞生长的途径可能是刺激淋巴细胞杀伤肿瘤细胞、增强B细胞反应、促进细胞凋亡、减少肿瘤细胞的DNA合成等[58]。

（二）抗菌作用

地龙提取物对感染引起的发热具有治疗作用。有研究发现，地龙水提取物能够改善因大肠杆菌引发的家兔发热情况，具有较好的解热效果。

在临床的抗感染治疗中，常常使用中药配合抗生素控制感染。为提高慢性细菌性前列腺炎治疗效果，在常规抗生素治疗的同时加用中药（皂针、炮山甲、威灵仙、水蛭、地鳖虫、地龙），治愈率和总有效率均显著高于单纯抗生素治疗组[60]。

从蚯蚓中提取的部分活性肽也具有良好的抗菌活性。有研究人员从赤子爱胜蚓中分离到H1、H2、F-1、F-2和EABP-1等多种具有抗菌活性的短肽。这些抗菌肽具有较广的抗菌活性，对大肠杆菌、金黄色葡萄球菌、沙门氏杆菌、铜绿假单胞菌、肺炎克雷伯菌等具有抑制作用。EABP-1在极低浓度下对多种细菌具有抑制作用[61]。

（三）抗病毒作用

蚯蚓粗组织提取物具有非特异性抗病毒特性，非细胞毒性浓度下即可抑制病毒的增殖，可能是与蛋白酶、核酸酶和溶菌酶共同介导参与抗病毒过程有关，降解病毒基因组，从而阻止病毒进一步复制[62]。

Ueda等从赤子爱胜蚓的体腔液中纯化出1种新蛋白酶，该蛋白酶对黄瓜花叶病毒（CMV）和番茄花叶病毒（TMV）具有抑制活性[63]。

地龙常用于病毒引起感染的治疗。喘憋性肺炎（毛细支气管炎）是婴幼儿常见的下呼吸道感染性疾病，呼吸道合胞病毒（RSV）是最常见的病原，主要表现为发作时喘憋、咳嗽等症状。采用葶苈子、地龙、炙麻黄、百部、射干、白果、鱼腥草、川贝、杏仁、甘草制成的葶苈地龙汤能够有效地控制小儿喘憋性肺炎[64]。

（四）抗真菌作用

有研究发现药用蚯蚓的部分提取物具有良好的抗真菌活性。

从药用蚯蚓体腔液中分离到的抗真菌活性组分AAF对临床分离的白色念珠菌、ATCC 10231和C. krusei ATCC 6258具有显著的抗真菌活性。AAF对正常皮肤成纤维细胞（HSF）无细胞毒性，可用于皮肤黏膜念珠菌病的治疗。该制剂具有高效选择性作用，是一种有前景的抗白色念珠菌药物制剂[65]。

（五）抗寄生虫作用

郭宝珠等[66]研究表明，蚯蚓总碱具有较强的抗阴道滴虫作用，使用蚯蚓总碱8h、24h后的死亡率均达100%，且经转种培养后均无滴虫生长。

七、药用蚯蚓的其他药理作用

（一）对皮肤创面的药理作用

以前的药用蚯蚓研究表明，药用蚯蚓具有抗溃疡、抗氧化、抗炎、抗菌、抗凋亡、抗凝和纤溶活性的活性。所有这些特性均有助于加速伤口愈合过程。

多项研究发现，地龙提取物对小鼠局部创伤有促进愈合作用，能够缩短伤口愈合时间，减轻炎症反应，其机制可能是促进羟脯氨酸和TGF-β的分泌，从而增加胶原的合成，促进毛细血管和成纤维细胞的增殖，加速IL-6、白细胞和血小板的生成，从而加速坏死组织和异物的清除，增强免疫力，降低感染风险，促进伤口愈合。地龙提取物还能减少伤口渗出，使炎症周期缩短，加快伤口的愈合速度。地龙提取物可作为一种良好的创面愈合剂（图7-7）[67]。

在创伤情况下，伤口局部生长因子的有效浓度偏低，局部给予外源性生长因子有利于损伤组织的修复。地龙可促进肉芽组织中肌纤维母细胞增生，使合成功能活跃。促进伤口收缩的重要物质——肌动蛋白分泌，有利于伤口收缩，促进伤口愈合。地龙还能通过刺激机体产生生长因子，提供营养物质，促进组织生长[68]。

有研究人员进一步将地龙制成烧烫伤药物制剂用于烧烫伤相关的研究。山东大学的奚望等[69]研究人员将赤子爱胜蚓匀浆、离心、盐析沉淀后，获得蚯蚓蛋白，并进一步制备成海藻酸钠/壳聚糖蚯蚓凝胶剂。通过大鼠深Ⅱ度烫伤模型的检测，发现外用海藻酸钠/壳聚糖蚯蚓凝胶剂可以降低烫伤创面水肿程度，缩短烫伤创面愈合时间。从赤子爱胜蚓中获得蚯蚓蛋白后，制备成卡波姆凝胶剂用于大鼠皮肤切除模型，蚯蚓蛋白凝胶剂可以通过提高创面羟脯氨酸、髓过氧化物酶、丙二醛含量来提高胶原蛋白含量，增加毛细血管数目，减少自由基攻击，减轻炎症反应，从而促进创伤面愈合，缩短创伤愈合时间[70]。

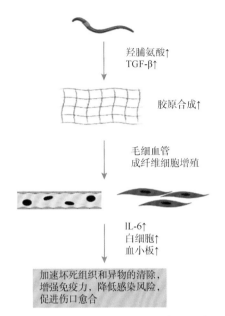

图7-7　地龙提取物对局部创伤的愈合作用机制

（二）对生殖系统的药理作用

张复夏等[71]研究发现，在动物阴道内给予适当浓度的蚯蚓提取物或其制剂时，能迅速使精子制动，特殊的包围粘连聚集并破坏精子结构，说明蚯蚓提取物具有杀精子作用，蚯蚓总碱为其有效成分。

临床也有将蚯蚓用于男性不育症的治疗。蚯蚓制剂QYI能明显改善遗精症状，可明显增加精子的浓度、活动率及存活率，对因精子质量低而导致的不育症患者有治疗作用[72]。

地龙注射液可引起子宫的收缩反应，作用强度较垂体后叶素引起的收缩反应强，对已孕和未孕兔的子宫均有作用，作用强度维持1.5～3h。因此，孕妇禁用地龙注射液[73]。

（三）对泌尿系统的药理作用

《本草纲目》指出，地龙其性寒而下行，下行故能利小便。地龙咸寒走下入肾，能清热而利水道，单用或配伍车前子、木通等用于小便不通，热结膀胱[74]。

临床上含有地龙的复方制剂也可用于肾病的治疗。益肾健脾汤（桂枝10g，肉桂3g，党参、生黄芪、土茯苓各30g，白术15g，金樱子、芡实各20g，菟丝子、桑椹、覆盆子各15g，制大黄6g，柴胡、黄芩、法半夏、生姜各10g）联合西药治疗慢性肾病，能够改善尿素氮（BUN）、血肌酐（Scr）、估算肾小球滤过率（eGFR）等肾功能指标，总有效率达86.11%，无严重不良反应[75]。

（四）对运动系统的药理作用

有研究发现，含蚯蚓制剂能降低体内丙二醛含量，从而增强小鼠运动耐力[76]。

（五）其他的作用

植物修复技术作为一种新兴的土壤修复技术，被广泛运用于重金属污染土壤治理中。蚯蚓分泌液中含有大量能够促进植物生长发育的营养元素和活化重金属的胶黏物质，能够促进植物修复重金属污染土壤[77]。

第三节 药用蚯蚓的安全性

将药用蚯蚓制成各种药品，包括地龙饮片、复方地龙胶囊、复方地龙片、蚓激酶肠溶片等在调节免疫系统、心血管系统、血液循环系统、肝脏功能、肾脏功能，以及抗肿瘤、抗氧化、抗癌症、抗血栓和抗心律失常的作用十分突出，但长期使用可能会伴随头痛、皮疹、皮肤瘙痒、嗜酸粒细胞增高，以及恶心、呕吐、胃部不适、稀便次数增多、便秘等消化系统不良反应。本节将分别对药用蚯蚓在动物和临床治疗中的安全性评价作一总结。

一、动物水平的安全性

大量动物实验表明，地龙药材在动物体内的安全性较高。通过给小鼠静脉注射广地龙热浸剂，检测广地龙热浸剂的急性毒性反应，小鼠的半数致死量（LD_{50}）为3.85g/kg，给小鼠腹腔注射广地龙热浸剂测得的LD_{50}为95～115g/kg，给大鼠以0.1g/（kg·d）剂量灌胃给予广地龙热浸剂，连续使用45天未发现明显的毒性反应[78]。小鼠腹腔注射广地龙注射液的LD_{50}为40.7g/kg[79]。给小鼠静脉注射从广地龙中提取的化合物，检测LD_{50}为38.7mg/kg[80]。

按动物急性死亡率法估算参环毛蚓毒性组分的药动学参数，其在体内属一级动力学消除，呈一室模型，$t_{1/2}$为31.2min，仅为抗凝血酶成分消除半衰期的22.3%，因毒性组分半衰期短，所以地龙多次连续给药不易造成蓄积中毒，相对比较安全[81]。

从地龙药材中提取的地龙蛋白肽也具有较高的安全性。朱振平等[82]以2.5g/kg、5.0g/kg和10.0g/kg剂量给Wistar大鼠灌胃给予地龙蛋白肽30天，观察地龙蛋白肽的长期毒性，发现30天内大鼠无明显中毒症状，无动物死亡。与阴性对照组相比，大鼠的体重、食物利用率及总体重增加量、总进食量和总食物利用率差异无统计学意义，血红蛋白、红细胞计数、白细胞数量等血液学指标差异也无统计学意义，血糖、尿素氮、肌酐、丙氨酸转氨酶、天冬氨酸转氨酶、总蛋白等生化指标差异无统计学意义，个别剂量组白蛋白、三酰甘油和胆固醇与阴性对照组相比有统计学差异，大鼠内脏形态未见明显改变，脏器绝对重量及脏/体比值与阴性对照组相比，差异无统计学意义，说明地龙蛋白肽对Wistar大鼠安全性较好。

二、临床的安全性研究

（一）地龙饮片的安全性

在常规剂量下，地龙饮片的安全性较好。如用量过大，地龙可能导致患者出现头痛、头昏、血压先升后降、腹痛、呼吸困难、消化道出血等症状。哮喘患者常常在辨证施治方中加入有清热平喘功效的地龙，能有效地改善患者的症状，但个别患者在服用地龙煎剂后，喘息非但不能减轻，反而出现加重的情况[83]。总体来说，使用地龙饮片的安全性较好，少数患者出现不良反应后及时停药，不良反应即会消失。

（二）地龙注射液的安全性

地龙注射液以广地龙为原料制作而成，肌内注射地龙注射液可出现过敏反应，表现为口唇发麻、皮疹、面色苍白、大汗、呼吸困难、血压下降等症状，孕妇、低血压或休克患者禁用地龙注射液。

（三）复方地龙胶囊和复方地龙片的安全性

个别患者服用复方地龙胶囊或复方地龙片2～3天后，出现胃部不适感。

复方地龙胶囊和复方地龙片不宜用于痰热证、火郁证、瘀热证等有热象患者。

（四）蚓激酶肠溶片的安全性

个别患者服用蚓激酶肠溶片后出现头痛、皮疹、皮肤瘙痒、嗜酸粒细胞增高，以及恶心、呕吐、胃部不适、稀便次数增多、便秘等消化系统不良反应。所以蚓激酶肠溶片必须饭前服用。有出血倾向者慎用蚓激酶肠溶片。对蚓激酶肠溶片过敏者禁用。

因为蚓激酶肠溶片与抑制血小板功能的药物有协同作用，使后者的抗凝作用增强。因此急性出血患者不宜应用蚓激酶肠溶片。目前尚无药物过量的报道，如药物过量出现出血，可采取对症治疗。

由于目前尚无孕妇及哺乳期妇女应用蚓激酶肠溶片的研究资料，药物是否可通过胎盘或分泌至乳汁中尚不清楚，故孕妇及哺乳期妇女慎用蚓激酶肠溶片。目前尚无蚓激酶肠溶片用于儿童的安全性资料，故儿童慎用此药物。

因蚓激酶肠溶片耐受性较好，老年患者可按常规剂量用药。

药用蚯蚓作为一种动物类药用材料，可以开发成治疗多种疾病的药物，药用潜力巨大，具有非常广阔的发展前景。但是动物类药材因为成分复杂，针对目前药用蚯蚓有效成分提取工艺成本较高、质量控制较难、治疗证单一及潜在的安全性等问题仍不可忽视，需进一步优化提取工艺，探索更好的解决方案，深入研究地龙药效的物质基础，力求实现药用蚯蚓生产和使用价值的最大化。

（章越凡　李铁军　年　华）

参 考 文 献

[1] 周晓，季倩，张汉明，等.地龙的研究进展.药学实践杂志，2015，33（5）：396-400.

[2] Zhang M，Li X，Liu Y，et al. Effects of extract of dilong（pheretima）on the scalded skin in rats. J Tradit Chin Med，2006，26（1）：68-71.

[3] 郭征兵.中药地龙的药理作用及活性成分分析.当代医学，2017，23（19）：199-200.

[4] 白凤瑞，吕志阳.药用地龙的研究进展.黑龙江医药，2010，23（4）：610-613.

[5] 国家中医药管理局《中华本草》编委会.中华本草.上海：上海科学技术出版社，1999：920-925.

[6] 吕飞，王春雷，孙晋民.蚓激酶的研究进展.中国实用乡村医生杂志，2014，21（2）：25-29.

[7] Li PC，Tien YC，Day CH，et al. Impact of LPS-induced cardiomyoblast cell apoptosis inhibited by earthworm extracts. Cardiovasc Toxicol，2015，15（2）：172-179.

［8］ Han CK，Kuo WW，Shen CY，et al. Dilong prevents the high-KCl cardioplegic solution administration-induced apoptosis in H9c2 cardiomyoblast cells mediated by MEK. Am J Chin Med. 2014，42（6）：1507-1519.

［9］ Huang PC，Shibu MA，Kuo CH，et al. Pheretima aspergillum extract attenuates high-KCl-induced mitochondrial injury and pro-fibrotic events in cardiomyoblast cells. Environ Toxicol. 2019，34（8）：921-927.

［10］刘文雅，王曙东. 地龙药理作用研究进展. 中国中西医结合杂志，2013，33（2）：282-285.

［11］ Lai CH，Han CK，Shibu MA，et al. Lumbrokinase from earthworm extract ameliorates second-hand smoke-induced cardiac fibrosis. Environ Toxicol. 2015，30（10）：1216-1225.

［12］ Wang YH，Chen KM，Chiu PS，et al. Lumbrokinase attenuates myocardial ischemia-reperfusion injury by inhibiting TLR4 signaling. J Mol Cell Cardiol. 2016，99：113-122.

［13］梁健，韦新. 地龙注射液治疗不稳定心绞痛疗效观察. 广西医学，2001，23（6）：1374.

［14］李淑兰，谢桂芹. 地龙降压作用的研究. 中医药信息，1995，12（3）：22-24.

［15］程能熊，马越鸥. 地龙中降压的类血小板活化因子物质. 中国中药杂志，1993，18（12）：747.

［16］张兰娥，李清华，康白. 地龙蛋白肽的成分分析及对血管紧张素转化酶活力的影响. 天然产物研究与开发，2013，25（12）：1740-1742，1747.

［17］刘文雅，王曙东. 地龙药理作用研究进展. 中国中西医结合杂志，2013，33（2）：282-285.

［18］ Mihara H，Sumi H，Akazawa T，et al. Fibinolytic enzyme extracted from the earthworm. Thromb Haemostas，1983，50（1）：258-263.

［19］陈遗发，刘事顺. 蚓激酶治疗老年性脑血栓形成55例临床分析. 新医学，1998，29（4）：196.

［20］何红，车庆明，孙启时. 地龙提取物的抗凝血作用. 中草药，2007，38（5）：733-735.

［21］ Elmer J，Palmer AF，Cabrales P. Oxygen delivery during extreme anemia with ultra-pure earthworm hemoglobin. Life Sci. 2012，91（17-18）：852-859.

［22］刘双月，邵磊，郭琦，等. 基于NLRP3炎性小体活化探讨地龙提取物对肺动脉高压的保护机制. 中草药，2022，53（2）：461-469.

［23］张金龙. 蚓激酶与复方地龙胶囊. 中国新药杂志，2002，11（3）：203-205.

［24］马艳春，周波，宋立群，等. 地龙及其复方和相关制剂对癫痫治疗的研究. 中医药学，2011，39（6）：52-53.

［25］汤兴萍. 地龙消痫汤联合卡马西平治疗小儿癫痫26例. 中国中医药科技，2019，26（2）：113-115.

［26］尚学振. 浙贝母疏肝止痫方配合抗癫痫药物治疗难治性癫痫50例. 中医研究，2019，32（11）：31-34.

［27］马艳春，韩宇博，贾晓聪，等. 地龙有效成分对戊四氮慢性点燃大鼠海马区Glu、GABA含量的影响. 中医药学报，2013，41（6）：54-56.

［28］陈斌艳，张雷，王竞，等. 地龙粉针对大鼠小鼠与兔的解热镇痛作用. 上海医科大学学报，1996，13（3）：115.

［29］周园，王涛，周玖瑶. 地龙不同提取部位镇静催眠、抗惊厥作用的研究. 中药材，2010，33（7）：1146-1148.

［30］任森，李聪爽. 地龙退热口服液的制备及药理研究. 医学理论与实践，1996，9（7）：334.

［31］ Luo W，Deng ZH，Li R，et al. Study of analgesic effect of earthworm extract. Biosci Rep. 2018，38（1）：BSR20171554.

［32］汪梅姣，谢志军，谷焕鹏，等. 蜈蚣、地龙、地鳖虫镇痛作用比较的实验研究. 中国中医急症，2012，21（9）：1435-1435.

［33］赵永烈，王玉来，高颖，等. 芎芷地龙汤对偏头痛模型大鼠脑组织痛觉传导通路c-fos和5-HT蛋白表达的影响. 中医杂志，2011，52（10）：868-870.

［34］周岚. 补阳还五汤促进周围神经损伤修复的药理研究. 河南中医，2016，36（4）：735-738.

［35］刘俐. 解痉镇咳固本汤治疗小儿咳嗽变异性哮喘30例. 陕西中医，2008，29（11）：1476.

［36］贺建华，张善兵. 解痉镇咳汤治疗小儿百日咳62例. 黑龙江中医药，2002，（5）：25.

[37] 张理平，李如辉. 地龙药理研究与临床应用的概况. 福建中医药，1990，21（6）：52.

[38] 林建海，刘宝路. 平喘中药对致敏性哮喘豚鼠气道的作用. 上海医学，1996，19（11）：638.

[39] 丁念. 地龙二陈汤治疗咳嗽变异性哮喘40例. 陕西中医，2010，31（8）：943.

[40] Huang CQ，Li W，Wu B，et al. Pheretima aspergillum decoction suppresses inflammation and relieves asthma in a mouse model of bronchial asthma by NF-κB inhibition. J Ethnopharmacol. 2016，189：22-30.

[41] 唐鼎，涂乾，李娟，等. 药用地龙的药理作用和临床研究进展. 中国药师，2015，18（6）：1016-1019.

[42] Yang J，Wang T，Li Y，et al. Earthworm extract attenuates silica-induced pulmonary fibrosis through Nrf2-dependent mechanisms. Lab Invest. 2016，96（12）：1279-1300.

[43] 刘仁斌，陈玉凤，赵光恒，等. 地龙治疗心脑血管疾病研究概况. 云南中医中药杂志，2014，35（3）：66-68.

[44] 陈洪，陆亚琴，刘顺英，等. 地龙2号对大鼠肝纤维化α-SMA，TGF-β1，MMP-13及TIMP-1蛋白表达的影响. 胃肠病学和肝病学杂志，2005，14（2）：156-159.

[45] 李鑫禹，索绪斌，张涵. 地龙药物质量的研究现状及展望. 黑龙江中医药，2014，43（5）：70-72.

[46] 孙春兰. 一种治疗急性腹泻的药物组合物. 中国专利：CN104547466A，2015-01-25.

[47] 刘会来. 中药灌肠治疗慢性腹泻73例疗效观察. 中国中西医结合杂志，1990，（2）：77.

[48] 杨德芳，孙可丰，韩莹，等. 地龙提取液对结肠炎相关性结肠癌Wnt/β-catenin信号通路的影响. 中国中西医结合消化杂志，2019，27（1）：29-34.

[49] 刘松江，孙姮. 断体地龙提取液对结肠炎相关性结肠癌COX-2/PGE2/β-catenin信号通路的影响. 中医临床研究，2017，9（35）：1-4.

[50] 王肖虎，杨杰，周亚旗，等. 大成汤治疗脊柱胸腰段骨折后腹胀便秘临床观察. 实用中医内科杂志，2020，34（8）：41-43.

[51] 吕金胜，吴畏，孟德胜，等. 地龙醇提物抗炎及镇痛作用的研究. 中国药师，2003，06（1）：16-18.

[52] 吴俊荣，刘宝密，王海波，等. 鲜地龙外敷抗炎作用的实验研究. 中国中医药科技，2005，12（6）：349.

[53] 杨茜茜，龚国清. 地龙治疗风湿病的药理作用研究综述. 中国老年保健医学，2015，（6）：92-94.

[54] 鲍世铨，曾耀辉. 蚯蚓在医药保健方面的综合利用研究. 中国生化药物杂志，1994，15（3）：165.

[55] 张风春，陈云峰，苏颜珍，等. 地龙对巨噬细胞免疫活性的增强作用. 中国药学杂志，1998，33（9）：532-535.

[56] 唐小云，许静，梁再赋，等. 地龙肽免疫药理作用的实验研究. 细胞与分子免疫学杂志，2004，20（2）：249-250.

[57] 曾子澜，张祖，碧玉，等. 蚯蚓提取物对多种瘤细胞的作用. 山西医学院学报，1995，26（2）：81.

[58] 徐德门. 用动态观察方法判断地龙胶囊（912）与放疗综合治疗食管癌的近期效果. 中国肿瘤临床，1991，（3）：149.

[59] 杜航，孙佳明，郭晓庆，等. 地龙的化学成分及药理作用. 吉林中医药，2014，34（7）：707-709.

[60] 宋友广，李加坤. 中西医结合治疗慢性细菌性前列腺炎75例疗效观察. 南通医学院学报，1998，18（2）：131.

[61] 孙茂红，杨翠军，葛剑，等. 蚯蚓抗菌肽在禽生产中应用. 今日畜牧兽医，2015，（11）：50-51.

[62] Liu Z，Wang J，Zhang J，et al. An extract from the earthworm Eisenia fetida non-specifically inhibits the activity of influenza and adenoviruses. J Tradit Chin Med. 2012，32（4）：657-663.

[63] Ueda，Noda，Nakazawa，et al. A novel anti-plant viral protein from coelomic fluid of the earthworm Eisenia foetida：Purification，characterization and its identification as a serine protease. Comp Biochem Physiol B Biochem Mol Biol. 2008，151（4）：381-385.

[64] 彭晖，黄功利，叶洪平，等. 葶苈地龙汤佐治小儿喘憋性肺炎临床研究. 实用中医内科杂志，2007，21（8）：58.

[65] Fiołka MJ，Czaplewska P，Macur K，et al. Anti-Candida albicans effect of the protein-carbohydrate fraction obtained from the coelomic fluid of earthworm Dendrobaena veneta. PLoS One. 2019，14(3)：e0212869.
[66] 郭宝珠，张复夏，王惠云，等. 蚯蚓提取物体外杀精及抗阴道毛滴虫作用的实验研究. 中医药研究，1997，13(4)：39-41.
[67] Deng ZH，Yin JJ，Luo W，et al. The effect of earthworm extract on promoting skin wound healing. Biosci Rep. 2018，38(2)：BSR20171366.
[68] 张风春，陈云峰，苏颜珍，等. 地龙对新西兰大白鼠背部创伤愈合作用的机制研究. 中国药学杂志，1999，34(1)：93.
[69] 奚望，杨柳，王允山，等. 海藻酸钠/壳聚糖蚯蚓蛋白凝胶剂的制备及其对大鼠深Ⅱ度烫伤促愈合作用的研究. 中药材，2011，34(10)：1583-1588.
[70] 侯清华，宋淑亮，梁浩，等. 基于响应曲面设计筛选蚯蚓蛋白烧烫伤喷雾剂. 中药材，2013，36(4)：639-643.
[71] 张复夏，王西发，袁克平，等. 蚯蚓体内杀精物质的实验研究. 陕西中医，1996，17(5)：234.
[72] 张复夏，邵道通. 地龙粉治疗男性不育症30例. 陕西中医，1996，17(10)：438.
[73] 龙艳华. 地龙的化学及药理研究概况. 数理医药学杂志，2005，18(4)：379-380.
[74] 李兆星，陈钰妍，李顺祥. 地龙的研究概况. 湖南中医杂志，2011，27(6)：133-136.
[75] 姚木铭. 益肾健脾汤联合西药治疗慢性肾脏病随机平行对照研究. 实用中医内科杂志，2015，29(11)：112-114.
[76] 吴朝晖，张国平，张明，等. 蚯蚓制剂（普恩复）对小鼠游泳时间和丙二醛影响的初步研究. 中国微循环，1998，2(2)：82-84.
[77] 孙伦涛，储燕，邵将，等. 蚯蚓分泌液在植物修复重金属污染土壤中的应用. 安徽农学通报，2020，26(16)：155-157.
[78] 徐叔云，彭华民，邢文鑅. 广地龙的降压作用和降压机制的探讨. 药学学报，1963，(1)：15-21.
[79] 贺石林，彭延古. 地龙提取液的抗凝作用与毒性. 湖南医科大学学报，1990，15(2)：107-111.
[80] 徐叔云，孙鼎兴，尹留康，等. 广地龙中促进子宫收缩的成分. 药学学报，1964，(11)：729-731.
[81] 贺石林，李安国. 地龙提取液抗凝效量与毒量药动力学参数的估测. 中国药学杂志，1992，27(6)：336-339.
[82] 朱振平，刘志丹，于婷，等. 地龙蛋白肽30d经口染毒对Wistar大鼠的亚急性毒性作用. 毒理学杂志，2019，33(2)：169-171.
[83] 郑其国. 平喘当慎用地龙. 浙江中医杂志，1999，(12)：33.

第八章

药用蚯蚓的相关产品及开发

蚯蚓在我国作为药物使用历史悠久，相关医药产品较多。随着科学技术的发展和研究的深入，蚯蚓的开发价值，引起了广泛的关注。美国、加拿大、日本等国的蚯蚓养殖业取得了巨大的发展，已达到工厂化养殖和商品化生产，基于蚯蚓的贸易额逐年增长，蚯蚓开发的各类产品也逐步增多。

世界各国蚯蚓养殖的用途主要可以分为以下几类：一是作为药物、化妆品的原料；二是改善环境，变废为宝，增肥改土；三是作为蛋白质来源，在禽畜、渔业、特种动物的饲料中作为添加剂，也可制作成食品销售；四是利用蚯蚓或蚯蚓粪的特殊功能，作为重金属污染的监测动物或除臭吸附剂等，在工业、农业、环保、畜牧、轻化工和新潮食品上取得了广泛的研究和利用的成果。

一、医药产品

现代研究表明蚯蚓含有丰富的蛋白质、氨基酸、酯类、酶类、核苷酸和微量元素，以及蚯蚓解热碱、蚯蚓素、蚯蚓毒素、胆碱、黄色素等重要活性成分。国家药品监督管理局数据库收录的与药用蚯蚓相关的药品总计216种（截至2021年12月份），其中含有地龙的成方制剂213种，成分中地龙单味制剂2种，为龙心素胶囊（成分为药用蚯蚓鲜品提取物）和地龙注射液（主要成分为广地龙），含地龙的化学药品1种（复方紫龙片），由人工养殖赤子爱胜蚓加工生产的化学药品3种，包括原料药蚓激酶、蚓激酶肠溶胶囊和蚓激酶肠溶片。涉及的相关品种剂型种类有片剂、胶囊剂、颗粒剂、丸剂、散剂、口服溶液剂、糖浆剂、合剂、喷雾剂、注射剂、软膏剂、橡胶膏剂、膏药、原料药等14种，给药途径主要为口服，也有部分外用品种，肌内注射仅有地龙注射液1种。

从应用方面来看，地龙的应用仍以经典成方制剂为主，主要应用于痹证、哮喘的治疗，在制剂中多发挥臣药和佐助药的作用（表8-1）。龙心素胶囊，主要功效是活血通络，用于瘀血阻络所致的缺血性中风，症见半身不遂，肢体麻木，口眼歪斜。地龙注射液主要成分来自广地龙，主要功效是平喘止咳，用于支气管哮喘所致的咳嗽、喘息。

表8-1 含地龙的中药复方制剂汇总

序号	药品名称	处方来源	处方
1	双参龙胶囊	《国家中成药标准汇编》内科心系分册	西洋参60g，桃仁120g，麦冬180g，地龙90g，丹参60g，黄芪160g，西红花5g，川芎60g，当归120g，乳香25g，全蝎25g，淀粉20g
2	双红活血胶囊	《国家中成药标准汇编》内科心系分册	黄芪300g，西红花5g，当归200g，苏木150g，川芎200g，红景天200g，胆南星100g，地龙150g，牛膝150g，淀粉130g
3	外用止咳散	《国家中成药标准汇编》内科肺系（二）分册	地龙272.7g，麻黄90.9g，茜草363.6g，桔梗272.7g
4	筋骨伤喷雾剂	《国家中成药标准汇编》骨伤科分册	赤胫散100g，赤芍30g，淫羊藿50g，地龙10g，制草乌2g，薄荷脑20g
5	筋骨丸	《国家中成药标准汇编》骨伤科分册	穿山龙898g，骨碎补（制）449g，地龙115g，威灵仙449g，续断338g，红花230g，当归449g，苏木115g，土鳖虫115g，自然铜（煅）69g，马钱子（制）69g，蜂蜜（炼）5710g
6	治伤软膏	《国家中成药标准汇编》骨伤科分册	毛冬青62.5g，楤木65.2g，矩形叶鼠刺根37.5g，朱砂根75g，三叶赤楠根25g，地龙25g，黄毛耳草50g，马尾松根62.5g，蛇葡萄根75g，花榈木根100g，苦参87.5g，金灯藤50g，骨碎补37.5g，水杨梅根37.5g，穿破石50g，硬脂酸87.5g，二甲亚砜10.75g，黄凡士林87.5g，液体石蜡81.25g，羊毛脂22.75g，甘油172.5g，三乙醇胺26g，羟苯乙酯1g
7	丹葛颈舒胶囊	《国家中成药标准汇编》骨伤科分册	黄芪180g，党参280g，当归180g，丹参600g，赤芍180g，桃仁180g，红花180g，川芎180g，地龙180g，葛根240g，细辛60g，甘草60g，糊精10g
8	活血接骨散	《国家中成药标准汇编》骨伤科分册	麻黄167g，土鳖虫167g，乳香（醋炒）167g，没药（醋炒）167g，地龙（去土酒炒）167g，自然铜（醋煅）167g
9	颈腰康胶囊	《国家中成药标准汇编》骨伤科分册	制马钱子45g，伸筋草25g，香加皮25g，乳香（醋炒）25g，没药（醋炒）25g，红花46.7g，地龙66.7g，骨碎补（砂烫）25g，防己25g，牛膝25g
10	祖师麻风湿膏	《国家中成药标准汇编》骨伤科分册	祖师麻120g，当归75g，赤芍75g，香附75g，羌活75g，细辛75g，白术75g，防风75g，白芷75g，独活75g，桃仁75g，牛膝75g，肉桂30g，桂枝30g，天南星18g，麻黄18g，地龙18g，川乌18g，草乌25g，红花25g，乳香11g，没药11g，冰片3g，丁香6g
11	喘络通胶囊	《国家中成药标准汇编》内科肺系（一）分册	鸡根39g，金荞麦39g，人参23g，紫河车62g，蛤蚧46g，地龙62g，蟾酥4.6g，浙贝母46g，麻黄77g，苦杏仁46g，甘草77g
12	地龙注射液	《国家中成药标准汇编》内科肺系（一）分册	广地龙1000g，苯酚5g
13	复方咳喘胶囊	《国家中成药标准汇编》内科肺系（一）分册	法半夏300g，莱菔子300g，芥子300g，紫苏子300g，葶苈子300g，陈皮300g，茯苓300g，柴胡300g，黄芩300g，紫菀300g，款冬花300g，地龙360g，桔梗300g，甘草300g，盐酸溴己新0.6g
14	黄龙咳喘胶囊	《国家中成药标准汇编》内科肺系（一）分册	黄芪225g，地龙75g，淫羊藿250g，山楂（生）375g，桔梗75g，鱼腥草500g，射干150g，麻黄（炙）75g，葶苈子150g，淀粉100g，硬脂酸镁1.5g
15	姜胆咳喘片	《国家中成药标准汇编》内科肺系（一）分册	猪胆粉19g，乌梅肉11g，干姜20g，白矾42g，地龙54g，氨茶碱5.7g，陈皮42g，氯化铵16.6g，白芥子42g，蜂蜜8g

序号	药品名称	处方来源	处方
16	咳喘安口服液	《国家中成药标准汇编》内科肺系（一）分册	麻黄15g，苦杏仁15g，桔梗15g，前胡22.5g，紫苏子22.5g，莱菔子22.5g，陈皮15g，木香22.5g，郁金25g，五灵脂25g，百部（炙）22.5g，地龙22.5g，氯化铵165g，蜂蜜3000ml，山梨酸钾2g
17	胆龙止喘片	《国家中成药标准汇编》内科肺系（一）分册	猪胆粉25g，地龙100g，百部50g，乌梅20g，白矾30g，白芥子30g，生姜25g，氨茶碱12.5g，盐酸异丙嗪1.25g，单糖浆20g，蜂蜜10g
18	地骨降糖胶囊	《国家中成药标准汇编》内科气血津液分册	郁金142g，地骨皮42.6g，紫苏子3.55g，龟甲（制）1.77g，地龙1.77g，水蛭142g，冬虫夏草21.2g
19	降糖通脉胶囊	《国家中成药标准汇编》内科气血津液分册	太子参100g，黄芪100g，黄精100g，天冬60g，麦冬60g，玄参100g，天花粉100g，苍术50g，知母100g，葛根100g，黄连20g，丹参100g，益母草100g，赤芍50g，水蛭20g，川牛膝50g，鸡血藤100g，威灵仙100g，荔枝核100g，地龙50g，川芎40g，淀粉17.2g
20	天麻醒脑胶囊	《国家中成药标准汇编》脑系经络肢体分册	天麻300g，地龙200g，石菖蒲300g，远志200g，熟地黄100g，肉苁蓉100g
21	稳压胶囊	《国家中成药标准汇编》脑系经络肢体分册	膏桐2112g，地龙120g，冬虫夏草72g，决明子48g，石决明48g
22	散风活络丸	《国家中成药标准汇编》脑系经络肢体分册	乌梢蛇（酒炙）78.5g，草乌（甘草银花炙）78.5g，附子（炙）58.9g，威灵仙（酒炙）78.5g，防风117.8g，麻黄58.9g，海风藤78.5g，细辛39.3g，白附子（矾炙）39.3g，胆南星（酒炙）39.3g，蜈蚣39.3g，地龙39.3乳香（醋炙）78.5g，桃仁58.9g，红花58.9g，当归78.5g，川芎117.8g，赤芍117.8g，桂枝58.9g，牛膝78.5g，骨碎补78.5g，熟地黄117.8g，党参117.8g，白术（麸炒）78
23	脑心通胶囊	《国家中成药标准汇编》脑系经络肢体分册	黄芪66g，赤芍27g，丹参27g，当归27g，川芎27g，桃仁27g，红花13g，乳香（制）13g，没药（制）13g，鸡血藤20g，牛膝27g，桂枝20g，桑枝27g，地龙27g，全蝎13g，水蛭27g
24	灯盏地龙胶囊	《国家中成药标准汇编》脑系经络肢体分册	鲜地龙（药用蚯蚓鲜品，下同）1200g，灯盏细辛1000g，淀粉80g
25	脑康泰胶囊	《国家中成药标准汇编》脑系经络肢体分册	麝香0.6g，川芎60g，红花90g，地龙90，丹参150g，莪术90g，桃仁90g，三棱90g，淀粉20g
26	脑栓康复胶囊	《国家中成药标准汇编》脑系经络肢体分册	三七150g，葛根120g，赤芍100g，红花100g，豨莶草100g，血竭80g，川芎80g，地龙50g，水蛭50g，牛膝50g
27	溶栓脑通胶囊	《国家中成药标准汇编》脑系经络肢体分册	三七50g，甘草45g，山药100g，地龙10g，冬虫夏草10g，雪胆提取物1g

序号	药品名称	处方来源	处方
28	痹欣片	《国家中成药标准汇编》脑系经络肢体分册	补骨脂17g，牛膝21.5g，桂枝26g，秦艽21.5g，乌梢蛇26g，红花21.5g，防己43g，地黄21.5g，桑寄生34.5g，地龙34.5g，威灵仙21.5g，丹参30g，乳香（炒）21.5g，木瓜26g，当归21.5g，没药（炒）21.5g，续断43g，白术21.5g，黄芪30g，杜仲43g，桃仁（炒）21.5g，硬脂酸镁3g
29	麝香风湿片	《国家中成药标准汇编》脑系经络肢体分册	制川乌15g，乌梢蛇200g，地龙（酒洗）25g，黑豆25g，蜂房（酒洗）30g，全蝎10g，麝香0.5g，淀粉20g，蔗糖60g
30	骨风宁胶囊	《国家中成药标准汇编》脑系经络肢体分册	重楼260g，昆明山海棠200g，云威灵300g，黄芪340g，叶下花200g，川牛膝100g，紫丹参200g，红花50g，地龙60g，伸筋草50g，续断200g
31	小金片	《国家中成药标准汇编》外科妇科分册	麝香15g，木鳖子（去壳去油）75g，制草乌75g，枫香脂75g，乳香（制）37.5g，没药（制）37.5g，五灵脂（醋炒）75g，当归（酒炒）37.5g，地龙75g，香墨6g，淀粉7g，硬脂酸镁3.5g，滑石粉3.5g
32	乳癖康片	《国家中成药标准汇编》外科妇科分册	夏枯草，橘叶，丹参，红花，郁金，皂角刺，香附，地龙
33	乳腺康注射液	《国家中成药标准汇编》外科妇科分册	鸡血藤，地龙，丹参，拳参，莪术，瓜蒌
34	乳安片	《国家中成药标准汇编》外科妇科分册	夏枯草500g，橘叶500g，丹参200g，红花200g，郁金200g，皂角刺200g，香附200g，地龙200g，糊精15g，硬脂酸镁1g
35	阳和解凝膏	《中国药典》2005年版一部	牛蒡草，凤仙透骨草，生川乌，桂枝，大黄，当归，生草乌，生附子，地龙，僵蚕，赤芍，白芷，白蔹，白及，川芎，续断，防风，荆芥，五灵脂，木香，香橼，陈皮，肉桂，乳香，没药，苏合香，人工麝香
36	脉络通颗粒	《中华人民共和国卫生部药品标准》中药成方制剂第十八册	党参，当归，地龙，丹参，红花，木贼，葛根，槐米，山楂，川芎，维生素C，柠檬酸，碳酸氢钠
37	寒热痹冲剂	《中华人民共和国卫生部药品标准》中药成方制剂第二十一册（中药保护）	桂枝，防风，白芍，知母，附子，干姜，麻黄，白术，甘草，地龙
38	湿热痹片	《中华人民共和国卫生部药品标准》中药成方制剂第二十一册（中药保护）	苍术，忍冬藤，地龙，连翘，黄柏，薏苡仁，防风，川牛膝，粉萆薢，桑枝，防己，威灵仙
39	小儿退热冲剂	《中华人民共和国卫生部药品标准》中药成方制剂第二十一册（中药保护）	大青叶，板蓝根，金银花，连翘，栀子，牡丹皮，黄芩，淡竹叶，地龙，重楼，柴胡，白薇
40	湿热痹冲剂	《中华人民共和国卫生部药品标准》中药成方制剂第二十一册（中药保护）	苍术，忍冬藤，地龙，连翘，黄柏，薏苡仁，防风，川牛膝，粉萆薢，桑枝，防己，威灵仙

续表

序号	药品名称	处方来源	处方
41	荡涤灵（冲剂）	《中华人民共和国卫生部药品标准》中药成方制剂第二册	黄连50g，地黄200g，甘草100g，虎杖100g，赤芍150g，石韦250g，琥珀10g，黄芪300g，知母200g，猪苓300g，车前子（炒）150g，当归150g，地龙200g
42	咳喘静糖浆	《中华人民共和国卫生部药品标准》中药成方制剂第二册	桔梗100g，紫菀100g，地龙120g，知母150g，蒲公英150g，黄芩150g，瓜蒌200g，麦冬100g，苦杏仁100g，款冬花100g，百部100g，甘草100g，赤芍120g，丹参120g
43	追风丸	《中华人民共和国卫生部药品标准》中药成方制剂第一册	荆芥200g，防风200g，白芷100g，桂枝80g，川乌（制）100g，草乌（制）100g，续断200g，白芍200g，白附子（制）50g，僵蚕（炒）200g，胆南星60g，法半夏150g，地龙（肉）100g，雄黄50g，石膏100g，甘草50g，川芎200g，当归200g
44	活络丸	《中华人民共和国卫生部药品标准》中药成方制剂第一册	蛇蜕（酒炙）420g，麻黄900g，羌活900g，竹节香附900g，天麻900g，乌梢蛇（酒炙）225g，细辛450g，虎骨（油炙）450g，僵蚕（麸炒）450g，铁丝威灵仙（酒炙）525g，防风1125g，全蝎225g，肉桂（去粗皮）900g，附子（炙）450g，丁香450g，何首乌（黑豆酒炙）450g，没药（醋炙）450g，乳香（醋炙）450g，赤芍450g，血竭337.5g，地龙225g，玄参900g，甘草900g，熟地黄900g，白术（麸炒）450g，茯苓450g，人参450g，龟板（沙烫醋淬）400g
45	接骨丸	《中华人民共和国卫生部药品标准》中药成方制剂第一册	甜瓜子100g，土鳖虫100g，地龙（广地龙）100g，桂枝（炒）100g，郁金100g，骨碎补100g，续断100g，自然铜（煅醋淬）100g，马钱子粉100g
46	风痛丸	《中华人民共和国卫生部药品标准》中药成方制剂第六册	豹骨（油炙）150g，白芍120g，熟地黄60g，白附片30g，杜仲（炭）60g，防己60g，川芎30g，秦艽30g，羌活12g，鹿筋60g，狗脊（沙烫）0g，木瓜60g，豨莶草60g，牛膝30g，海桐皮30g，苍耳子（炒）30g，远志（炒焦）30g，西红花15g，地黄60g，桂枝30g，细辛15g，片姜黄30g，当归30g，枸骨叶60g，地龙（酒炙）60g，独活18g，千年健30g，黄芪120g，苍术（炒）30g，沙苑子30g，钩藤30g，铁丝威灵仙60g，黄柏30g，蜈蚣15g，没药（醋炙）60g，血竭30g
47	止嗽咳喘宁糖浆	《中华人民共和国卫生部药品标准》中药成方制剂第七册	地龙45g，黄芩45g，罂粟壳45g，苦杏仁45g，紫苏子（炒）30g，法半夏30g，薄荷油0.5ml
48	前列回春胶囊	《中华人民共和国卫生部药品标准》中药成方制剂第十七册	虎杖74g，地龙50g，关木通37g，车前子37g，黄柏37g，茯苓74g，萹蓄74g，穿山甲（炮）50g，蜈蚣2.1g，白花蛇舌草74g，鹿茸12g，黄芪74g，莱菔子37g，王不留行37g，五味子50g，枸杞子37g，菟丝子50g，淫羊藿74g，甘草24g
49	补益活络丸	《中华人民共和国卫生部药品标准》中药成方制剂第二册	黄芪50g，桑枝50g，何首乌（酒蒸）40g，熟地黄30g，茯苓30g，独活30g，当归30g，防己30g，白芍30g，党参30g，牡丹皮30g，威灵仙30g，木瓜30g，地龙30g，红花20g，赤芍20g，杜仲（炒炭）25g，甘草20g，香附（醋炙）20g，川芎15g，桃仁10g
50	三七活血丸	《中华人民共和国卫生部药品标准》中药成方制剂第三册	三七170g，骨碎补（炒）127.5g，红花170g，五灵脂85g，续断127.5g，大黄（制）85g，苏木85g，木香85g，蒲黄85g，没药（制）85g，赤芍85g，地龙85g，当归85g

序号	药品名称	处方来源	处方
51	风湿关节炎丸	《中华人民共和国卫生部药品标准》中药成方制剂第三册	马钱子（调制粉）160g，麻黄160g，当归32g，苍术20g，续断20g，桃仁20g，红花20g，乳香（制）14g，没药（制）14g，千年健14g，地枫皮14g，羌活14g，地龙14g，桂枝14g，穿山甲（制）14g，木瓜14g，牛膝14g
52	风湿关节炎片	《中华人民共和国卫生部药品标准》中药成方制剂第三册	马钱子（调制粉）160g，麻黄160g，当归32g，苍术20g，续断20g，桃仁20g，红花20g，乳香（制）14g，没药（制）14g，千年健14g，地枫皮14g，羌活14g，地龙14g，桂枝14g，穿山甲（制）14g，木瓜14g，牛膝14g
53	白花蛇膏	《中华人民共和国卫生部药品标准》中药成方制剂第三册	方（一）：麻黄210g，生马钱子300g，细辛45g，生川乌45g，当归150g，黄芪120g，甘草120g，艾叶300g，鳖甲240g，白花蛇90g，地龙15g，血余30g，威灵仙60g，穿山甲60g，蓖麻子60g，生草乌60g，干蟾15g，生姜120g，大葱180g，巴豆45g，乌梢蛇120g，方（二）：冰片17g，硇砂8g，生白附子16g，生天南星8g，人参10g，羌活8g，肉桂10g，乳香18g，没药18g，防风6g，天麻8g，母丁香8g，桂枝8g，附子18g，白芥子10g，川芎8g，白芷8g
54	抗栓再造丸	《中华人民共和国卫生部药品标准》中药成方制剂第三册	红参100g，黄芪596g，胆南星196g，穿山甲（烫）100g，牛黄100g，冰片59g，水蛭（烫）199g，麝香2.1g，丹参596g，三七397g，大黄199g，地龙199g，苏合香40g，全蝎59g，葛根397g，穿山龙397g，当归199g，牛膝199g，何首乌397g，乌梢蛇100g，桃仁199g，朱砂199g，红花199g，土鳖虫199g，天麻20g，细辛199g，威灵仙199g，草豆蔻100g，甘草199g
55	降压平片	《中华人民共和国卫生部药品标准》中药成方制剂第三册	夏枯草2182g，葛根2182g，珍珠母2182g，菊花2182g，淡竹叶2182g，芦丁55g，槲寄生2182g，黄芩2182g，薄荷脑1.82g，地龙2182g，地黄1019g
56	化痰平喘片	《中华人民共和国卫生部药品标准》中药成方制剂第四册	南沙参250g，地龙250g，暴马子皮740g，百部150g，浮海石124g，黄芩250g，盐酸异丙嗪1.254g
57	回天再造丸	《中华人民共和国卫生部药品标准》中药成方制剂第四册	蕲蛇300g，乳香（制）140g，朱砂140g，黄连280g，草豆蔻280g，片姜黄280g，何首乌280g，木香56g，豆蔻280g，葛根35g，细辛140g，羌活280g，白芷280g，藿香280g，麻黄280g，松香70g，山参280g，牛黄35g，地龙70g，桑寄生350g，母丁香140g，没药（制）140g，熟地黄280g，虎骨（油酥）400g，厚朴70g，僵蚕（炒）140g，麝香70g，竹节香附280g，当归280g，赤芍280g，茯苓280g，全蝎35g，白术（麸炒）140g，乌药140g，青皮140g，肉桂280g，冰片35g，犀角110g，沉香140g，胆南星140g，天竺黄140g，骨碎补（烫、去毛）140g，琥珀280g，附子（制）140g，防风280g，龟板（醋淬）140g，甘草280g，川芎280g，血竭112g，玄参280g，天麻280g，香附（醋制）140g，安息香260g，山羊血140g，粉草薢280g，穿山甲（醋制）280g，红花112g，威灵仙35g，黄芪（蜜制）280g，大黄（酒制）280g
58	壮腰消痛液	《中华人民共和国卫生部药品标准》中药成方制剂第四册	枸杞子50g，淫羊藿（制）50g，巴戟天10g，穿山龙25g，地龙25g，威灵仙50g，狗脊25g，川牛膝25g，豨莶草50g，乌梅50g，鹿角胶5g，鹿衔草50g，木瓜50g，没药（炒）10g，海龙8g，杜仲10g
59	牛黄小儿散	《中华人民共和国卫生部药品标准》中药成方制剂第四册	僵蚕（制）100g，胆南星100g，地龙（制）100g，钩藤100g，沉香50g，鱼腥草130g，牛黄16.7g，冰片16.7g，珍珠10g

序号	药品名称	处方来源	处方
60	降压片	《中华人民共和国卫生部药品标准》中药成方制剂第四册	黄芩200g，决明子150g，山楂150g，槲寄生300g，臭梧桐叶150g，桑白皮100g，地龙100g
61	参茸木瓜药酒	《中华人民共和国卫生部药品标准》中药成方制剂第四册	麻黄50g，当归50g，槲寄生50g，续断50g，人参40g，木瓜40g，狗脊（烫）40g，五加皮40g，独活40g，苍术（炒）40g，制川乌40g，制草乌40g，羌活40g，威灵仙40g，桃仁（炒）30g，乌梢蛇30g，甘草30g，青风藤30g，秦艽30g，赤芍30g，鹿茸10g，防风50g，老鹳草50g，红花40g，地龙40g，海风藤30g，桂枝40g，白芷30g，川牛膝40g，川芎30g，细辛20g
62	醒脑再造丸	《中华人民共和国卫生部药品标准》中药成方制剂第四册	黄芪60g，淫羊藿35g，石菖蒲15g，红参12.5g，当归12.5g，地龙10g，三七10g，红花10g，粉防己10g，赤芍10g，桃仁（炒）10g，石决明10g，天麻10g，仙鹤草10g，槐花（炒）10g，白术（炒）10g，胆南星10g，葛根10g，玄参10g，黄连10g，连翘10g，泽泻10g，川芎10g，枸杞子10g，全蝎（去钩）2.5g，制何首乌15g，决明子10g，沉香5g，白附子（制）5g，细辛5g，木香5g，僵蚕（炒）2.5g，猪牙皂5g，冰片5g，珍珠（豆腐制）7.5g，大黄5g
63	如意定喘丸（丹）	《中华人民共和国卫生部药品标准》中药成方制剂第五册	蛤蚧150g，蟾酥（制）9g，黄芪500g，地龙500g，麻黄500g，党参500g，苦杏仁800g，白果500g，枳实300g，天冬400g，五味子（酒蒸）500g，麦冬400g，紫菀400g，百部200g，枸杞子300g，熟地黄500g，远志200g，葶苈子200g，洋金花200g，石膏200g，甘草（蜜炙）500g
64	肖金丹（丸）	《中华人民共和国卫生部药品标准》中药成方制剂第五册	麝香3g，蟾酥27g，制草乌150g，枫香脂150g，乳香（制）75g，没药（制）75g，地龙150g，五灵脂（酒炒）150g，当归（酒炒）5g，香墨12g，木鳖子（去壳去油）150g
65	蛇胆追风丸	《中华人民共和国卫生部药品标准》中药成方制剂第五册	蛇胆汁47g，地龙（制）160g，川芎（酒蒸）208g，桂枝83g，白芍208g，独活104g，防风208g，胆南星63g，当归（酒蒸）208g，僵蚕208g，白附子（制）52g，姜半夏156g，甘草52g，荆芥208g，制草乌104g，制川乌104g，化橘红16g
66	小儿退热口服液	《中华人民共和国卫生部药品标准》中药成方制剂第六册	大青叶150g，板蓝根90g，金银花90g，连翘90g，栀子90g，牡丹皮90g，黄芩90g，淡竹叶60g，地龙60g，重楼45g，柴胡90g，白薇60g
67	活血壮筋丹	《中华人民共和国卫生部药品标准》中药成方制剂第十三册	制川乌400g，红花40g，血竭50g，土鳖虫40g，乳香（去油）20g，没药（去油）20g，地龙40g，全蝎40g，川牛膝80g，桂枝40g，人参40g
68	寒热痹颗粒	《中华人民共和国卫生部药品标准》中药成方制剂第十六册	桂枝，防风，白芍，知母，附子，干姜，麻黄，白术，甘草，地龙
69	湿热痹颗粒	《中华人民共和国卫生部药品标准》中药成方制剂第十六册	苍术，忍冬藤，地龙，连翘，黄柏，薏苡仁，防风，川牛膝，粉草（薢），桑枝，防己，威灵仙
70	散结灵胶囊	《中华人民共和国卫生部药品标准》中药成方制剂第六册	乳香（醋炙）46.5g，没药（醋炙）46.5g，五灵脂（醋炙）93g，地龙93g，木鳖子93g，当归46.5g，石菖蒲62g，草乌（甘草银花炙）3g，枫香脂93g，香墨7.4g

序号	药品名称	处方来源	处方
71	复方蛇胆陈皮末	《中华人民共和国卫生部药品标准》中药成方制剂第七册	蛇胆汁12.5g，朱砂150g，地龙（炒）150g，僵蚕（制）150g，陈皮750g，琥珀15g
72	消栓通冲剂	《中华人民共和国卫生部药品标准》中药成方制剂第七册	黄芪375g，当归100g，地黄100g，桃仁50g，赤芍50g，川芎50g，地龙50g，枳壳（炒）50g，三七50g，丹参75g，甘草25g，红花75g，牛膝75g，冰片1.6g
73	消肿片	《中华人民共和国卫生部药品标准》中药成方制剂第七册	枫香脂（制）150g，没药（制）75g，当归75g，制草乌150g，地龙（炙）150g，乳香（制）75g，马钱子（炒，去毛）150g，香墨12g，五灵脂150g
74	散寒活络丸	《中华人民共和国卫生部药品标准》中药成方制剂第七册	乌梢蛇250g，土鳖虫200g，地龙150g，独活200g，羌活157g，荆芥250g，制川乌100g，制草乌100g，威灵仙200g，防风250g，香附（醋制）200g，桂枝150g
75	疏风再造丸	《中华人民共和国卫生部药品标准》中药成方制剂第七册	蕲蛇150g，红参200g，草豆蔻（炒）100g，甘草100g，赤芍50g，胆南星50g，茯苓50g，冰片15g，川芎150g，广藿香50g，油松节50g，附子（制）0g，黄芩100g，磁石（煅）50g，熟地黄100g，两头尖100g，防风100g，细辛100g，白术（炒焦）50g，地龙100g，肉桂100g，当归150g，大黄150g，黄精100g，乌药50g，乳香（炒）75g，麻黄100g，茜草100g，红花100g，檀香50g，全蝎100g，玄参50g，葛根100g，羌活100g，白芷100g，独活100g
76	支气管炎片	《中华人民共和国卫生部药品标准》中药成方制剂第八册	矮地黄312.5g，黄芩（酒制）156.25g，地龙93.75g，甘草93.75g，盐酸麻黄碱1.014g
77	回生再造丸	《中华人民共和国卫生部药品标准》中药成方制剂第八册	蕲蛇（酒炒）400g，全蝎250g，地龙50g，僵蚕（炒）100g，穿山甲（制）200g，豹骨（制）200g，水牛角浓缩粉150g，牛黄25g，龟甲（制）100g，朱砂100g，天麻200g，防风200g，羌活200g，白芷200g，川芎200g，葛根250g，麻黄200g，肉桂200g，细辛100g，白附子（制）100g，桑寄生250g，骨碎补（炒）100g，威灵仙（酒炒）250g，粉草薢200g，当归200g，赤芍100g，红花80g，片姜黄200g，血竭8g，松香50g，乳香（制）100g，没药（制）100g
78	盐蛇散	《中华人民共和国卫生部药品标准》中药成方制剂第八册	蛇胆汁18g，盐蛇（炭）312g，地龙（炭）468g，珍珠12g，牛黄12g，麝香12g，冰片12g，陈皮（蒸）180g，琥珀180g，朱砂180g
79	麝香抗栓丸	《中华人民共和国卫生部药品标准》中药成方制剂第十册	麝香2g，羚羊角5g，三七25g，天麻25g，全蝎10g，乌梢蛇50g，红花50g，地黄50g，大黄25g，葛根50g，川芎25g，僵蚕25g，水蛭（烫）25g，黄芪100g，胆南星25g，地龙50g，赤芍50g，当归50g，豨莶草100g，忍冬藤100g，鸡血藤100g，络石藤100g
80	九龙化风丸	《中华人民共和国卫生部药品标准》中药成方制剂第十一册	大黄75g，桔梗45g，细辛60g，常山（酒炙）45g，天麻18g，地龙（砂炒）6g，白附子（姜炙）28g，羌活36g，薄荷36g，防风36g，枳壳（炒）36g，冰片1g，巴豆霜12g，猪牙皂45g，僵蚕（炒）45g，全蝎（漂）18g，胆南星18g，麻黄36g，朱砂7g，麝香0.84g

序号	药品名称	处方来源	处方
81	参茸固本还少丸	《中华人民共和国卫生部药品标准》中药成方制剂第十一册	人参（去芦）10g，鹿茸（酒制）10g，附子（制）30g，肉桂20g，菟丝子30g，杜仲15g，仙茅14g，淫羊藿（酥油制）20g，肉苁蓉20g，巴戟天（制）14g，补骨脂（盐炒）15g，川牛膝（酒炒）14g，海马（酥油制）0.5g，牛膝36g，阳起石10g，阴起石10g，黄芪（蜜制）20g，党参20g，白术（炒焦）20g，山药（炒）30g，茯苓30g，甘草（蜜制）16g，熟地黄60g，地黄20g，龟甲（醋制）10g，龟甲胶10g，阿胶40g，何首乌（制）30g，山茱萸14g，枸杞子30g，麦冬10g，天冬10g，墨旱莲10g，五味子（酒制）25g，当归（酒炒）30g，白芍（炒）14g，川芎（酒炒）15g，朱砂5g，柏子仁10g，莲子（去心）20g，远志（炒）10g，龙骨（煅）20g，菊花20g，砂仁25g，木香10g，陈皮10g，木瓜（酒炒）25g，麦芽（炒）20g，六神曲（炒）20g，山楂30g，小茴香（盐炒）25g，花椒（炒）10g，母丁香10g，鹿筋（酥油制）40g，鱼鳔（制）20g，黑豆（炒）50g，白芥子（炒）10g，半夏10g，浙贝母20g，蒺藜（盐炒）40g，地龙20g，土鳖虫（酥油制）20g，黄芩20g，螃蟹（酥油制）20g，硼砂8g
82	追风透骨片	《中华人民共和国卫生部药品标准》中药成方制剂第十一册	制川乌48.1g，香附（制）48.1g，川芎48.1g，麻黄48.1g，制草乌48.1g，秦艽24g，当归24g，赤小豆48.1g，羌活48.1g，赤芍48.1g，细辛48.1g，制天南星48.1g，白芷48.1g，甘草48.1g，白术（炒）24g，没药（制）9.6g，乳香（制）24g，地龙48.1g，茯苓96.2g，桂枝24g，天麻24g，甘松24g，防风24g，朱砂38.5g
83	消栓口服液	《中华人民共和国卫生部药品标准》中药成方制剂第十一册	黄芪600g，当归60g，赤芍60g，地龙30g，川芎30g，桃仁30g，红花30g
84	人参再造丸（浓缩丸）	《中华人民共和国卫生部药品标准》中药成方制剂第十五册	人参（去芦）100g，蕲蛇（黄酒浸制）100g，广藿香100g，檀香50g，母丁香50g，玄参100g，细辛50g，香附（醋制）50g，地龙25g，熟地黄100g，三七25g，乳香（醋制）50g，青皮50g，豆蔻50g，防风100g，何首乌（制）100g，川芎100g，片姜黄12.5g，黄芪100g，粉甘草100g，黄连100g，茯苓50g，赤芍100g，大黄100g，桑寄生100g，葛根75g，麻黄100g，骨碎补（炒）50g，全蝎75g，豹骨（制）50g，僵蚕（炒）50g，制附子50g，琥珀25g，龟板（制）50g，萆薢100g，白术（麸炒）50g，沉香50g，天麻100g，肉桂100g，白芷100g，没药（醋制）50g，当归50g，草豆蔻100g，威灵仙75g，乌药50g，羌活100g，橘红200g，六神曲（麸炒）200g，朱砂（水飞）20g，血竭15g，麝香5g，冰片5g，牛黄5g，天竺黄50g，胆南星50g，水牛角浓缩粉30g
85	小活络片	《中华人民共和国卫生部药品标准》中药成方制剂第十五册	制川乌180g，制草乌180g，胆南星180g，地龙180g，乳香（醋制）66g，没药（醋制）66g
86	止痛风湿丸	《中华人民共和国卫生部药品标准》中药成方制剂第十三册	制川乌300g，地龙300g，制草乌300g，乳香（炒）110g，威灵仙300g，栀子110g，没药（炒）110g，黄柏110g，黄芩110g，制马钱子50g，甘草100g

续表

序号	药品名称	处方来源	处方
87	中风再造丸	《中华人民共和国卫生部药品标准》中药成方制剂第十三册	黄芪20g，当归20g，川芎20g，桃仁10g，红花10g，地龙10g，丹参20g，血竭8g，三七25g，乳香（制）10g，没药（制）10g，琥珀10g，牛膝20g，淫羊藿40g，乌梢蛇（去头尾）40g，全蝎5g，僵蚕（炒）10g，穿山甲（烫）20g，狗骨（制）30g，苏合香5g，冰片3.5g，水牛角（浓缩粉）16g，牛黄3.5g，龟甲（醋制）10g，朱砂10g，天麻20g，钩藤25g，菊花20g，防风20g，羌活10g，白芷20g，麻黄20g，葛根25g，桂枝20g，细辛10g，附子（制）5g，槲寄生2g
88	参茸延龄片	《中华人民共和国卫生部药品标准》中药成方制剂第十三册	核桃仁25g，龟甲（制）25g，枸杞子25g，制何首乌100g，紫河车1具，乳香（炒）12.5g，黄芪50g，韭菜子（炒）200g，五味子50g，蛤蚧（去头足）2对，地龙25g，红参50g，淫羊藿（羊脂油制）150g，鹿茸（去毛）5g，鹿角霜50g，菟丝子（酒制）25g，巴戟天25g，黄精（蒸）100g，沉香12.5g，补骨脂（盐制）200g，仙茅50g，鹿角胶25g，没药（炒）12.5g
89	临江风药	《中华人民共和国卫生部药品标准》中药成方制剂第十三册	①临江风药散剂：人工牛黄25g，全蝎（去钩）100g，僵蚕（炒）100g，天麻60g，地龙44g，琥珀60g，白附子（制）40g，青黛30g，石膏200g，大黄50g，薄荷叶500g，②临江风药增效退热片：对乙酰氨基酚120.9g，临江风药粉106.4g
90	加味蛇胆陈皮片	《中华人民共和国卫生部药品标准》中药成方制剂第十五册	蛇胆（干）0.62g，陈皮（蒸）185g，地龙（炭）37g，朱砂37g，僵蚕（炒）37g，琥珀3.7g
91	参麝活络丸	《中华人民共和国卫生部药品标准》中药成方制剂第十五册	红参20g，熟地黄20g，乌梢蛇（制）20g，羌活20g，全蝎20g，当归15g，蕲蛇（制）20g，茯苓10g，两头尖20g，白术（炒）10g，草乌（制）20g，血竭20g，黄连20g，僵蚕（炒）20g，黄芩10g，香附（醋制）10g，玄参10g，葛根25g，大黄20g，胆南星20g，防风25g，甘草（蜜炙）20g，麝香3g，细辛10g，肉桂20g，延胡索10g，木香20g，三七20g，地龙5g，石菖蒲20g，赤芍10g，麻黄20g，威灵仙20g，乌药20g
92	追风片	《中华人民共和国卫生部药品标准》中药成方制剂第十五册	石膏40g，雄黄20g，制草乌40g，制川乌40g，白附子（制）20g，甘草20g，半夏60g，当归80g，桂枝32g，续断80g，白芍80g，川芎80g，白芷40g，防风80g，胆南星24g，僵蚕80g，地龙40g，荆芥油0.2ml
93	龙燕补肾酒	《中华人民共和国卫生部药品标准》中药成方制剂第十七册	雄蚕蛾400g，地龙140g，海燕80g，花椒50g，甜叶菊10g
94	同仁大活络丸	《中华人民共和国卫生部药品标准》中药成方制剂第十七册	蕲蛇（酒制），乌梢蛇（酒制），铁丝威灵仙（酒制），全蝎，僵蚕（麸炒），两头尖（醋制），草乌（炙），天麻，麻黄，羌活，细辛，防风，豹骨（制），官桂，丁香，附子（制），赤芍，血竭，没药（醋制），乳香（醋制），地龙，甘草，龟甲（醋淬），白术（炒），当归，何首乌（黑豆酒制），熟地黄，骨碎补，茯苓，玄参，人参，绵马贯众，广藿香，沉香，熟大黄，青皮（醋制），豆蔻，黄芩，香附（醋制），葛根，松香（制），黄连，乌药，木香，天南星（制），牛黄，安息香，水牛角浓缩粉，冰片，麝香

序号	药品名称	处方来源	处方
95	佛山人参再造丸	《中华人民共和国卫生部药品标准》中药成方制剂第十七册	人参，制何首乌，羌活，草豆蔻，当归，两头尖，川芎（酒蒸），大黄，黄连，黄芪，防风，琥珀，白芷，熟地黄（酒制），广藿香，葛根，玄参，桑寄生，茯苓，全蝎（姜葱水漂），麻黄（开水沸），威灵仙（酒炒），天麻（姜汁制），安息香，甘草，蕲蛇（炙），姜黄，豹骨（炙），川草薢，细辛，肉桂，赤芍，白豆蔻，乌药，白术，母丁香，青皮（醋炒），红花，僵蚕（姜汁制），厚朴，没药（炒），地龙（甘草水漂），乳香（炒），血竭，骨碎补，松香，白附子（姜醋制），木香，天南星（牛胆汁制），人工牛黄，香附（四制），冰片，龟甲（炙），朱砂（水飞），天竹黄，水牛角浓缩粉，沉香
96	抗栓胶囊	《中华人民共和国卫生部药品标准》中药成方制剂第十七册	当归尾200g，丹参200g，僵蚕（麸炒）1008璧虎100g，土鳖虫200g，蜈蚣50g，水蛭200g，蜂房100g，地龙100g，马钱子（制）30g，麝香3g，蟾酥（酒制）1g，甘草100g，土茯苓200g，延胡索（醋制）100g，骨碎补（制）200g，乌梢蛇（酒制）200g，虻虫（去翅）50g，穿山甲（沙烫）50g
97	脑塞通丸	《中华人民共和国卫生部药品标准》中药成方制剂第十七册	干漆（炭）8.70g，红参28.55g，黄芪17.15g，牛膝22.35g，天花粉28.55g，土鳖虫（炒）14.25g，牡丹皮17.15g，大黄（制）11.45g，吴茱萸（盐）5.70g，桃仁17.15g，玄明粉14.25g，川芎11.25g，葶苈子14.25g，地龙（炒）18.75g，列当（酒）37.50g，地黄68.55g，水蛭（烫）8.70g，肉桂5.70g，茯苓28.55g，琥珀7.50g，朱砂5.00g
98	脑震宁颗粒	《中华人民共和国卫生部药品标准》中药成方制剂第十七册	当归200g，地黄200g，牡丹皮150g，川芎150g，地龙150g，丹参375g，茯苓250g，陈皮250g，竹茹250g，酸枣仁（炒）250g，柏子仁250g
99	风湿灵仙液	《中华人民共和国卫生部药品标准》中药成方制剂第四册	土茯苓，蚕沙，地龙，当归，桃仁（炒），红花，威灵仙，广防己，青风藤，独活，人参，黄柏（盐制），粉草薢，玉竹，防风，羌活，桂枝，五味子
100	益脑复健胶囊	《中华人民共和国卫生部药品标准》中药成方制剂第十八册	三七，葛根，赤芍，希莶草，红花，川芎，地龙，血竭
101	小儿咳宁糖浆	《中华人民共和国卫生部药品标准》中药成方制剂第十九册	川贝母，麦冬，紫菀，白茅根，天南星（制），知母，北沙参，桔梗，制百部，龙胆，地龙，白及，芦根，款冬花
102	无敌药酒	《中华人民共和国卫生部药品标准》中药成方制剂第十九册	黄芪，当归，熟地黄，赤芍，人参，白术，菟丝子，川芎，杜仲，桂枝，肉桂，桃仁，覆盆子，女贞子，金樱子，葫芦巴，骨碎补，肉苁蓉，血竭，白芷，枸杞子，乳香（制），没药（制），炮象皮，穿山甲，桑寄生，续断，熟地黄，细辛，紫丹参，牡丹皮，黄精（制），葛根，三棱，地龙，鸡血藤羔，木瓜，丝瓜络，秦艽
103	高血压速降丸	《中华人民共和国卫生部药品标准》中药成方制剂第十九册	茺蔚子，琥珀，蒺藜（盐炙），乌梢蛇（酒炙），天竺黄，阿胶，菊花，法半夏，夏枯草，大黄（酒炒），白芍，赤芍，白薇，当归，牛膝，僵蚕（麸炒），远志（甘草水炙），桂枝，玄参，龙胆，石膏，玳瑁，勾藤，九节菖蒲，化橘红，西红花，茯神，麦冬，地黄，黄芩，川芎（酒炙），枳实（炒），天麻，蒲黄，沉香，黄柏，柴胡，连翘，桑叶，地龙，芦荟，全蝎，黄连，降香，牡丹皮，甘草（蜜炙），羚羊角，朱砂

序号	药品名称	处方来源	处方
104	喘嗽宁片	《中华人民共和国卫生部药品标准》中药成方制剂第十九册	白果100g, 苦杏仁160g, 地龙160g, 桑白皮160g, 陈皮160g, 黄芩160g, 白前160g, 苦参160g, 甘草160g, 茯苓270g
105	寒热痹胶囊	《中华人民共和国卫生部药品标准》中药成方制剂第十九册	桂皮151.5g, 白芍227.3g, 防风151.5g, 知母227.3g, 白术151.5g, 麻黄227.3g, 干姜90.9g, 附子（炙）151.5g, 甘草90.9g, 地龙151.5g
106	人参再造丸（蜜丸）	《中华人民共和国卫生部药品标准》中药成方制剂第二十册	人参（去芦）100g, 蕲蛇（黄酒浸制）100g, 广藿香100g, 檀香50g, 母丁香50g, 玄参100g, 细辛50g, 香附（醋制）50g, 地龙25g, 熟地黄100g, 三七25g, 乳香（醋制）50g, 青皮50g, 豆蔻50g, 防风100g, 何首乌（制）100g, 川芎100g, 片姜黄12.5g, 黄芪100g, 粉甘草100g, 黄连100g, 茯苓50g, 赤芍100g, 大黄100g, 桑寄生100g, 葛根75g, 麻黄100g, 骨碎补（炒）50g, 全蝎75g, 豹骨（制）50g, 僵蚕（炒）50g, 制附子50g, 琥珀25g, 龟板（制）50g, 萆薢100g, 白术（麸炒）50g, 沉香50g, 天麻100g, 肉桂100g, 白芷100g, 没药（醋制）50g, 当归50g, 草豆蔻100g, 威灵仙75g, 乌药50g, 羌活100g, 橘红200g, 六神曲（麸炒）200g, 朱砂（水飞）20g, 血竭15g, 麝香5g, 冰片5g, 牛黄5g, 天竺黄50g, 胆南星50g, 水牛角浓缩粉30g
107	小儿治哮灵	《中华人民共和国卫生部药品标准》中药成方制剂第二十册	地龙50g, 麻黄25g, 侧柏叶20g, 射干20g, 紫苏子16g, 黄芩20g, 北刘寄奴10g, 白鲜皮10g, 苦参10g, 甘草10g, 细辛10g, 川贝母10g, 橘红10g, 僵蚕15g, 冰片5g
108	复方小活络丸	《中华人民共和国卫生部药品标准》中药成方制剂第二十册	川乌（甘草银花炙）750g, 草乌（甘草银花炙）750g, 当归500g, 川芎500g, 白芍250g, 地龙375g, 乳香（制）375g, 没药（制）375g, 香附（醋炙）500g, 胆南星（酒炙）750g
109	活血壮筋丸	《中华人民共和国卫生部药品标准》中药成方制剂第二十册	川乌（制）400g, 红花40g, 血竭50g, 土鳖虫40g, 乳香（去油）20g, 没药（去油）20g, 地龙40g, 全蝎40g, 川牛膝80g, 桂枝40g, 人参40g
110	风湿安泰片	《中华人民共和国卫生部药品标准》中药成方制剂第二十册	生川乌20g, 生草乌20g, 马钱子（制）20g, 羌活20g, 乌梢蛇20g, 红花20g, 骨碎补（制）20g, 乌梅20g, 金银花20g, 细辛10g, 红参20g, 鹿茸13g, 黄柏20g, 没药20g, 广地龙20g, 地枫皮20g, 老贯草27g, 五加皮20g, 续断20g, 麻黄20g, 甘草20g, 槲寄生20g, 淫羊藿20g, 牛膝20g, 桂枝20g
111	散风活络丸（浓缩丸）	《中华人民共和国卫生部药品标准》中药成方制剂第二十册	乌梢蛇（酒炙）30g, 草乌（甘草银花炙）30g, 附子（炙）22.5g, 威灵仙（酒炙）30g, 防风45g, 麻黄22.5g, 海风藤30g, 细辛15g, 白附子（矾炙）15g, 胆南星（酒炙）15g, 蜈蚣15g, 地龙15g, 乳香（醋炙）30g, 桃仁（去皮）22.5g, 红花22.5g, 当归30g, 川芎45g, 赤芍45g, 桂枝22.5g, 牛膝30g, 骨碎补30g, 熟地黄45g, 党参45g, 白术（麸炒）30g, 茯苓22.5g, 木香30g, 香附（醋炙）30g, 草豆蔻45g, 石菖蒲22.5g, 黄芩45g, 熟大黄22.5g, 牛黄5.16g, 冰片1.935g
112	蟾龙定喘口服液	《中华人民共和国卫生部药品标准》中药成方制剂第二十册	麻黄, 蟾蜍, 地龙, 五味子, 补骨脂, 淫羊藿, 桂枝, 红参, 黄芪, 当归, 白芍, 陈皮, 清半夏, 杏仁, 干姜, 猪胆汁, 炙甘草, 桔梗, 紫苏叶

序号	药品名称	处方来源	处方
113	肝达康片	《国家药品标准：新药转正标准》第12册	北柴胡（醋炙），白芍（醋炙），当归（酒炙），茜草，白术（麸炒），茯苓，鳖甲（醋炙），湘曲，党参，白茅根，枳实（麸炒），青皮（麸炒），砂仁，地龙（炒），甘草
114	消栓颗粒	《国家药品标准：新药转正标准》第13册	黄芪，当归，赤芍，地龙，红花，川芎，桃仁
115	溶栓胶囊	《国家药品标准：新药转正标准》第19册	本品为鲜地龙经适宜加工制成的肠溶胶囊
116	痹祺胶囊	《中国药典》2020年版一部	马钱子粉24.8g，地龙2.5g，党参37.3g，茯苓37.3g，白术37.3g，川芎49.7g，丹参24.8g，三七24.8g，牛膝24.8g，甘草37.3g
117	三花接骨散	《国家药品标准：新药转正标准》第21册	本品为三七，西红花，续断，血竭，冰片，大黄，地龙，马钱子粉，自然铜，沉香等药味经加工制成的散剂
118	祛痹舒肩丸	《国家药品标准：新药转正标准》第23册	本品为黄芪，淫羊藿，威灵仙，三七，延胡索，夏天无，地龙等药味经加工制成的浓缩丸
119	通痹胶囊	《国家药品标准：新药转正标准》第31册	马钱子（制），白花蛇，蜈蚣，全蝎，地龙，僵蚕，乌梢蛇，天麻，人参，黄芪，当归
120	健骨生丸	《国家药品标准：新药转正标准》第32册	当归，三七，地龙，冰片，西红花，珍珠，冬虫夏草
121	复方地龙胶囊	《国家药品标准：新药转正标准》第37册	地龙（鲜品），川芎，黄芪，牛膝
122	培元通脑胶囊	《国家药品标准：新药转正标准》第37册	制何首乌，熟地黄，天冬，龟甲（醋制），鹿茸，肉苁蓉（酒制），肉桂，赤芍，全蝎，水蛭（烫），地龙，山楂（炒）
123	中风回春颗粒	《国家药品标准：新药转正标准》第39册	当归（酒制），川芎（酒制），红花，桃仁，丹参，鸡血藤，忍冬藤，络石藤，地龙（炒），土鳖虫（炒），伸筋草
124	乳块消颗粒	《国家药品标准：新药转正标准》第40册	橘叶，丹参，皂角刺，王不留行，川楝子，地龙
125	湿润烧伤膏	《国家药品标准：新药转正标准》第40册	黄连，黄柏，黄芩，地龙，罂粟壳
126	伸筋片	《国家药品标准：新药转正标准》第41册	马钱子（砂烫），红花，乳香（醋制），没药（醋制），地龙，防己，香加皮，骨碎补（砂烫）
127	人参再造丸	《中国药典》2010年版一部	豹骨，水牛角浓缩粉，蕲蛇，僵蚕，人参，大黄，天竺黄，片姜黄，乌药，肉桂，朱砂，豆蔻，制何首乌，龟甲，附子，胆南星，粉草薢，黄芪，琥珀，六神曲，橘红，檀香，三七，川芎，广藿香，天麻，牛黄，甘草，白术，白芷，玄参，母丁香，地龙，熟地黄，当归，血竭，全蝎，防风，赤芍，羌活，沉香，青皮，细辛，草豆蔻，茯苓，骨碎补，香附，桑寄生，黄连，麻黄，葛根，麝香，没药，乳香，威灵仙，冰片
128	小儿肺热平胶囊	《中国药典》2010年版一部	人工牛黄3.3g，地龙55g，珍珠3.3g，拳参44g，牛胆粉11g，甘草11g，平贝母66g，人工麝香0.22g，射干55g，朱砂0.44g，黄连44g，黄芩88g，羚羊角0.44g，北寒水石55g，冰片0.44g，新疆紫草33g，柴胡66g
129	小儿退热颗粒	《中国药典》2020年版一部	大青叶300g，板蓝根180g，金银花180g，连翘180g，栀子180g，牡丹皮180g，黄芩180g，淡竹叶120g，地龙120g，重楼90g，柴胡180g，白薇120g

序号	药品名称	处方来源	处方
130	小金丸	《中国药典》2010年版一部	人工麝香30g，制草乌150g，乳香（制）75g，五灵脂（醋炒）150g，地龙150g，木鳖子（去壳去油）150g，枫香脂150g，没药（制）75g，酒当归75g，香墨12g
131	小活络丸	《中国药典》2010年版一部	胆南星180g，制川乌180g，制草乌180g，地龙180g，乳香（制）66g，没药（制）66g
132	马钱子散	《中国药典》2010年版一部	制马钱子适量（含士的宁8.0g），地龙（焙黄）93.5g
133	中风回春丸	《中国药典》2010年版一部	酒当归30g，红花10g，丹参100g，忍冬藤100g，地龙（炒）90g，伸筋草60g，蜈蚣5g，全蝎10g，炒僵蚕30g，金钱白花蛇6g
134	中风回春片	《中国药典》2010年版一部	酒当归30g，红花10g，丹参100g，忍冬藤100g，地龙（炒）90g，伸筋草60g，蜈蚣5g，全蝎10g，炒僵蚕30g，金钱白花蛇6g
135	心脑康胶囊	《中国药典》2010年版一部	丹参40g，赤芍30g，葛根30g，红花20g，牛膝30g，郁金3g，九节菖蒲30g，鹿心粉30g，制何首乌30g，枸杞子30g，川芎30g，泽泻30g，地龙30g，远志（蜜炙）30g，炒酸枣仁20g，甘草20g
136	再造丸	《中国药典》2010年版一部	蕲蛇肉20g，全蝎15g，地龙5g，炒僵蚕10g，醋山甲10g，豹骨（油炙）10g，人工麝香5g，水牛角浓缩粉15g，人工牛黄2.5g，醋龟甲10g，朱砂10g，天麻20g，防风20g，羌活20g，白芷20g，川芎20g，葛根15g，麻黄20g，肉桂20g，细辛10g，附子（附片）10g，油松节10g，桑寄生20g，骨碎补（炒）10g，威灵仙（酒炒）15g，粉草薢20g，当归10g，赤芍10g，片姜黄2.5g，血竭7.5g，三七5g，乳香（制）10g，没药（制）10g，人参20g，黄芪20g，炒白术18g
137	如意定喘片	《中国药典》2010年版一部	蛤蚧14g，制蟾酥0.8g，黄芪45g，地龙45g，麻黄45g，党参45g，苦杏仁72g，白果45g，枳实27g，天冬36g，南五味子（酒蒸）45g，麦冬36g，紫菀36g，百部18g，枸杞子27g，熟地黄45g，远志18g，葶苈子18g，洋金花18g，石膏18g，炙甘草45g
138	利脑心胶囊	《中国药典》2020年版一部	丹参40g，川芎30g，粉葛30g，地龙30g，赤芍30g，红花20g，郁金3g，制何首乌30g，泽泻30g，枸杞子30g，炒酸枣仁20g，远志30g，九节菖蒲30g，牛膝30g，甘草20g
139	伸筋丹胶囊	《中国药典》2020年版一部	地龙38.5g，制马钱子27g，红花27g，乳香（醋炒）11.5g，防己11.5g，没药（醋炒）11.5g，香加皮11.5g，烫骨碎补11.5g
140	乳块消片	《中国药典》2010年版一部	橘叶825g，丹参825g，皂角刺550g，王不留行550g，川楝子550g，地龙550g
141	乳块消胶囊	《中国药典》2010年版一部	橘叶825g，丹参825g，皂角刺550g，王不留行550g，川楝子550g，地龙550g
142	复方牵正膏	《中国药典》2020年版一部	白附子50g，地龙50g，全蝎50g，僵蚕50g，川芎40g，白芷40g，当归40g，赤芍40g，防风40g，生姜40g，樟脑10g，冰片10g，薄荷脑5g，麝香草酚5g
143	追风透骨丸	《中国药典》2010年版一部	制川乌100g，白芷100g，制草乌100g，香附（制）100g，甘草100g，白术（炒）50g，没药（制）20g，麻黄100g，川芎100g，乳香（制）50g，秦艽50g，地龙100g，当归50g，茯苓200g，赤小豆100g，羌活100g，天麻50g，赤芍100g，细辛100g，防风50g，天南星（制）100g，桂枝50g，甘松50g

续表

序号	药品名称	处方来源	处方
144	益脑宁片	《中国药典》2010年版一部	炙黄芪100g，党参100g，麦芽100g，制何首乌100g，灵芝100g，女贞子70g，墨旱莲70g，槲寄生70g，天麻30g，钩藤40g，丹参70g，赤芍40g，地龙30g，山楂100g，琥珀10g
145	通痹片	《中国药典》2020年版一部	制马钱子13.3g，金钱白花蛇2.2g，蜈蚣2.2g，全蝎2.2g，地龙2.2g，僵蚕2.2g，乌梢蛇2.2g，天麻2.2g，人参0.74g，黄芪8.9g，当归13.3g，羌活2.2g，独活2.2g，防风2.2g，麻黄2.2g，桂枝2.2g，附子（黑顺片）2.2g，制川乌2.2g，薏苡仁13.3g，苍术（炒）13.3g，炒白术13.3g，桃仁4.4g，红花3.0g，没药（炒）2.2g，炮山甲2.2g，醋延胡索2.2g，牡丹皮2.2g，北刘寄奴2.2g，王不留行2.2g，鸡血藤4.4g，香附（酒制）2.2g，木香2.2g，枳壳2.2g，砂仁1.9g，路路通2.2g，木瓜2.2g，川牛膝2.2g，续断2.2g，伸筋草2.2g，大黄2.2g，朱砂2.2g
146	清肺消炎丸	《中国药典》2010年版一部	麻黄，石膏，地龙，牛蒡子，葶苈子，人工牛黄，炒苦杏仁，羚羊角
147	清眩治瘫丸	《中国药典》2010年版一部	天麻24g，酒蕲蛇24g，僵蚕24g，全蝎12g，地龙24g，铁丝威灵仙28g，制白附子24g，决明子36g，牛膝36g，没药（醋炙）24g，血竭24g，丹参36g，川芎36g，赤芍24g，玄参24g，桑寄生36g，葛根28g，醋香附36g，骨碎补28g，槐米28g，郁金24g，沉香12g，枳壳（炒）72g，安息香10g，人参（去芦）12g，炒白术36g，麦冬24g，茯苓36g，黄连24g，黄芩24g，地黄24g，泽泻36g，法半夏20g，黄芪72g，山楂36g，水牛角浓缩粉12g，人工牛黄10g，珍珠10g，冰片3g
148	清脑降压片	《中国药典》2010年版一部	黄芩100g，夏枯草60g，槐米60g，煅磁石60g，牛膝60g，当归100g，地黄40g，丹参40g，水蛭20g，钩藤60g，决明子100g，地龙20g，珍珠母40g
149	清脑降压胶囊	《中国药典》2010年版一部	黄芩132g，夏枯草79g，槐米79g，煅磁石79g，牛膝79g，当归132g，地黄53g，丹参53g，水蛭26g，钩藤79g，决明子132g，地龙26g，珍珠母53g
150	清脑降压颗粒	《中国药典》2010年版一部	黄芩200g，夏枯草120g，槐米120g，煅磁石120g，牛膝120g，当归200g，地黄80g，丹参80g，水蛭40g，钩藤120g，决明子200g，地龙40g，珍珠母80g
151	颈复康颗粒	《中国药典》2010年版一部	羌活，川芎，葛根，秦艽，威灵仙，苍术，丹参，白芍，地龙（酒炙），红花，乳香（制），黄芪，党参，地黄，石决明，煅花蕊石，关黄柏，炒王不留行，桃仁，没药（制），土鳖虫（酒炙）
152	镇心痛口服液	《中国药典》2020年版一部	党参333g，三七99g，醋延胡索166g，地龙222g，薤白222g，炒葶苈子222g，肉桂33g，冰片2g，薄荷脑0.5g
153	醒脑再造胶囊	《中国药典》2010年版一部	石菖蒲40.5g，红参33.8g，三七27g，地龙27g，当归33.8g，红花27g，粉防己27g，赤芍27g，炒桃仁27g，石决明27g，天麻27g，仙鹤草27g，炒槐花27g，炒白术27g，胆南星27g，葛根27g，玄参27g，黄连27g，连翘27g，泽泻27g，川芎27g，枸杞子27g，全蝎（去钩）6.8g，制何首乌40.5g，决明子27g，沉香13.5g，制白附子13.5g，细辛13.5g，木香13.5g，炒僵蚕6.8g，猪牙皂13.5g，冰片13.5g，珍珠（豆腐制）20.3g，大黄13.5g
154	麝香风湿胶囊	《中国药典》2010年版一部	制川乌15g，全蝎10g，地龙（酒洗）25g，黑豆（炒）25g，蜂房（酒洗）30g，人工麝香0.5g，乌梢蛇（去头酒浸）200g

序号	药品名称	处方来源	处方
155	麝香抗栓胶囊	《中国药典》2020年版一部	人工麝香1.362g，羚羊角3.4g，全蝎6.8g，乌梢蛇34.1g，三七17g，僵蚕17g，水蛭（制）17g，川芎17g，天麻17g，大黄17g，红花34.1g，胆南星17g，鸡血藤68.1g，赤芍34.1g，粉葛34.1g，地黄34.1g，黄芪68.1g，忍冬藤68.1g，当归34.1g，络石藤68.1g，地龙34.1g，豨莶草68.1g
156	安络化纤丸	《国家药品标准：新药转正标准》第65册	地黄，三七，水蛭，僵蚕，白术，郁金，牛黄，瓦楞子，大黄，生麦芽，鸡内金，水牛角浓缩粉，地龙，牡丹皮
157	宝宝牛黄散（牛黄小儿散）	《中华人民共和国卫生部药品标准》中药成方制剂第四册	僵蚕（制）100g胆南星100g，地龙（制）100g，钩藤100g，沉香50g，鱼腥草130g，牛黄16.7g，冰片16.7g，珍珠10g
158	参龙宁心胶囊	《国家药品标准：新药转正标准》第71册	人参，麦冬，地黄，葛根，黄连，莲子心，羌活，地龙，甘草（蜜炙）
159	大活络胶囊	《国家药品标准：新药转正标准》第52册	红参，白术（麸炒），甘草，熟地黄，当归，何首乌，龟甲（醋淬），乳香（制），没药（制），血竭，赤芍，肉桂，两头尖，麝香，冰片，安息香，沉香，木香，丁香，香附（醋制），水牛角浓缩粉，乌药，青皮，制草乌，麻黄，细辛，羌活，防风，蕲蛇，乌梢蛇，豹骨（油酥），松香，骨碎补（烫，去毛），天麻，天南星（制），全蝎，僵蚕（炒），地龙，葛根，豆蔻，广藿香，绵马贯众，人工牛黄，大黄，黄连，黄芩，玄参，威灵仙
160	风湿祛痛胶囊	《国家药品标准：新药转正标准》第68册	川黄柏，金钱白花蛇，独活，姜黄，苍术，蕲蛇，生蝎，威灵仙，红花，蜈蚣，鸡血藤，土鳖虫，地龙，蜂房，没药（炒），羌活，乌梢蛇，乳香（炒），桂枝
161	复方丹蛭片	《国家药品标准：新药转正标准》第62册	黄芪，丹参，水蛭，地龙，川芎
162	复方地龙片	《国家药品标准：新药转正标准》第79册	地龙（鲜），川芎，黄芪，牛膝
163	复方雪参胶囊	《国家药品标准：新药转正标准》第68册	三七，三棱（醋制），莪术（醋制），皂角刺，泽兰，王不留行（炒），猪苓，牵牛子（炒），淫羊藿，海马，重楼，金钱草，土茯苓，蒲公英，地龙，大黄，虎杖
164	肝达康胶囊	《国家药品标准：新药转正标准》第61册	柴胡（醋炙），白术（麸炒），党参，砂仁，白芍（醋炙），茯苓，白茅根，地龙（炒），当归（酒洗），鳖甲（醋炙），枳实（麸炒），甘草，茜草，湘曲，青皮（麸炒）
165	龟龙中风丸	《国家药品标准：新药转正标准》第81册	熟地黄，白芍，当归，川芎，牛膝，龙骨，龟甲，丹参，桃仁，赤芍，地龙，石菖蒲，天竺黄，木瓜，伸筋草，薏苡仁，桑枝，丝瓜络，全蝎，杜仲炭
166	海蛇痹宁胶囊	《国家药品标准：新药转正标准》第71册	海蛇（干品），荆芥，防风，独活，桂枝，当归，川芎（酒制），羌活，威灵仙，秦艽，香附，防己，苍术，制川乌，地龙，延胡索，土鳖虫，甘草
167	活血壮筋丸（丹）	《国家药品标准：国家药品标准（修订）颁布件》	制川乌400g，红花40g，血竭50g，土鳖虫40g，地龙40g，全蝎40g，川牛膝80g，桂枝40g，人参40g，乳香（去油）20g，没药（去油）20g
168	龙生蛭胶囊	《国家药品标准：新药转正标准》第68册	黄芪，水蛭，川芎，当归，红花，赤芍，木香，石菖蒲，地龙，桑寄生，桃仁，刺五加浸膏

续表

序号	药品名称	处方来源	处方
169	脉络通胶囊	《国家药品标准：新药转正标准》第83册	党参，当归，地龙，丹参，红花，木贼草，葛根，槐米，山楂，川芎
170	芪棱片	《国家药品标准：新药转正标准》第62册	黄芪，三棱（醋炙），莪术（醋炙），地龙（滑石粉炒），桑椹，天花粉，九香虫（微炒），豨莶草
171	芪龙胶囊	《国家药品标准：新药转正标准》第61册	黄芪，地龙，丹参，当归，赤芍，川芎，红花，桃仁
172	前列解毒胶囊	《国家药品标准：新药转正标准》第70册	水蛭，大黄（酒制），益母草，蒲公英，红花，地龙，黄芪，当归，白芍，鸡内金，柴胡
173	祛痹舒肩丸	《国家药品标准：新药转正标准》第23册	黄芪，淫羊藿，威灵仙，三七，延胡索，夏天无，地龙等
174	湿热痹胶囊	《国家药品标准：新药转正标准》第78册	苍术，忍冬藤，地龙，连翘，关黄柏，薏苡仁，防风，威灵仙，防己，川牛膝，粉草薢，桑枝
175	舒筋通络颗粒	《国家药品标准：新药转正标准》第81册	骨碎，黄芪，乳香，牛膝，威灵仙，川芎，地龙，天麻，葛根
176	疏肝益阳胶囊	《国家药品标准：新药转正标准》第52册	蒺藜，柴胡，蜂房，地龙，水蛭，九香虫，紫梢花，蛇床子，远志，肉苁蓉，菟丝子，五味子，巴戟天，蜈蚣，石菖蒲
177	疏血通注射液	《国家药品标准：新药转正标准》第69册	水蛭，地龙
178	天龙熄风颗粒	《国家药品标准：新药转正标准》第52册	天麻，石决明，熊胆粉，甘草，白芍，丹参，大黄，钩藤，地龙，川牛膝
179	小儿退热合剂	《中国药典》2010年版第一增补本	大青叶150g，金银花90g，栀子90g，黄芩90g，地龙60g，柴胡90g，板蓝根90g，连翘90g，牡丹皮90g，淡竹叶60g，重楼45g，白薇60g
180	小金胶囊	《中国药典》2010年版第二增补本	人工麝香10g，木鳖子（去壳去油）50g，制草乌50g，枫香脂50g，醋乳香25g，醋没药25g，五灵脂（醋炙）50g，酒当归25g，地龙50g，香墨4g
181	心脑康片	《中国药典》2010版第三增补本	丹参40g，赤芍30g，葛根30g，红花20g，牛膝30g，郁金3g，九节菖蒲30g，制何首乌30g，枸杞子30g，川芎30g，泽泻30g，地龙30g，远志（蜜炙）30g，炒酸枣仁20g，鹿心粉30g，甘草20g
182	益脑宁胶囊	《国家药品标准：新药转正标准》第84册	炙黄芪，党参，麦芽，制何首乌，女贞子，旱莲草，桑寄生，天麻，丹参，赤芍，地龙，山楂，灵芝，钩藤，琥珀
183	中风回春胶囊	《国家药品标准：新药转正标准》第51册	当归（酒制），川芎（酒制），红花，桃仁，丹参，鸡血藤，忍冬藤，络石藤，地龙（炒），土鳖虫（炒），伸筋草，川牛膝，蜈蚣，苍耳子（炒），全蝎，威灵仙（酒制），僵蚕（麸炒），木瓜，金钱白花蛇
184	双黄平喘颗粒	《国家药品标准：新药转正标准》第53册	麻黄，紫金牛，黄芩，苦杏仁，桃仁，地龙，五味子，淫羊藿，女贞子，甘草
185	小儿退热合剂（小儿退热口服液）	《中国药典》2015年版一部	大青叶150g，板蓝根90g，会银花90g，连翘90g，栀子90g，牡丹皮90g，黄芩90g，淡竹叶60g，地龙60g，重楼45g，柴胡90g，白薇60g
186	清肺消炎丸	《中国药典》2015年版一部	麻黄，石膏，地龙，牛蒡子，葶苈子，人工牛黄，炒苦杏仁，羚羊角

序号	药品名称	处方来源	处方
187	清眩治瘫丸	《中国药典》2015年版一部	天麻21g，僵蚕24g，地龙24g，酒蕲蛇24g，全蝎12g，铁丝威灵仙28g，制白附子24g，牛膝36g，血竭24g，川芎36g，玄参24g，葛根28g，骨碎补28g，郁金24g，枳壳（炒）72g，人参（去芦）12g，麦冬24g，黄连24g，地黄24g，法半夏20g，山楂36g，人工牛黄10g，冰片3g，决明子36g，没药（醋炙）24g，丹参36g，赤芍24g，桑寄生36g，醋香附36g，槐米28g，沉香12g，安息香10g，炒白术36g
188	清脑降压片	《中国药典》2015年版一部	黄芩100g，槐米60g，牛膝60g，夏枯草60g，煅磁石60g，当归100g，地黄40g，水蛭20g，决明子100g，珍珠母40g，丹参40g，钩藤60g，地龙20g
189	清脑降压胶囊	《中国药典》2015年版一部	黄芩132g，槐米79g，牛膝79g，地黄53g，水蛭26g，决明子132g，珍珠母53g，夏枯草79g，煅磁石79g，当归132g，丹参53g，钩藤79g，地龙26g
190	清脑降压颗粒	《中国药典》2015年版一部	黄芩200g，槐米120g，牛膝120g，地黄80g，水蛭40g，决明子200g，珍珠母80g，夏枯草120g，煅磁石120g，当归200g，丹参80g，钩藤120g，地龙40g
191	痹祺胶囊	《中国药典》2015年版一部	马钱子粉，地龙，党参，茯苓，白术，川芎，丹参，三七，牛膝，甘草
192	麝香脑脉康胶囊	《中国药典》2015年版一部	山羊角240g，天麻100g，水牛角浓缩粉50g，大黄20g，桃仁50g，三七60g，丹参150g，地龙140g，穿山甲25g，川芎100g，莱菔子30g，人工麝香0.02g
193	万通筋骨片	注册标准	制草乌，制川乌，贯众，乌梢蛇，乌梅，麻黄，红花，续断，鹿茸，黄柏，刺五加，桂枝，金银花，甘草，细辛，牛膝，淫羊藿，桑寄生，地枫皮，硬脂酸镁，羌活，没药，地龙，骨碎补，红参，马钱子，淀粉
194	三味化瘀胶囊	注册标准	水蛭，红景天，地龙
195	乳块消糖浆	注册标准	王不留行，皂角刺，丹参，橘叶，川楝子，地龙
196	乳块消软胶囊	注册标准	王不留行，皂角刺，丹参，橘叶，川楝子，地龙
197	芪蛭通络胶囊	注册标准	胆南星，猪牙皂，羌活，肉桂，天麻，全蝎，姜黄，郁金，僵蚕，地龙，土鳖虫，泽兰，红花，制何首乌，丹参，鸡血藤，赤芍，毛冬青，川芎，当归，五味子，麦冬，人参，水蛭，黄芪，冰片
198	苏黄止咳胶囊	注册标准	炒牛蒡子，前胡，蝉蜕，紫苏子，蜜枇杷叶，地龙，紫苏叶，麻黄，五味子
199	蛭龙血通胶囊	注册标准	葛根，赤芍，红花，桃仁，黄芪，蕲蛇，川芎，三七，地龙，水蛭，川牛膝
200	追风透骨胶囊	注册标准	防风，甘松，天麻，桂枝，茯苓，地龙，乳香，没药，白术，甘草，白芷，制天南星，细辛，赤芍，羌活，赤小豆，当归，秦艽，制草乌，麻黄，川芎，香附，制川乌，朱砂
201	黄龙止咳颗粒	注册标准	麻黄，射干，鱼腥草，桔梗，山楂，淫羊藿，地龙，黄芪
202	龙心素胶囊	注册标准	鲜地龙
203	龙芪溶栓肠溶胶囊	注册标准	红花，川芎，赤芍，当归，地龙，黄芪，桃仁
204	龙骨颈椎胶囊	注册标准	骨碎补，威灵仙，红花，没药，马钱子，乳香，地龙，香加皮

续表

序号	药品名称	处方来源	处方
205	乳块消贴膏	注册标准	川楝子，王不留行，皂角刺，丹参，橘叶，地龙
206	乳癖康胶囊	注册标准	香附，皂角刺，郁金，红花，丹参，橘叶，夏枯草，地龙
207	降糖通脉片	注册标准	地龙，荔枝核，威灵仙，鸡血藤，川牛膝，水蛭，赤芍，益母草，丹参，黄连，葛根，知母，苍术，天花粉，玄参，麦冬，天冬，黄精，黄芪，太子参，川芎
208	利脑心片	注册标准	牛膝，九节菖蒲，远志，酸枣仁，枸杞，泽泻，制何首乌，郁金，红花，赤芍，地龙，葛根，川芎，丹参，甘草
209	壮腰消痛酒（壮腰消痛液）	国家药监局单页标准	枸杞子6.2g，制淫羊藿6.2g，巴戟天1.2g，穿山龙3.1g，地龙3.1g，威灵仙6.2g，狗脊3.1g，川牛膝3.1g，豨莶草6.2g，乌梅6.2g，鹿角胶0.6g，鹿衔草6.2g，木瓜6.2g，没药（炒）1.2g，海龙71.0g，杜仲1.2g
210	安络化纤丸（浓缩丸）	《新编国家中成药》第2版	地黄，三七，水蛭，僵蚕，地龙，白术，郁金，牛黄，瓦楞子，牡丹皮，大黄，生麦芽，鸡内金，水牛角浓缩粉
211	宝宝牛黄散	《新编国家中成药》第2版	僵蚕（制）0.16g，胆南星0.16g，地龙（制）0.16g，钩藤0.16g，沉香80mg，鱼腥草0.21g，牛黄27mg，冰片27mg，珍珠16mg(每克含药量)
212	蟾龙定喘合剂	《新编国家中成药》第2版	麻黄，蟾蜍，地龙，五味子，补骨脂，淫羊藿，桂枝，红参，黄芪，当归，白芍，陈皮，清半夏，杏仁，干姜，猪胆汁，炙甘草，桔梗，紫苏叶
213	荡涤灵	《新编国家中成药》第2版	黄连，地黄，甘草，虎杖，赤芍，石韦，琥珀，黄芪，知母，猪苓，车前子（炒），当归，地龙
214	伸筋丹片	《新编国家中成药》第2版	制马钱子，红花，乳香（醋炒），没药（醋炒），地龙，防己，香加皮，烫骨碎补
215	消栓通颗粒	《新编国家中成药》第2版	黄芪0.5g，当归0.13g，地黄0.13g，桃仁67mg，赤芍67mg，川芎67mg，地龙67mg，枳壳（炒）67mg，三七67mg，丹参0.1g，甘草33mg，红花0.1g，牛膝0.1g，冰片2.1mg(每克含药量)
216	小儿治哮灵片	《新编国家中成药》第2版	地龙50mg，麻黄25mg，侧柏叶20mg，射干20mg，紫苏子16mg，黄芩20mg，北刘寄奴10mg，白鲜皮10mg，苦参10mg，甘草10mg，细辛10mg，川贝母10mg，橘红10mg，僵蚕15mg，冰片5mg(每片含药量)

二、其他产品

随着对蚯蚓的研究日益深入，也开发出了相关的产品应用于日常保健、农业和养殖业等。开发产品主要有地龙蛋白、纤溶酶、蛋白酶、胶原酶、核酸、蚯蚓激酶、蚯蚓纤溶酶、地龙氨基酸营养液、地龙蛋白压片、地龙SOD口服液、地龙蛋白小分子肽等。已经有企业摸索出蚯蚓养殖的成功经验，开发蚯蚓系列产品包括医用、食用、饲料用干蚯蚓，鲜蚯蚓，冻蚯蚓，蚯蚓卵，地龙蛋白粉，地龙增效剂，活性地龙粉，高活性地龙粉及药用蚓激酶，蚯蚓粪有机肥等，现已形成稳定的市场销售网络，产品主要销往国内制药、保健品、化妆品、饲料兽药等企业，并远销美国、日本、新加坡、加拿大、中国香港、中国台湾等国家与地区。

（一）蚯蚓粉

鲜蚯蚓经风干或烘干后粉碎即成蚯蚓粉。蚯蚓粉的蛋白质含量高达70%，与进口鱼粉相当，其中精氨酸含量比鱼粉高2～3倍，色氨酸含量是牛肝的7倍，还含有较多的胡萝卜素和多种维生素及微量元素。

（二）蚯蚓液

蚯蚓消化道含有10多种蛋白水解酶和纤溶酶等，利用这些酶水解蛋白，使之成为可溶性的小分子活性肽和氨基酸，作为添加剂可以被其他动物完整地吸收，发挥其抗病促长作用。

（三）地龙蛋白

地龙蛋白是一种优质蛋白，含有胶原酶、纤溶酶、核酸、微量元素等多种成分，其分子量在5000～10 000Da，属于短链小分子物质。通过高科技工艺加工地龙，至今已成功研发出地龙蛋白片、地龙蛋白软胶囊、纤溶激活蛋白等产品。已广泛用于临床，并越来越多地用在心血管、脑血管、内分泌、呼吸系统等疾病的预防和治疗中。地龙蛋白对体内的凝血系统和纤溶系统具有广泛的影响，既可明显降低大鼠血小板黏附率，延长体内血栓形成和溶解体内血栓，又能增加大鼠脑血流量，减少脑血管阻力。地龙蛋白作为"古方今用"的产物，改变了古代中药炮制中地龙烤干烘干的工艺，运用科学技术把药用蚯蚓中的活性成分保持下来，充分发挥药用蚯蚓中对人体有益的天然酶成分与18种适于人体吸收的氨基酸的药理作用，活化人体血液循环系统，为人体营养供给提供通道，展现了强大的医药和营养价值。根据《中华人民共和国食品安全法》和《新资源食品管理办法》的规定，批准了地龙蛋白为新资源食品。在营养价值上，地龙蛋白作为动物蛋白质粉，有着比植物蛋白质粉更高的营养价值，并且更易为人体所利用。地龙蛋白中的活性酶具有功效性，国家对于地龙蛋白作为保健食品原料，也有诸多的限制，如蛋白质含量、酶的活性度等，均有一定的要求。地龙蛋白作为一种新型的生物制剂，不仅具有多方面的用途，其在人类医疗方面也有着传统中药和现代药品的双重属性，其利用价值高，开发应用和研究还有更广阔的空间。

（四）保健品

利用现代生物技术，可从蚯蚓中分离出具有多种功效的药品和保健品，如有一定抗癌作用的药品；具有溶解血栓作用的药品；富含23种氨基酸的营养保健品；治疗烧烫伤的外用药。我国多家企业生产的"纯地龙粉"（即蚯蚓粉）用作药品的原料亦用于出口创汇，如南京世界村天然保健品有限公司生产以蚯蚓为原料的"龙舒泰胶囊"，武汉岐生堂天然生物制品有限公司从蚯蚓活体提取超氧化物歧化酶（SOD），研制出帝龙SOD天然系列产品。在化妆品方面，SOD也作为抗衰老主要成分被广泛使用，墨西哥国立理工学院已经研制出一种以红蚯蚓分泌液为原料的天然美容品，具有增加身体皮肤白嫩、保湿、抗衰老等作用。同时，SOD也被应用在洗发液方面，具有良好的去屑等功效。

（五）蚯蚓有机肥料

蚯蚓粪有机肥是有机肥和生物肥在蚯蚓体内自然结合的产物，具有吸水、保水、透气性强等特性，能提高植物光合作用、抗病虫害和抑制有害菌和土传病害；可明显改善土壤结构，提高肥力和彻底解决土壤板结问题，在提高农产品品质，尤其是茶、果、蔬类产品的品质方面效果卓著。蚯蚓粪有机肥不仅含有氮、磷、锌等大量元素，而且含有铁、锰、锌、铜、镁等多种微量元素和18种氨基酸，有机物含量和腐殖质含量都达到30%左右，而且有机物经过2次发酵和2次动物消化，所形成的有机物质量高、易溶于土壤中，易被植物吸收。蚯蚓粪有机肥腐质酸含量在21%～40%，腐殖酸是有机物经蚯蚓消化后产生的，不同于一般有机肥中的腐殖酸，因为蚯蚓把许多有机营养成分有规律地消化混合使其转变为简单、易溶于水的物质，使植物轻而易举地摄取。蚯蚓粪有机肥含有多种消化酶和中和土壤酸碱度的菌体物质，能提高土壤中磷酸、蛋白酶、脲酶和蔗糖酶的活性，从而提高土壤的供肥能力，改善土壤结构和平衡酸碱度，最终体现在作物的生长发育、产量及品质上，如地龙氨基酸叶面肥用于植物与花卉养殖。在蛋鸡限饲期间，用35%的蚯蚓粪作为补充剂代替蛋鸡的基础日粮，可以达到良好的作用。在蛋鸡饲料中添加20%的蚯蚓粪，可以减少蛋鸡产红心蛋的发生。蚯蚓粪可以控制一些瓜果蔬菜苗在土中传播的有害微生物。蚯蚓粪产品开发利用价值很大，其加工而成的有机肥料是绿化、养花种草的优质肥料。但是，也要注意用蚯蚓粪作饲料时，一定要经过发酵处理，才能去饲喂畜禽。

（六）蚯蚓饲料添加剂

蚯蚓作为动物性蛋白饲料在养殖业广泛应用。将蚯蚓作为新型饲料添加剂添加到畜禽、水产动物日粮中，可以提高动物对饲料的转化利用率、改善肉质、促进动物生长、提高增重水平、降低饲养成本、提高养殖效益、降低动物发病率和死亡率等，是一种非常重要的动物性蛋白饲料资源。

（七）蚯蚓食品

在我国古代就有将蚯蚓作为食品的记录。现在，云南、广西等地有的村寨仍有将蚯蚓作为调味品使用的习惯，用蚯蚓可以做各种美味佳肴，在当地比较流行。我国台湾地区也有食用蚯蚓的习惯，食品有地龙糕和通心粉，菜肴有千龙戏珠（蚯蚓煮鸽蛋）、地龙凤巢（蚯蚓炒蛋）、龙凤配（蚯蚓炖鸡）等。近年来，一些国家用蚯蚓制作饼干、罐头等食品，比较受欢迎。

蚯蚓作为一个古老的物种，在地球上已存活了2.5亿年之久，它作为药物治疗疾病已有两千多年的历史，在人类与病魔的斗争中发挥了重要作用，可以说它在历史的长河中见证和伴随了人类的成长与进步。蚯蚓全身都是宝，以现代科学技术所发现的成分，几乎都能被人类或其他动植物所直接利用，毒副作用小，功效全面。其生活的地方，基本都能变废为宝，是大自然的清洁工，是植物的园丁，能还自然界以洁净，能让与之共同生存的动植物茁壮成长。

（张　磊　卜其涛　李　雷）

第九章

药用蚯蚓的应用与开发

第一节　蚯蚓在土壤修复中的应用

蚯蚓是陆地系统中重要的动物，在土壤物质生物循环中发挥着重要作用，是土壤中的有益生物体和土壤肥力"转化师"。著名生物学家查理·达尔文（1809～1882年）在他的专著《植物壤土与蚯蚓》（通称《蚯蚓》）中详细阐述了蚯蚓对植物土壤形成所起的作用。作为典型的生态系统工程师，蚯蚓以各种方式极大地影响土壤的物理性质，如参环毛蚓的活动能力可以提高亚热带地区红壤土的保水能力，抑制水分蒸发[1]。大量的观察和研究已经充分证实蚯蚓的活动能促进土壤有机物循环，影响和加速土壤结构的形成，不仅不同程度富集土壤腐殖质，提高土壤有效养分；还能够富集土壤中的微量金属元素，调节土壤pH升降，改善和提高土壤的代换能力，增加土壤通透性等，从而发挥改善土壤肥力等作用[2]。

蚯蚓及其代谢物对土壤重金属污染的修复主要表现为蚯蚓在土壤中的活动改变了土壤结构、通气性和透水性，使得土壤迅速熟化；深层土壤中蚯蚓的活动还可以进一步促进有机物和微生物间的传播与转化。此外，蚯蚓粪特殊的物理结构也可以改善土壤肥力及土壤理化性质，将蚯蚓及其代谢物应用于重金属污染土壤改良的研究已经被国内外大量试验证实。

（一）蚯蚓对污染土壤中重金属的吸收与富集

土壤重金属污染具有隐蔽性、长期性和不可逆性、不易清除性，目前研究较多的重金属污染包括铜（Cu）、锌（Zn）、铅（Pb）、汞（Hg）、镉（Cd）等污染。蚯蚓能够富集不同种类的金属并改变其有效性，不仅可以抵抗高浓度的土壤污染物，也在清除这些污染物方面发挥了重要作用，这些重要作用与蚯蚓种类、金属类型和浓度、土壤类型有关。

研究表明，蚯蚓可以吸收Cu，也可以通过自身的作用富集Cu，其对于Cu的富集系数高达$2.55\sim11.93$；参环毛蚓虽可以吸收Zn，但是对于Zn的富集作用不明显（富集系数小于1）；当土壤中Cu/Zn浓度在79/139mg/kg时，蚯蚓可以同时富集Cu和Zn。在蚯蚓耐受范围内，微小双胸蚯蚓对污染土壤中重金属Cu、Zn、Pb的富集程度不同，而对Hg的富集作用不明显。此外，随着草甸棕壤中重金属Cu、Pb浓度的升高，蚯蚓的生长率也会降低；研究还表明，蚯蚓通过其肠道的消化及对重金属等的富集提高土壤中植物所需养分，促进重金属元素有效态

的形成和吸收，进而促进超富集植物生长与吸收重金属，最终发挥修复污染土壤的能力。当
Cd污染土壤中加入不同数量的蚯蚓后，可增加黑麦草的产量；当Hg污染土壤中添加赤子爱
胜蚓后，苎麻地上部分对Hg的富集效果得到显著提升；当Zn污染土壤中加入蚯蚓后，也可
以提高重金属污染土壤中有效态Zn，从而促进黑麦草和印度芥菜对Zn的吸收。此外，蚯蚓
活动也可以增加红壤中有效态Cu，但是对高砂土中Cu、Cd影响不大[3,4]。刘拓等[5]通过赤
子爱胜蚓对Cd污染的河南潮土和河北褐土两种农田土壤的修复研究，结果表明添加蚯蚓后能
明显降低小麦对Cd的富集，改变Cd在小麦器官中的分布，显著提高小麦籽粒的生物量。联
合使用蚯蚓与百慕大草坪（*Cynodon dactylon*）用于铅矿土壤的修复研究也发现，蚯蚓可以
促进植物对Pb的生物累积和吸收[6]。

（二）蚯蚓对重金属污染土壤养分的影响

蚯蚓通过活动能够疏松土壤，从而促进植物残枝落叶的降解，促进有机物的分解和矿
化，增加土壤腐殖质含量，促进土壤中硝化细菌的活动，增加土壤中钙（Ca）、磷（P）、氮
（N）等速效成分，从而增加土壤的养分含量和微量元素。室内实验发现，蚯蚓的加入可以增
加Pb污染土壤中的阳离子交换量（cation exchange capacity，CEC）；向Pb污染的海南红壤中
添加赤子爱胜蚓后，土壤中的有机物、速效N和速效P含量均不同程度增加。此外，蚯蚓的
活动还会较好地控制草坪土壤中碳的保留和含水量[7]；大量的研究表明，蚯蚓的肠道在维持
蚯蚓的新陈代谢和转化环境中的营养物质、污染物等方面发挥了关键作用，不仅有利于厌氧
菌的繁殖，也是宿主肠道与土壤环境的桥梁[8]。

（三）蚯蚓对酸化土壤的修复

蚯蚓活动能够显著影响土壤pH，不同蚯蚓对pH的耐受能力不同。赤子爱胜蚓适宜生
长的pH为6~9，最适生长pH为6.5；温带内栖型蚯蚓绿色异唇蚓*Allolobophora Chlorotica*、
*Aporrectodea caliginosa*和深栖型蚯蚓*Aporrectodea longa*和陆正蚓*Lumbricus terrestris*最适生
存pH为6~7；远盲蚓和南美岸蚓适宜生长pH为3.8~7.9。在我国华南地区，南美岸蚓、壮
伟远盲蚓和参状远盲蚓在pH 4.25的酸性林地土壤中的存活率也较高。自1820年发现蚯蚓钙
腺以来，几乎所有的正蚓科（如赤子爱胜蚓）和舌文蚓科（如南美岸蚓）蚯蚓均被解剖实验
证实具有钙腺，蚯蚓可通过钙腺调节环境酸碱性，使自身具有较强的pH耐受能力。而大部分
远盲蚓属蚯蚓没有钙腺，研究显示，蚯蚓表皮分泌的大量黏液及其肠道排泄产物中含有的氨
基酸，较高的交换性Ca^{2+}、Mg^{2+}和K$^+$等可溶性无机盐，以及具有—COOH、—NH$_2$、—C≡O
等活性基团的大分子胶黏物质可能是蚯蚓活动调节土壤pH的另一原因。

研究还发现，赤子爱胜蚓的蚯蚓粪能显著提高土壤pH，壮伟远盲蚓和皮质远盲蚓使得华
南地区某水稻土的pH分别提高了0.09和0.19个单位，南美岸蚓、壮伟远盲蚓和参状远盲蚓接
种到酸性旱地土中，土壤pH显著提高0.2~0.8个单位，使得土壤趋于中性。此外，远盲蚓属
蚯蚓与有机肥料联合生物体修复酸化的黄金桂茶园土壤，可使得土壤的pH明显下降[9]。赤子
爱胜蚓的添加对华南地区赤红壤的酸化改良也具有良好的效果，不仅可以提升土壤pH和有机
结合态铝的含量，也可以降低交换态铝的含量[10]；不同生态类型蚯蚓对华南地区的赤红壤和
红壤土壤团聚体的形成及土壤结构稳定性影响也不同[11]。

（四）蚯蚓粪对重金属及多环芳烃污染土壤的修复

蚯蚓活动及其生产的蚯蚓粪能够改变土体结构、产生孔道，影响土壤团聚体数量、大小和分布。随着蚯蚓摄入的物质及消化程度的变化，其生物降解有机废物的产物蚯蚓粪的性质不同，含有大量的微量元素、腐殖酸、氮磷钾、粗灰分、蛋白质、谷氨酸、天冬氨酸、缬氨酸等植物生长所需氨基酸，赤霉素、生长素、细胞分裂素等可以刺激植物生长的生长激素等。

近年来的实验研究发现，蚯蚓粪可以降低污染土壤中重金属的毒性，使得紫花苜蓿等成活率提高。蚯蚓粪对一定浓度范围内的 Cu^{2+}、Zn^{2+} 的吸附能力也与重金属离子浓度正相关，当 Cu^{2+} 浓度在200mg/kg时，铜模拟污染的高砂土中黑麦草的生物量增加，根的生长量也增加[3]。此外，蚯蚓及蚯蚓粪可以强化植物修复多环芳烃如芘、菲等污染土壤的修复作用，研究表明，当芘浓度在20.24～321.42mg/kg时，添加蚯蚓后黑麦草根冠明显增大，产量明显提高，芘的去除率也明显提高。当菲浓度在2～200mg/kg时，添加了蚯蚓粪的菲污染土壤中油葵的株高和生物量均有所提高，菲的平均去除率也较高[12]。通过人工制备石油烃污染土壤，采用植物、植物-赤子爱胜蚓两种处理模式进行实验发现，蚯蚓联合使用刺激了土壤酶活性，提高了污染土壤中石油烃的去除率[13]。

由于多环芳烃和重金属的混合污染已经成为当前土壤污染的突出特点。邵承斌等[14]通过实验发现，人工制备不同浓度的蒽、Cd混合污染土壤中分别种植根际植物玉米和黑麦草，投放赤子爱胜蚓后的污染土壤中细菌总数减少，放线菌和真菌数量增加，土壤蔗糖酶活性显著增加，促进了土壤中养分转化和植物生长的同时使得蒽、Cd有效去除。此外，蚯蚓及蚯蚓粪还可以用于修复PCBs、多溴二苯醚（polybrominated diphenyl ethers，PBDEs）、多环芳烃（polycyclic aromatic hydrocarbons，PAHs）、农药、柴油、汽油污染土壤的修复[15, 16]。研究人员不仅使用蚯蚓组成的新材料作为空气污染的生物过滤材料，使得挥发性有机化合物甲苯的去除率提高[17]，还可以根据蚯蚓群落的改变尤其数量的减少情况来推断历史上曾出现的金属污染情况[18]。

第二节　蚯蚓在生态与环保中的应用

随着人类社会的进一步发展，环境保护越来越受到全世界的关注。在我国，随着工业生产水平的快速发展、城镇化水平的不断提高，生产和生活废水产生量日益增多。目前，我国年产生含水量80%的污泥4000多万吨，预测到2025年，我国污水污泥产量将突破6000万吨/年。污水污泥是一种含有易腐有机物、恶臭物质、致病菌等的污染物，其脱水效率低，在处理处置过程中污染物容易从污水中转移至土壤中，导致二次污染，使得已投产运行的大批污水处理设施的社会效益和环境效益大打折扣。但是，污水污泥既是一种营养物质，富含植物养分，同时也是能源物质，蕴含着大量生物能源。如何安全、经济、合理地处理处置污水污泥已是世界各国研究的热点。因此，使含有多种污染物的污泥无害化、可持续化回归于生态环境成为环保工作的重点。

在环境安全和环境保护领域中，研究和应用蚯蚓处理污泥越来越受到重视。研究表明，蚯蚓具有很强的消化能力，对有机废物的处理效率很高，1亿条蚯蚓一天就可以通过其新陈代谢吞食四五十吨有机废物，并利用其自身砂囊的机械研磨作用和肠道内的生物化学作用来分解、转化有机物，同时蚯蚓的消化道能分泌出脂肪酶、蛋白酶、甲壳素酶、纤维素酶及淀粉酶等多种生物酶，在这些酶和微生物的协同作用下，有机物被分解成简单的小分子化合物（脂肪、碳水化合物、醇等），这些物质再与土壤中的矿物质结合成高度融合的有机/无机复合体，最终以蚯蚓粪的形式排出。此外，蚯蚓也可以通过其自身的皮肤进行呼吸，在含氧量很低的环境下也能维持生存[19, 20]。

一、蚯蚓在污水污泥处理中的应用

蚯蚓自身就是一个生物处理器，其独特的生存方式、生活习性及极强的消化能力为污水污泥的生物处理提供了可行性。目前，利用蚯蚓处理城市生活垃圾的工艺中，使用较多、开发较成熟的蚓种是赤子爱胜蚓和美国红蚓等表层种蚯蚓，其趋肥性强，成熟期短，繁殖率高，食性广泛，蛋白质含量及营养价值高。

根据处理污泥的种类不同，蚯蚓处理污泥的技术可以分为三种类型：蚯蚓堆肥技术、蚯蚓生物滤池系统和污泥蚯蚓处理反应器[21, 22]。

（一）蚯蚓堆肥技术

蚯蚓处理污泥的研究起源于20世纪70年代末，Hartenstein等在纽约州立大学校园内首次将赤子爱胜蚓应用于污泥处理并取得良好效果。由此建立起一种利用蚯蚓–微生物人工生态系统的食物网关系处理污泥的方法。

蚯蚓堆肥技术利用了蚯蚓的生理功能，利用蚯蚓的砂囊将污泥研磨、消化、以蚯蚓粪的形式最后排出，再利用生态系统食物网之间的关系传递给下一个营养级——微生物做进一步处理，最终达到污泥减量和稳定。它是一种新型可持续的环保技术，具有操作简单、管理方便、工艺设备简单、运行管理费用低、环境效益显著的优势，因此越来越多的国家开始积极投入研究。目前，印度、荷兰、墨西哥、美国、澳大利亚、韩国、波兰和日本等国应用蚯蚓处理污泥工艺较广泛。

在污泥堆肥过程中，引入蚯蚓具有以下几个优点：

（1）蚯蚓吞噬剩余污泥中的有机物具有选择性消解作用；

（2）蚯蚓的砂囊和消化道具有研磨和破碎的功能；

（3）蚯蚓活动可以改善污泥中水汽循环，提高污泥透气、排水的作用，同时也使得微生物得以活动；

（4）蚯蚓自身通过合成和代谢等功能分解污泥中的有机物，并释放利于农作物及植物可吸收利用的N、P、K等营养物质；

（5）利用蚯蚓可以反映污泥处理过程中及其堆腐产品的毒性大小；

（6）污泥中的有机物通过蚯蚓体内的消化道作用以后，以颗粒结构的蚓粪排出体外，有利于污泥和其他物质的分离。

由此可见，引入蚯蚓来处理污泥不仅实现了城市污泥的无害化，更提高了减量化程度，形成的蚯蚓粪作为高效的生物有机肥使污泥进一步资源化，最重要的是降低了处理成本，增大了处理效率，具有显著的经济、社会和生态效益。

关于蚯蚓消解污泥的基础研究则多集中于蚯蚓品种的选用、污泥的预处理和与其他物料的配比、蚯蚓处理污泥环境的温度、湿度及蚯蚓的生物量等方面。

（二）蚯蚓生物滤池系统

蚯蚓生物滤池又称为生态滤池、蚯蚓生态滤池或蚯蚓生物滤床，最早由智利和法国研究人员提出并开发的一项高效生物处理技术，主要是用来处理生活污水和有机废水。该技术是以传统生物滤池系统为基础改进发展而来，主要是通过蚯蚓的引入解决了传统生物滤池容易被污泥堵塞并造成污水处理效果逐渐降低的问题，是近十几年来兴起的一项新型生活污水处理技术。

蚯蚓生物滤池以滤料的吸附截留作用为基础，利用蚯蚓与微生物的协同作用，提高滤料透水透气性能，促进污水中有机物的分解转化，改善污泥分解和C、N循环，最终实现生活污水中污染物的有效去除。

蚯蚓生物滤池系统采用了现代的生态设计理念，在生物滤池中引入了蚯蚓，延长和扩展了原有微生物的代谢链；通过人工强化生态系统的富集扩散、合成分解、拮抗协同等多种自然调控作用，利用蚯蚓和微生物的吞食作用和消化作用实现了污泥的减量化和稳定化；蚯蚓以污泥中的悬浮物和微生物为食，通过生态系统的食物网关系使剩余污泥得到稳定。少量增殖的蚯蚓还可作为农牧业的饲料，蚯蚓粪便又可作为微生物食料或高效农肥和土壤改良剂。

蚯蚓生物滤池具有稳定且良好的污水处理性能、低廉的造价和运行成本、简单的维护与操作要求、较强的污泥分解能力，以及可资源化程度高、工艺流程简单、二次污染小等优点。因此，作为一种将生物技术和生态方法统一的污水处理技术，它有着很好的发展前景，并已开展中试规模的试验和应用。

（三）污泥蚯蚓处理反应器

污泥蚯蚓处理反应器是根据现代生态理念设计的一种新型污泥处理工艺，它将污水污泥（含水率约为80%）有控制地投配到蚯蚓反应器中，利用蚯蚓强大的吞噬能力吞食污泥中的大颗粒物质并将其研磨破碎，将难降解的有机物转化成易降解的小分子有机物，然后在与微生物的协同作用下将污泥分解转化为蚯蚓粪排出。

污泥蚯蚓处理反应器的主要优点是：

（1）反应器数量容易控制，适用于污泥的分散处理，可根据污泥量来增加反应器数量，操作简单，流程较短，成本低廉。

（2）具有一部分生物滤池的优点，反应器内的富集扩散、拮抗协同及合成分解等多种自然调控作用都可通过人工强化其相应的作用，从而更有效地利用微生物和蚯蚓的吞食与消化作用实现污泥的减量化和稳定化。

（3）污水污泥在蚯蚓和微生物的协同作用下转化为高效的有机肥料，实现污泥的资源化。

由于污泥蚯蚓处理反应器不仅适用于分散处理，也可以根据污泥量自由控制反应器数量，成本低廉、流程较短、操作简单，且具有蚯蚓生物滤池系统的部分优点，即通过人工生态系统的富集扩散、合成分解、拮抗协同等多种自然调控作用，利用蚯蚓和微生物的吞食与消化作用实现了污泥的减量化和稳定化，可经济有效地把大量污泥转化为优质饲料和高效农肥，进而实现资源化。此外，将污泥与蚯蚓粪以质量比2∶1混合，结果发现蚯蚓粪的添加可以促进污泥氨化、有机物降解增加，矿化速度加快，可以作为污泥生物降解的添加剂[23]。

然而，污泥成分复杂，其中各种污染物如重金属、残留抗生素等的存在成为蚯蚓堆肥技术的瓶颈之一。由于污泥中高含量的抗生素致使大量细菌携带抗生素抗性基因（Antibiotic resistance genes，ARGs），可能演变成超级耐药细菌，夏慧等[24]通过宏基因组学技术对蚯蚓污泥前后抗生素抗性基因、遗传元件及其潜在的宿主进行了研究，结果发现了其中存在的139种ARGs，蚯蚓堆肥只能通过微生物种群的转换和遗传元件的减少相对减轻ARGs的传播风险；利用高效液相色谱法与16S rRNA基因测序、定量PCR法研究还发现，添加蚯蚓能提高对有机污染物中环丙沙星的去除率，降低抗生素抗性基因，缓解土壤中抗生素污染[25]。

二、蚯蚓环境监测与环境安全领域的应用

蚯蚓是土壤生态系统中的重要生物之一，位于陆地生态食物链的底部，对大部分的有毒有害物质都有着富集作用。同时蚯蚓对某些污染物比许多其他土壤动物更为敏感，加上蚯蚓体型较大，分布广泛，易于养殖，有利于研究和监测工作的进行，因此被认为是土壤污染状况的重要指示生物之一。

近年来，蚯蚓生物技术被尝试应用于环境风险评价、土壤治理、市政污水污泥的处置，并在化学指标和病原微生物指标中均体现出优良的指示能力和治理能力。根据个体水平与分子水平分类，通过直观地观察蚯蚓个体水平指示指标如蚯蚓存活率、排粪量及环境逃逸量等，可初步判断蚯蚓生存环境是否出现明显质量恶化；通过研究蚯蚓生理生化层面的分子指标，包括体腔细胞总数、溶酶体膜稳定性、细胞色素P_{450}、谷胱甘肽S转移酶（GST）、乙酰胆碱酯酶（AChE）、金属硫蛋白（MT）、热激蛋白（Hsp）、糖原储备等，用于寻找土壤重金属污染的生物标志物。然而，土壤中的污染物种类繁多，大多数蚯蚓标志物都不具有污染物特异性，即其对多种污染物的环境浓度均有响应，因而可在宏观水平上为土壤环境的质量与风险评价提供基础。由于其对具体污染物的指示性不强，也可用于已知污染物种类的土壤治理效果评估。此外，蚯蚓作为土壤污染监测的重要哨兵，在废水用于农业灌溉的情况下，还可以通过蚯蚓吸收废水中污染物类型来评估废水污染物的处理效果情况[26]。

目前，在环境安全领域关于蚯蚓对于有毒物质的吸收降解及对病原菌的抑制作用，主要为常见重金属、病原指示菌及常见致病菌（如粪链球菌、沙门菌、志贺菌等）。Arora等监测蚯蚓生物滤池（VF）与不含蚯蚓的普通生物滤池（GF）出水，发现VF出水中总大肠菌群数较进水降低了3个数量级，高于GF一个数量级，粪大肠菌群、粪链球菌、放线菌和沙门菌去除量均比GF高1～2个数量级，总异养菌数与GF相比高出3个数量级，且去除效果随环境温度上升而增强。Hénault-Ethier等以绿色荧光蛋白（GFP）标记的大肠杆菌MG1655的存活率作为表征，发现蚯蚓堆肥18～21天后可使大肠杆菌的量降至USEPA标准要求的低于103CFU/g

（干重），未添加蚯蚓的对照堆肥则需要51天才可达到标准。研究人员对比了普通堆肥和蚯蚓堆肥3个月后堆肥所含大肠杆菌和粪大肠菌群的最大可能数（MPN）值，发现蚯蚓堆肥后大肠杆菌最可能数仅为7.5，而VC表现出对粪大肠菌群、粪肠球菌、志贺氏菌等典型病原菌的高效去除率，这也说明蚯蚓的引入使污水污泥处理处置更加符合环境安全的要求。然而，自然环境中的物质和生物种类要复杂得多，新型污染物、各种病原菌对人类的威胁也随着社会经济的发展日趋严峻，更多的致病物质和生物需要得到重视和控制[27]。

在国外，研究人员以蚯蚓为研究对象开展了实验室毒理试验、真实生态系统中的田间毒性试验、污染环境的生物检测和生理、细胞及分子等微观水平毒性指标检测等几个方面生态毒理学研究。经济合作与发展组织（Organisation for Economic Co-operation and Development，OECD）、国际标准化组织（International Organization for Standardization，ISO）、美国材料与试验协会（American Society for Testing Materials，ASTM）等重要标准化组织都将蚯蚓列为重要的土壤指示生物之一，被上述标准体系认可的蚯蚓有赤子爱胜蚓和安德爱胜蚓两种，并提出了以经典生态毒理学研究方法为主的研究方法，重点关注蚯蚓在污染物胁迫下的急性致死率、慢性致死率和生殖积累毒性等，以用于土壤环境质量基准值的制订。

在国内，武静慧等[28]分析了我国北方土壤广布种之一的环毛蚓属 Pheretima 异毛远盲蚓 Amynthas heterochaetus 在重金属污染物镉（Cd）胁迫下的半致死剂量（LC_{50}）及与其免疫相关的5种酶类标志物在此过程中的活性变化，并与OECD推荐的标准蚯蚓种赤子爱胜蚓进行了比较研究。结果表明，Cd对异毛远盲蚓24h和48h的LC_{50}均小于赤子爱胜蚓，且低浓度Cd胁迫下，异毛远盲蚓体超氧化物歧化酶（SOD）、谷胱甘肽过氧化物酶（GSH-Px）、过氧化氢酶（CAT）、乙酰胆碱酯酶（AChE）、总抗氧化能力（T-AOC）的活性均发生了显著变化，与赤子爱胜蚓相比，异毛远盲蚓体内的酶类标志物响应快速且持续时间较长。

此外，利用酶类生物标志物表征环境污染程度也是近年来的重要研究方向之一。较之经典毒理学研究方法，具有试验周期短、响应灵敏的优点，但因其开展时间较短，尚需大量研究数据予以校正。在我国，由于对蚯蚓毒理学的研究起步稍晚，关于该领域的研究也是一个极具发展潜力的研究方向。

第三节　蚯蚓在农业生产中的应用

蚯蚓粉的使用在欧洲已经进行了相当长的时间，使用也非常普遍，无论是肉鸡还是鱼类的养殖。在日常饲料中增加蚯蚓粉，可在不影响品质的情况下，增加动物的体重、生长速度和饲料转化率[29]。蚯蚓粪因为其含有大量有机物、N、P、K等养分，并且含多种酶、氨基酸和微量元素，可以有效促进作物生长又能改良板结、贫瘠等低质量的土壤。与其他有机肥料相比，蚯蚓粪具有理化性质好、无臭味、保水透气能力强及微生物活性高等优点，不仅是林地、果园、市政绿化等的高效生物有机肥，也可以在一定程度上抑制土传病害的发生。同时，蚯蚓在污泥中的生长活动还可以促进污泥中的水汽循环，增强了污泥中微生物的活性，从而提高了微生物与蚯蚓对污泥协同处理的效果。此外，蚯蚓处理剩余污泥后收获的蚯蚓可循环利用，增殖的蚯蚓还可作为养殖业的中药材、蛋白质添加剂、动物饵料等。

一、在现代化畜牧养殖业中的开发与应用

蚯蚓粉常被用作饲料原料，其营养非常丰富，特别是含有的优质蛋白，非常适用于饲养，成本也非常低，诱食效果较好，且使用后能够促进动物的生长。现如今，动物蛋白饲料变得越来越紧张，而作为一种廉价的优质蛋白来源，蚯蚓能够代替鱼粉逐步应用于畜禽及水产养殖中。

（一）在水产养殖中的开发与应用

蚯蚓是一种优良的水产动物的动物性蛋白饲料。其鲜体能散发出特殊气味，极易引诱和刺激鱼类、其他水产经济动物及水产名贵动物的食欲；蚯蚓干体的蛋白质含量较高，可以代替鱼粉养殖水产，在水产养殖中的应用较为常见。因此在水产养殖配合饲料中添加一定量的蚯蚓，即可制成优质高效的饲料。这样，蚯蚓既是优质饲料，又是最理想的摄食与促长物质，从而改善水产养殖对象对饲料的适口性，提高摄食强度和饲料利用率，实现节支、增产、优质和高效[30,31]。

日本将蚯蚓进行加工，加工成颗粒状冷冻饵料，用来供应河鳗白仔的食用；用活蚯蚓及鲜蚯蚓肉糜饲喂鳖的效果较人工配合饲料组高，用冷冻干燥蚯蚓粒可作为热带鱼的饵料，用蚯蚓养殖小甲鱼成活率可提高20%。在饲料中添加3%的蚯蚓干粉可使虹鳟稚鱼日增重率提高、死亡率下降；用"大平二号"蚯蚓作为中国对虾 *Penaeus orientalis* 的索饵引诱物质的效果比文蛤 *Meretrix meretix* 好；用蚯蚓作为活饵料投喂对虾亲虾，其存活率、产卵量和孵化率均远超过贻贝 *Mytilus*。研究也发现蚯蚓对黄鳝的诱食和饲养增重效果较好，并且可以提高黄鳝的产卵率、存活率和生长率。此外，用蚯蚓喂养水貂 *Musteia vison*，毛质好，产量高，经济效益极为显著[30]。

（二）在畜禽养殖中的开发与应用

蚯蚓粉可以被用来作为生猪的快速生长剂，一般仔猪开食后，每头每天饲喂2～4g，25kg以下的猪仔每天饲喂15g，重量在50kg以上的则需要每天饲喂20g，用蚯蚓粉代替鱼粉能够实现猪仔的增重。同时，蚯蚓体液中存在的抗菌蛋白、溶菌酶等都有着抗菌作用，将少量的蚯蚓液加入到仔猪的补料中不仅能够促进仔猪的更好生长，而且还能够使机体的免疫力得到提升。

研究发现，如果在蛋鸡日粮中加入一定量的蚯蚓粉，用其来代替等量的鱼粉时，可以使鸡的产蛋量得到提高，而且能够提高饲料的转化率，并有效降低软蛋率。此外，用蚯蚓及蚯蚓粪饲喂肉仔鸡，其增重效果比鱼粉要更好，而且效果的好坏与日粮中添加蚯蚓与蚯蚓粪的量呈正相关，一般鲜蚓在9%～12%，而蚯蚓粪则在9%～10.5%。

二、在园艺和种植业中的开发与应用

国内外学者在蚯蚓堆肥的基质化研究中发现，蚯蚓堆肥中含有大量的吲哚乙酸和青霉素

等激素物质，基质中添加蚯蚓堆肥能促进作物幼苗的生长和发育，在一定程度上提高作物种子的发芽率，促进作物生长和改善作物产品的品质。除了能够提高番茄、西瓜等幼苗的品质外，还可以影响番茄定植后的番茄产量和品质，克服西瓜移栽后起到连作障碍及提高西瓜品质。蚯蚓堆肥育苗基质中含有作物生长的主要营养物质和其他必需营养元素，能够促进作物种子萌发和幼苗生长，提高黄瓜、西瓜作物幼苗的耐逆性、相对增长率，促进甘蓝和辣椒幼苗的生长发育。将蚯蚓堆肥作为泥炭代用基质作用在三种不同品种的番茄上，结果发现蚯蚓堆肥育苗基质不仅能改变作物根系形态，促进种子萌发、作物开花等关键生理代谢过程，还可以对某些致病菌起直接拮抗作用，抑制番茄的土传真菌如烟草疫霉菌和尖孢镰刀菌病害的发生，且抑病的程度随加入蚯蚓堆肥量的增加而增大[32]。由此可见，蚯蚓肥作为育苗基质，能不同程度地促进植物生长，提高产量，改善品质，减轻病害，可以在工厂化育苗上进行应用。

（谢冬梅）

参 考 文 献

[1] Liu T, Xiang JD, Ming DL, et al. Effects of earthworm（*Amynthas aspergillum*）activities and cast mulching on soil evaporation. Catena, 2020, 200：105104.

[2] 黄福珍. 蚯蚓. 北京：农业出版社, 1982：83-118.

[3] 王娜. 蚯蚓及其代谢物在重金属污染土壤修复中的应用研究进展. 现代农业科技, 2018,（22）：184-185.

[4] 刘钊钊, 黄沈发, 唐浩. 蚯蚓活动对汞污染土壤植物修复效果的影响. 环境污染与防治, 2018, 40（8）：866-869.

[5] 刘拓, 王萌, 陈世宝. 基于小麦籽粒将 Cd 率及土壤 Cd 形态变化评价蚯蚓对 Cd 污染土壤的修复效果. 地学前缘, 2019, 26（6）：75-81.

[6] Mahohi A, Raiesi F. The performance of mycorrhizae, rhizobacteria, and earthworms to improve Bermuda grass（*Cynodon dactylon*）growth and Pb uptake in a Pb-contaminated soil. Environ Sci Pollut Res Int. 2020, 28：3019-3034.

[7] Peach ME, Hicks Pries CE, Friedland AJ. Plants and earthworms control soil carbon and water quality trade-offs in turfgrass mesocosms. Sci Total Environt. 2020, 753：141884.

[8] Sun M, Chao H, Zheng X, et al. Ecological role of earthworm intestinal bacteria in terrestrial environments：A review. Sci Total Environ. 2020. 740：140008

[9] 张池, 周波, 吴家龙, 等. 蚯蚓在我国南方土壤修复的应用. 生态多样性, 2018, 26（10）：1091-1102.

[10] 张孟豪, 吴家龙, 张池, 等. 赤子爱胜蚓对赤红壤铝形态的影响. 华南农业大学学报, 2020, 41（2）：48-52.

[11] 崔莹莹, 吴家龙, 张池, 等. 不同生态类型蚯蚓对赤红壤和红壤团聚体分布和稳定性的影响. 华南农业大学学报, 2020, 41（1）：83-90.

[12] 刘晋波, 呼世斌, 李晓娜, 等. 蚯蚓粪对油葵修复菲污染土壤的强化作用. 环境工程, 2017, 35（6）：175-179.

[13] 李彤, 李翔, 李绍康, 等. 蚯蚓对植物修复石油烃污染土壤的影响. 环境科学研究, 2019, 32（4）：671-676.

[14] 邵承斌, 汪春燕, 陈英, 等. 植物与蚯蚓联合修复蒽和镉污染土壤的研究. 三峡生态环境监测, 2016, 1（2）：31-38.

[15] Zeb A, Li S, Wu J, et al. Insights into the mechanisms underlying the remediation potential of earthworms in contaminated soil：A critical review of research progress and prospects. Sci Total Environ, 2020, 740：

140145.

[16] Abdollahinejad B，Pasalari H，Jafari AJ，et al. Bioremediation of diesel and gasoline-contaminated soil by covermicomposting amended with activated sludge：Diesel and gasoline degradation and kinetics. Environ Pollut，2020，263：114584.

[17] Lusinier N，Couriol C，Cloirec PL. Proposed mechanisms of toluene removal by vermicompost and earthworms *Eiseni fetida*. Environ Technol，2019，41：1595164.

[18] Capowiez Y，Lévèque T，Pelosi C，et al. Using the ecosystem engineer concept to test the functional effects of a decrease in earthworm abundance due to an historic metal pollution gradient. Applied Soil Ecology，2020，158：103816.

[19] 张志敏. 蚯蚓处理对污水污泥性质的影响研究. 重庆交通大学硕士学位论文，2016.

[20] 黄魁. 2种表居型蚯蚓直接处理城市污泥的研究. 兰州交通大学硕士学位论文，2020.

[21] 李华清，刘宁. 环保和污染物处理利用生态系统. 江苏科技信息，2014，（8）：58-59.

[22] 黄友良，欧玲利. 蚯蚓堆肥在污泥中的应用. 农业与技术，2019，39（23）：133-134.

[23] 巩正，王惠，陈学民，等. 蚯蚓粪对城镇污泥降解的影响. 环境工程技术学报，2020，10（1）：85-90.

[24] 夏慧，陈学民，黄魁. 宏基因组学揭示蚯蚓对污泥中抗生素基因的影响. 兰州交通大学学报，2019，38（3）：80-84.

[25] Pu Q，Wang HT，Pan T，et al. Enhanced removal of ciprofloxacin and reduction of antibiotic resistance genes by earthworm Metaphire vulgaris in soil. Sci Total Environ，2020，742：140409.

[26] Lagerlöf J，Ayuke F，Heyman F，Meijer J. Effects of biocontrol bacteria and earthworms on Aphanomyces euteiches root-rot and growth of peas（*Pisum sativum*）studied in a pot experiment. Acta Agriculturae Scandinavica，Section B- Soil & Plant Science，2020，70（5）：427-436.

[27] 肖璠，邢美燕. 蚯蚓生物技术在环境安全领域的应用及其机理研究进展. 中国资源综合利用，2020，38（3）：99-104.

[28] 武静慧，李永，魏源，等. 异毛远盲蚓在Cd胁迫下五种酶类标志物的响应特点. 湖北农业科学，2019，58（12）：58-63.

[29] Parolini M，Ganzaroli A，Bacenetti J. Earthworm as an alternative protein source in poultry and fish farming：Current applications and future perspectives. Sci Total Environ，2020，734：139460

[30] 汪倬，周骏江，周念波，杨学领. 蚯蚓作为新兴动物性蛋白饲料的可行性研究. 安徽农业科学，2008，36（13）：5467-5468.

[31] 黄超玄. 蚯蚓在现代化畜牧养殖业中的开发与应用前景. 技术应用，2019，9（18）：135.

[32] 韩顺斌，马丽君，华军，杨雅萍. 蚯蚓粪和化肥配施对日光温室番茄产量和品质的影响. 农业科技与信息，2020，（13）：19-21.

第十章

蚯蚓科研项目立项资助情况分析

第一节 获批资助项目与资助经费概况

2015～2019年以蚯蚓为主要研究对象的基金项目获国家基金批准资助总数共计61项，总资助经费达2684.2万元（2015年以后立项资助经费均以直接费用计算，下同）。其中常规面上项目（以下简称面上项目）获批27项，青年科学基金项目（以下简称青年基金）27项，地区科学基金项目（以下简称地区项目）3项，国家科技基础性工作专项项目（以下简称科技专项项目）1项，国家发改委新兴产业重大工程包中药标准化项目（以下简称重大工程项目）1项，国家中医药管理局国家中药标准化项目（以下简称中药标准化项目）1项，国家药典委员会2020版药品标准制修订研究课题（以下简称药品标准制修订课题）1项，优秀青年基金项目、国家杰出青年科学基金项目、国际（地区）合作与交流项目均未获得资助，项目资助及经费分布情况见表10-1，占比情况见图10-1；资助经费分别为面上项目1692.0万元，青年基金606.0万元，地区项目123.0万元，科技专项项目45.2万，重大工程项目200.0万元，中药标准化项目18.0万，药品标准制修订课题0.0万元，占比情况见图10-2。

表10-1 近5年以蚯蚓为研究对象获批资助项目及经费分布情况

资助类别	资助数目	资助金额/万元	数目占比/%	金额占比/%
面上项目	27	1692.0	44.3	63.0
青年基金	27	606.0	44.3	22.6
地区项目	3	123.0	4.9	4.6
科技专项项目	1	45.2	1.6	1.7
重大工程项目	1	200.0	1.6	7.5
中药标准化项目	1	18.0	1.6	0.7
药品标准制修订课题	1	0.0	1.6	0.0
总数	61	2684.2	100.0	100.0

注：由于数值修约，各百分数之和不等于100%。

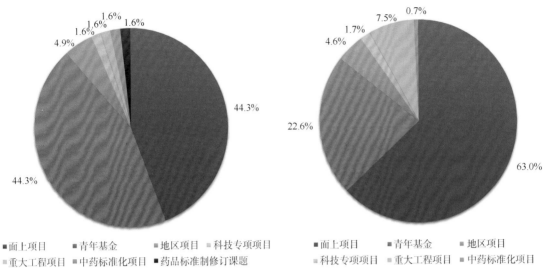

图10-1 近5年以蚯蚓为主要研究对象获批资助项目资助类别占比

图10-2 近5年以蚯蚓为主要研究对象不同类别获批资助项目经费占比

第二节　获批资助项目研究内容分析

蚯蚓相关基金项目研究对象主要包括蚯蚓（无脊椎动物）、地龙（蚯蚓经产地加工制成的中药材）、蚓激酶（蚯蚓中的重要活性成分）。近5年内以蚯蚓为主要研究对象获批资助项目中，以中药地龙为主要研究内容获批资助项目共计8项，包括面上项目1项、青年基金3项、科技专项项目1项、重大工程项目1项、中药标准化项目1项、药品标准制修订课题1项，资助经费共计381.2万元，分别占近5年以蚯蚓为研究对象获批资助项目总数及资助总经费的14.2%和13.1%，研究内容主要涉及地龙的活性成分解析、质量评价及相关药理学机制解析；以无脊椎动物蚯蚓为主要研究内容获批资助项目共计53项，包括面上项目26项、青年基金24项、地区项目3项，资助经费共计2303.0万元，研究内容主要包括蚯蚓与非生物因子之间的互相作用、生物因子对蚯蚓生长发育影响等方面；以蚯蚓中的重要活性成分——蚓激酶为主要研究内容的基金项目均未获得资助。获批资助基金项目及经费分布情况见表10-2。

表10-2　近5年以蚯蚓为主要研究对象获批资助项目数量及经费分布情况

研究对象	面上项目	青年基金	地区项目	科技专项目	重大工程项目	中药标准化项目	药品标准制修订课题	资助经费/万元
地龙	1	3	0	1	1	1	1	381.2
蚯蚓	26	24	3	0	0	0	0	2303.0
蚓激酶	0	0	0	0	0	0	0	0

注：地龙为蚯蚓经产地简单炮制后制成的中药材，蚯蚓为无脊椎动物。

2015～2019年国家科学自然基金共批准资助蚯蚓相关基金项目57项。地球科学部获批32项，其中面上项目17项、青年基金15项，资助经费共计1415.0万元；工程与材料科学部获批8项，其中面上项目3项、青年基金3项、地区项目2项，资助经费共计332.0万元；化学科学部获批3项，其中面上项目1项、青年基金2项，资助经费共计115.0万元；生命科学部获批10项，其中面上项目5项、青年基金4项、地区项目1项，资助经费共计441.0万元；医学科学部获批4项，其中面上项目1项、青年基金3项，资助经费共计118.0万元。上述获批资助基金项目学科分类及经费分布情况见表10-3。

表10-3　近5年获国家科学自然基金批准资助项目学科分类及经费分布情况

学科分类	面上项目	青年基金	地区项目	资助经费/万元
地球科学部	17	15	0	1415.0
工程与材料科学部	3	3	2	332.0
化学科学部	1	2	0	115.0
生命科学部	5	4	1	441.0
医学科学部	1	3	0	118.0

第三节　获批资助项目逐年热度分析

2015～2019年以蚯蚓为主要研究对象的基金项目获国家基金批准资助总数共计61项，其中2015年获批资助项目共计10项，包括面上项目4项、青年基金4项、地区项目1项、科技专项项目1项，资助经费共计424.2万元。其中以地龙为主要研究内容的资助项目仅2项，包括青年基金1项、科技专项项目1项，共计资助经费63.2万元。其余8项均研究生物及非生物因子在蚯蚓生长发育过程中与蚯蚓间的相互影响。2016年获批资助项目共计13项，包括面上项目5项、青年基金7项、中药标准化项目1项，资助经费共计481.0万元。其中以地龙为主要研究内容的资助项目仅1项即中药标准化项目，资助经费18.0万元。其余12项同样研究生物及非生物因子与蚯蚓间的相互作用。2017年获批资助项目共计12项，包括面上项目4项、青年基金7项、重大工程项目1项，资助经费共计623.0万元。其中以地龙为主要研究内容的资助项目仅1项即重大工程项目，资助经费200.0万元，旨在建立中药饮片地龙的行业标准。其余11项研究生物及非生物因子同蚯蚓间的相互作用。2018年获批资助项目共计16项，包括面上项目9项、青年基金4项、地区项目2项、药品标准制修订课题1项，资助经费共计727.0万元。以地龙为主要研究内容的资助项目3项，资助经费80.0万元，其中药品标准制修订课题主要是对现行地龙饮片标准进行修订，修订后的地龙饮片标准收录2020年版《中国药典》。另2项以地龙为主要研究内容的资助项目主要研究地龙参与配伍的中成药药理活性机制及建立地龙质量评价体系；其他课题则研究蚯蚓与非生物因子（环境因素）之间的互作机制。2019年获批资助项目共计10项，包括面上项目5项、青年基金5项，资助经费共计429.0万元。其中以地龙为主要研究内容的资助项目仅1项，资助经费20.0万元，涉及中药地龙溶栓活性组分解析及质量评价。获批资助基金项目数量及经费逐年分布情况见图10-3、图10-4。

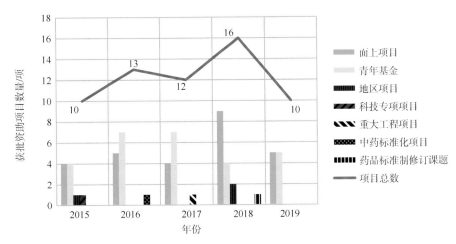

图10-3　近5年以蚯蚓为主要研究对象获批资助项目数量逐年分布情况

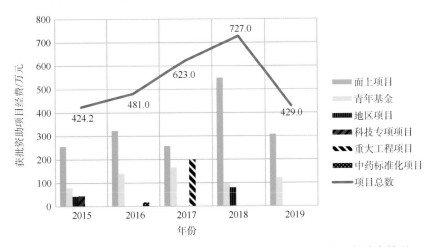

图10-4　近5年以蚯蚓为主要研究对象获批资助项目经费逐年分布情况

第四节　获批资助依托单位地区分布

2015～2019年以蚯蚓为主要研究对象的基金项目中获批资助单位多为综合类、中医药类或农学类专业教学或科研机构，涉及依托单位共计46家，其中获得5项及以上项目资助的单位仅1家，获得2项及以上项目（少于5项）资助的单位共计9家，上述10家单位项目与经费的分布情况见表10-4，共获得项目资助25项，经费合计1318.2万元，分别占近5年以蚯蚓为研究对象获批资助项目总数及资助总经费的41.0%和49.1%。

从依托单位所在省份来看，46家单位分布在16个省份（包括直辖市），主要分布在江苏、山东、广东、上海等地。2015～2019年江苏省内共有7家单位获批15项基金项目，包括面上项目9项、青年基金6项，资助经费共计711.0万元，分别占近5年以蚯蚓为研究对象获批资助项目总数及资助总经费的24.6%和26.5%，其中以地龙为主要研究内容的资助项目仅1项青年基金于2018年获批，资助经费23.0万元。山东省内共有7家单位获批7项基金项目，包括面上项目3项、青年基金4项，资助经费共计280.0万元，分别占近5年以蚯蚓为研究对象获批资助项目总数及资助总经费的 11.5% 和 10.4%，未有以地龙为主要研究内容的资助项目获批。广东省内共有 6 家单位获批 8 项基金项目，包括面上项目 2 项、青年基金 4 项、重大工程项目 1 项、药品标准制修订课题 1 项，资助经费共计 413.0 万元，分别占近 5 年以蚯蚓为研究对象获批资助项目总数及资助总经费的 13.1% 和 15.4%，其中重大工程项目、药品标准制修订课题均以地龙饮片标准作为主要研究内容。上海市内共有 6 家单位获批 8 项基金项目，包括面上项目 3 项、青年基金 3 项、科技专项项目 1 项、中药标准化项目 1 项，资助经费共计 315.2 万元，分别占近 5 年以蚯蚓为研究对象获批资助项目总数及资助总经费的 13.1% 和 11.7%，其中以地龙为主要研究内容的资助项目 3 项，青年基金、科技专项项目、中药标准化项目各 1 项。上述获批资助基金项目依托单位地区分布情况见表 10-5。

表 10-4　近 5 年以蚯蚓为主要研究对象获批资助项目数排名前 10 位依托单位情况

序号	依托单位	项目数/项	资助经费/万元	经费占比/%
1	南京农业大学	6	340.0	12.7
2	南京大学	3	200.0	7.5
3	第二军医大学	2	63.2	2.4
4	华南农业大学	2	44.0	1.6
5	暨南大学	2	200.0	7.5
6	兰州交通大学	2	83.0	3.1
7	上海交通大学	2	89.0	3.3
8	中国科学院生态环境研究中心	2	129.0	4.8
9	中国农业大学	2	125.0	4.7
10	中国药科大学	2	45.0	1.7

表 10-5　近 5 年以蚯蚓为主要研究对象获批资助项目依托单位排名前 4 位省份情况

省份（直辖市）	依托单位/个	项目数/项	资助经费/万元	项目数占比/%	经费占比/%
江苏	7	15	711.0	24.6	26.5
山东	7	7	280.0	11.5	10.4
广东	6	8	413.0	13.1	15.4
上海	6	8	315.2	13.1	11.7

2015～2019 年以蚯蚓为主要研究对象获批资助总数共计 61 项，总资助经费达 2684.2 万元，然而以药用蚯蚓为研究对象获批资助项目仅只有 8 项，资助经费仅 381.2 万元，分别占项目总数及资助总经费的 13.1% 和 14.2%，由此可以看出药用蚯蚓的研究仍占少数，并非主流研究，未来药用蚯蚓研究领域仍需要投入更多的精力、财力来实现药用蚯蚓的现代化研究。而 8 项研究中，2 项课题旨在解析地龙参与配伍的中成药药理活性机制，其余 6 项则主要聚焦于建立地龙的质量评价标准和饮片行业标准，上述研究表明发现蚯蚓中的活性成分、建立合适的行业标准和质量评价体系对于药用蚯蚓的流通、临床应用具有重要价值，仍需要不断推进相关研究以促进药用蚯蚓产业的发展。

（张　磊　王　芸）

第十一章

药用蚯蚓产业现状与可持续发展建议

蚯蚓是环节动物门寡毛纲的陆栖无脊椎动物。全球已记录的陆栖蚯蚓有12科，181属，约4000种，我国已记录的有9科28属306种（含亚种）。随着现代科学技术的迅猛发展，蚯蚓的各项价值不断被开发和应用，而且人们健康意识不断提高，蚯蚓的各类产品越来越受到人们的关注，在农业、林业、养殖业、医药卫生等行业蚯蚓产品都有所应用。近年来，工业化进程飞速发展，环境气候变化逐步加快，蚯蚓生存环境却在逐步缩小，加之人类医药健康需求不断增长和变化，药用蚯蚓资源和质量安全问题也面临新的挑战。

一、蚯蚓产业发展现状

（一）蚯蚓研究现状

在国外，蚯蚓的研究和应用主要集中在环保业、农业、养殖业等领域。例如，美国、加拿大、日本、印度、韩国等国有研究将蚯蚓作为土壤毒性的监测动物；俄亥俄州立大学兰诺（Lanno）等研究发现蚯蚓在土壤重金属元素和毒性化学物质的积累和迁移中起着重要的指征作用；印度科学家索米特拉（Sowmithra）发现蚯蚓可以积累和迁移大量的外部和内部核放射剂量，发挥环境辐射防护作用；美国洛杉矶市政府饲养100万条蚯蚓在1个月内处理7.5吨城市垃圾，产生的蚯蚓粪进一步用于有机肥料；日本静冈县早在1977年成立蚯蚓繁殖协会并建成1.65万平方米的蚯蚓工厂，每月可处理有机废料3000吨。现在很多国家都应用蚯蚓改良土壤、分解有机废弃物，作为环境改善的重要手段。发达国家蚯蚓养殖发展迅猛，养殖规模基本实现"工厂化"和"规模化"，如美国、日本、加拿大、英国、德国、澳大利亚等国家养殖蚯蚓已基本实现"商品化"生产。

在国内，我国科学家也密切关注蚯蚓的应用和开发，积极开展相关研究，在医药卫生、农业、环境保护、养殖业等领域取得诸多领先于国外的研究成果。我国对蚯蚓的研究基本集中于其药用价值，从《神农本草经》到《中国药典》，对蚯蚓的功用主要集中于治病救人。现代科技工作者利用现代医学手段和先进科学技术对地龙的药用成分和药理作用进行了深入研究，逐步对蚯蚓在扩张支气管，平喘，治疗血栓性疾病、静脉曲张、静脉炎、风湿性关节炎，提高机体免疫功能，美容作用等方面的功效进行了大量的研究与开发，既有对古方的传承也有现代理论技术的发展，使药用蚯蚓走出中国走向世界，也让人类重新认识了蚯蚓的功效与作用。我国蚯蚓养殖始于20世纪80年代初期，主要以日本"大平二号"蚯蚓品种为主。中国农业科学院土壤肥料研究所利用德州蚯蚓和赤子爱胜蚓，造肥改土、处理城市有机废弃物，取得了巨大的成功，蚯蚓通过促进土壤相融和有机物的转化，提高植物营养和土壤微生物活性，最终提高土壤肥力，达到农作物增产的目的。此外，上海市从日本引进红蚯蚓"大平二号"、天津市从日本引进"北星二号"，北京、吉林等也相继开展了人工养殖蚯蚓的研究，高效利用蚯蚓处理有机废弃物，是废弃物资源化的有效途径，也是环保产业和农业的一个新热点。基于药用蚯蚓治疗烧烫伤、抗辐射、溶血栓、抗肿瘤、免疫和平喘等药用功效是开展地龙药用活性研究的重要突破口；而蚯蚓新种的发现和高效鉴定等研究是蚯蚓分类学亟待解决的重大问题。同时，蚯蚓对土壤及生态系统的重要价值与功能也逐渐进入科学的、系统的研究中。

总之，《中国药典》中药用蚯蚓的品种来源仍以野生资源为主，人工养殖方面仍未取得实质性的突破，其野生资源也在逐步减少。其他药用蚯蚓的养殖已在育种、养殖条件、加工方法、产品开发等方面进行了深入的探索，并取得了长足的进步。

（二）《中国药典》中地龙的现状

1. 品种混乱，真假难辨　调研发现，除广地龙和沪地龙外，市场上许多地龙的原动物为包括湖北环毛蚓、直隶环毛蚓、白颈环毛蚓等在内的3科4属49种，主产区和主要分布区有13种变种[1]。近50%的伪品混入对地龙的使用带来了安全隐患，也使得具有品质佳、疗效好的道地药材总体质量堪忧[2-4]。地龙在医药市场上需求量巨大，年需求量在800吨以上，由于生态环境的破坏、土地和其他自然资源的减少和恶化，使药用蚯蚓的正常生长繁殖受到各种逆境胁迫，资源已严重匮乏，市场可供量骤减。然而，随着地龙药用价值的不断发现和心脑血管疾病发病率的上升，需求量节节攀升与资源紧缺间的冲突正在不断升级[5-9]。加之地龙的鉴定需要经验丰富的专业人员，更加给伪品以机会混杂其中，此种情况也愈演愈烈。

2. 缺乏直观药效的质量标准，品质监管无据可依　中药现代化的核心，即"安全、有效、稳定、可控"这一方针，其中"安全、可控"就由质量标准来界定。然而，中药质量标准至今尚无明确而规范的界定，现阶段集中体现于《中国药典》对药材来源、性状、鉴别、检查、浸出物、含量测定等检测项目，基本上都针对完整中药材而定，缺乏科学评定标准，对中药临床的指导与参考意义不大。对于药材采收加工过程中可能发生的药材质量变化没有统一的标准监控，安全性问题值得商榷，也阻碍了中药现代化、国际化[10, 11]。现行的中药质量控制模式是借鉴国外化学药品质量控制模式建立的，主要面向药品检验，不适应中药品质控制对复杂组分、多层次药效综合评价的现实需求，需要重新审视和明确中药质量控制和评价的目标、策略、模式与方法，建立一套全面综合反映中药"安全、有效、稳定、可控"的新型中药质量控制管理方法体系。

（三）其他药用蚯蚓的现状

20世纪30年代，美国首先开展了蚯蚓的养殖与开发利用，随之蚯蚓资源在大部分国家才进行了探索与实践。改革开放以后，我国各省（自治区、直辖市）也相继对蚯蚓资源进行了开发和利用，至1994年，由于对蚯蚓种苗的过度炒作，对蚯蚓养殖造成冲击，至此养殖业陷入低潮。近年来，随着蚯蚓商品化的开发及环境治理的需要，蚯蚓养殖又逐步复苏，2010年前后，出现了规模化蚯蚓养殖场，主要是以养红蚯蚓为主。红蚯蚓目前主要应用的领域有：①医药产品：用于治疗血栓、抗癌、美容等领域；②垃圾清理：处理垃圾等废弃物，减少环境污染；③土壤改良：处理土壤，增加土壤疏松度、增强肥力等；④饲料开发：用于畜禽、水产和动物的饲料；⑤食品开发：以蚯蚓为原料，制作调味剂。

二、产业发展建议

1. 从种质资源抓起，加强源头管控　种质资源是提高中药材质量的关键和源头[12]，其优劣对药材的质量有着决定性的作用。对于药用蚯蚓的开发研究首先应实行基原品种认证，再加强其可持续性开发，这是解决药用蚯蚓资源问题的有效对策。因其药用资源的多基原性和多数来源于野生的特点，其采收、加工环节是管控重点，从来源上加强管控，把好第一关，是重中之重。

2. 明辨真伪，正本清源　药材真伪的准确鉴定是保证药材质量与用药安全的关键环节。由于蚯蚓大多外部形态相似，经产地粗加工和炮制后，性状及显微特征遭到一定程度破坏，难以在饮片层面鉴定真伪。依靠传统形态鉴定技术从现有的9科28属306种（含亚种）[13]中区别出药用蚯蚓品种，需要长期大量的经验积累，对鉴定人员专业知识要求较高。为实现药材鉴别高效、准确，运用客观、便捷的新技术新方法已成为中药鉴定领域的研究热点。近20年来，包括分子鉴定技术在内的新技术崛起与发展为有效鉴定药用蚯蚓带来了希望[14]。Hebert等[15]提出的DNA条形码技术具有不受环境饰变影响及经验限制的特点，利用该技术对国内销售的地龙饮片进行初步研究[16]，发现DNA条形码技术用于地龙药材鉴定，不仅可将沪地龙、广地龙与其他非道地药材区分开；并且可实现数据共享，便于经验成果总结积累。

3. 人工养殖，保障供应　当前，药用动植物野生资源日渐匮乏，人工种养已逐渐成为中药材的主要来源[17]。除广泛的药用价值外，蚯蚓在食品、环保、畜禽养殖和土壤改良等方面也有很高的应用价值，其人工养殖技术体系的建立是解决药用蚯蚓资源问题的当务之急[18]。沪地龙和广地龙所属的环毛蚓体型虽大，曾因生长慢、繁殖力差及善逃逸的特点，被认为不利于人工饲养[19]。因而现有蚯蚓养殖研究多集中于生长发育快，繁殖力强且不善逃逸的赤子爱胜蚓和其杂交种。第二军医大学张磊课题组对药用蚯蚓高度重视，已开展了药用蚯蚓人工养殖研究，从蚯蚓养殖研究结果来看，在保证适宜的温度、湿度和pH的基础上，在春季以充分发酵的鸡粪、牛粪作饲料在地面饲养，用池塘水喷洒，饲养药用蚯蚓效果较好[20, 21]，保证环境条件适宜其正常活动，是避免药用蚯蚓逃逸的关键。沪地龙3个原动物品种中，通俗环毛蚓因其繁殖率高、产量大、成药材率高的特点占据目前沪地龙药源的主体地位。因此，本课题组利用蚯蚓食腐烂植物、粪便和生物垃圾又肥沃土壤的特性，以通俗环毛蚓为主要研究对象，因地制宜地采用与农作物套养方式进行药用蚯蚓人工养殖，从生长环境着手，为优质原药材提供了保证。该思路以农业废弃物循环利用和农作物水产套养为切入点，连接农、林、渔、药等领域，对促进中医药事业发展具有特殊的现实意义和长远的战略意义，同时从中药资源有效利用的角度，实现资源节约型、环境友好型循环经济发展，保证中医药事业健康可持续发展。

4. 科学加工，保质保量 目前，地龙药材的生产过程中存在以下几个方面的问题：①缺乏药材加工关键技术和加工标准；②缺乏产业化效应，多为分散加工，规模小效益低，药材质量得不到保证；③缺乏深加工技术，现有的地龙仅作药材供应，未能对其活性成分进行提取分离的综合利用，产品缺乏后加工和深加工，产品附加值有待进一步提高。因此，研发和创立科学统一的药材加工技术与质量标准，实施加工规范化和标准化，既保证地龙药材质量合格，又保证临床用药的安全、稳定和有效。针对以上问题，从地龙的采收、加工和品质监控环节入手，研究药材最佳采收、加工方式，开发深加工技术，以点带面，逐步形成集约型地龙加工产业链。

5. 建立质量评价标准体系 中药多元的临床药效是其复杂多组分物质基础在代谢过程中以多靶点、多层次作用的综合结果[22]，客观上造成了中药质量控制技术与方法难以满足现实需要[23]。"模式单一，量而不准，难关药效，难控难评"已成为中药标准研究的主要困局。制订符合中药现代化的质量控制体系[24]须从指标与技术两方面入手。质量评价指标须与药效相关，如地龙平喘止咳的次黄嘌呤、琥珀酸及具有溶纤活性的蚓激酶等。现阶段的质量控制方法，如原子吸收光谱法评价不同产地广地龙的重金属含量[25]；高效液相色谱法[26, 27]、薄层扫描法建立地龙药材指纹图谱[28]；利用X射线衍射傅里叶（Fourier）图谱法鉴别广地龙标准X射线衍射Fourier图谱及特征标记峰[29]等，均为全面控制地龙药材质量提供了方法。现阶段，药用蚯蚓的质量评价标准体系尚未完善，质控指标的选择和质量评价的方法亟待研究和制订，多成分检测技术探索虽小有成果，仍需成熟和完善[30-32]。突破困局，建立"多元化、量得准、药效相关、可控可评"的质量标准是一项长期而艰巨的任务，在此过程中保持多维度视角和着眼于系统化评价体系的建立是非常必要的。总之，采用个别指标对地龙进行质量评价是不全面的，不能准确地反映其传统和现代功效，往往会顾此失彼，要从多角度、多层次，采用多方法相结合的方式进行总体评价和质量控制；要将地龙的形态特征与化学检测法、生物检测法相结合，三位一体，共同表征；或将各种化学、生物信息与药效相关联；或先综合再与之相关联，找出内在关系，以临床功效作为金标准进行检验，确定与药效相关的成分群。通过上述方法，使传统的感观性状评价与现代可评可测的技术方法相结合，全面、准确地建立地龙的质量控制指标。

6. 加大蚯蚓应用开发，建设健康生态产业链 蚯蚓人工养殖技术成熟，成本低廉，提取物生物活性广泛，毒副作用低，在医药兽药临床上疗效确切，成分的提取和活性研究发展迅速，但蚯蚓医药产品的数量不多，开发具有独特成分和疗效的高技术产品是对蚯蚓进一步深加工的方向，应加快基础理论向实际生产转化研究的转化。蚯蚓作为生态链中重要的一环，不仅能有效加速废弃物进入生态再循环、再利用，可以有效地改良土壤、改善环境，而且在饲用、药用、食用等方面起到的作用也越来越重要。蚯蚓本身也可以成为优质蛋白来源，加工成医药产品、保健品、化妆品、食品及饲料等，成为新兴的多元化产品。因此，需要进一步加大对药用蚯蚓的深入研究与开发，将蚯蚓这一宝藏深入挖掘，形成以蚯蚓为主要原料的医、保、化、食、药等多条产业链，进一步开发蚯蚓的新用途和新产品。在新型环保、有机农业和绿色化学等新形势下，蚯蚓在污染治理、农田改良、天然饲料、医药化学等方面的作用会越来越突出。

三、结　语

达尔文说，蚯蚓是"地球上最有价值的生物"，我们很难找到其他的生灵像它们一样，虽看似卑微，却在世界历史的进程中起到了如此重要的作用。在我国，受传统中医理论和中药典籍启发，在现代科学探明蚯蚓化学成分基础上，逐渐发现蚯蚓资源可广泛用于药品、保健品、化妆品及新资源食品的开发等[1]。蚯蚓作为一种神奇的生物资源已得到国内外业界的一致认可。因此，如何深入利用蚯蚓的生物与生态学特性，通过蚯蚓高效转化技术，服务于环境保护（土壤修复、城市有机废弃物处理、粪便和秸秆处理）、社区大健康建设（药食价值开发）、动植物保健（功能饲料、功能肥料开发）等，已成为蚯蚓科学研究中的重要领域。中药资源是中医药事业赖以生存发展的重要物质基础，也是国家重要的战略性资源。

近年来，地龙的药用物质基础研究和品种鉴定也取得了长足的进步，然而资源与品质困局的长期僵持，极大限度地阻碍了它的发展壮大。在中药现代化的时代背景下，需要适宜大规模规范化养殖育种，从可持续利用角度出发，做到药用蚯蚓资源保护与发展平衡。借助先进的分子技术，评价种质资源的遗传多样性，指导种质资源管理、规范化生产养殖和遗传育种，真正做到高产、高质和可持续利用。随着各环节关键技术研究的深入开展，配合行业引导和政府支持，建立科学、系统和完善的地龙质量评价体系，从源头至成药，步步把控，使地龙药材质量不断提升，保证"方灵药亦灵"，以全新面貌为人类健康服务。

（张　磊）

参考文献

[1] 商烨，齐丽娜，金华，等.地龙化学成分及药理活性研究进展.药物评价研究，2022，45（5）：989-996.
[2] 宋晓亭.地理标志制度保护道地药材有利也有弊.世界科学技术中医药现代化，2013，15（2）：189-191.
[3] 张艺，范刚，耿志鹏，等.道地药材品质评价现状及整体性研究思路.世界科学技术中医药现代化，2009，11（5）：660-664.
[4] 李昶，黄璐琦.道地药材管理制度的政策取向及构建.世界科学技术－中医药现代化，2009，11（4）：499-503.
[5] 邵永强，李江峰，樊丽辉，等.2011年温州市心脑血管疾病死亡分布分析.疾病检测，2013，28（6）：481-483.
[6] 王文化，马长生，杜昕，等.北京市心脑血管疾病及主要危险因素的变化趋势.心肺血管病杂志，2013，32（5）：535-537.
[7] 王东，唐志书，李倩，等.地龙活性物质的提取及对创伤修复效应的研究进展.中药材，2021，44（8）：1997-2001.
[8] 何丽芸，顾相虹，郁晞，等.上海青浦区2004—2011年心脑血管疾病死亡率分析.实用预防医学，2013，20（4）：497-499.
[9] 吴欢，张一英.嘉定区华亭社区2012年心脑血管疾病监测结果分析.疾病预防控制，2013，34（24）：42-44.
[10] 金波，马辰.药食同源药材中重金属铬的污染状况评价.世界科学技术－中医药现代化，2012，14（3）：1672-1677.

[11] 陈朝军，周昊霁，陆景坤，等. 不同产地寒水石中重金属及有害元素的含量研究. 世界科学技术 – 中医药现代化，2012，14（3）：1678- 1682.

[12] 赵重博，吴纯洁. 中药饮片品质评价与炮制过程质量监控新技术. 世界科学技术 – 中医药现代化，2014，16（3）：529-531.

[13] 黄健，徐芹，孙振钧，等. 中国蚯蚓资源研究：Ⅰ. 名录及分布. 中国农业大学学报，2006，11（3）：9-20.

[14] 陈士林，郭宝林，张贵君，等. 中药鉴定学新技术新方法研究进展. 中国中药杂志，2012，37（8）：1043-1055.

[15] Hebert P D N，Cywinska A，Ball S L，et al. Biological identifications through DNA barcodes. Proc Biol Sci，2003，270（1512）：313-321.

[16] 吕国庆，牛宪立，姬可平. 动物性中药材地龙DNA条形码初步研究. 广东农业科学，2011，（17）：114-116.

[17] 肖莹，孙连娜，张磊，等. 中药品质调控研究的思路与方法. 世界科学技术 – 中医药现代化，2014，16（3）：506-509.

[18] 杨莹，马逾英，杨枝中. 我国中药材野生变家种（家养）的现状及展望. 世界科学技术 – 中医药现代化，2012，14（6）：2217-2221.

[19] 蔡月仙，吴福泉，王森才. 蚯蚓人工养殖试验初报. 广东蚕业，2001，35（3）：45-48.

[20] 李薇，吴文如，肖翔林. 地龙规范化生产的研究概况. 中草药，2005，36（9）：1419-1422.

[21] 张彦帅. 蚯蚓的养殖. 养殖技术顾问，2004，（6）：35.

[22] 秦昆明，蔡宝昌. 中药饮片质量标准研究中的几个关键问题. 世界科学技术 – 中医药现代化，2014，16（3）：519-525.

[23] 王喜军. 基于临床有效性的中药药效物质基础生物分析体系. 世界科学技术 – 中医药现代化，2013，15（1）：16-19.

[24] 吴婉莹，果德安. 中药国际质量标准体系构建的几点思考. 世界科学技术 – 中医药现代化，2014，16（3）：496-501.

[25] 卢丽萍，曹骋. 不同产地地龙质量分析研究. 广东微量元素科学，2004，11（6）：50-52.

[26] 梁逸曾，王兵，曾茂茂，等. 色谱指纹图谱与中药质量控制. 世界科学技术 – 中医药现代化，2010，12（1）：94-98.

[27] 姜文红，张清波. 地龙HPLC指纹图谱分析方法的研究. 中医药学报，2006，34（6）：13-15.

[28] 方铁铮，杨翠平，苏薇薇. 地龙及其注射液指纹特征谱研究. 中药材，2002，11（11）：813-815.

[29] 李兰燕，王树春，吴云山，等. 广地龙的X射线衍射Fourier谱鉴定. 中成药，2002，24（5）：380-382.

[30] 李思维，郝二伟，杜正彩，等. 广地龙化学成分和药理作用的研究进展及其质量标志物（Q-Marker）的预测分析. 中草药，2022，53（8）：2560-2571.

[31] Zhimei Xing，Han Gao，Dan Wang，et al.A novel biological sources consistency evaluation method reveals high level of biodiversity within wild natural medicine：A case study of Amynthas earthworms as "Guang Dilong"，Acta Pharmaceutica Sinica B，2022，2211-3835，https://doi.org/10.1016/j.apsb.2022.10.024.